|博士生导师学术文库|

A Library of Academics by
Ph.D.Supervisors

认知症老年人照护服务供需困境研究

钟仁耀 谈义良 马微波 著

光明日报出版社

图书在版编目（CIP）数据

认知症老年人照护服务供需困境研究 / 钟仁耀，谈义良，马微波著. -- 北京：光明日报出版社，2025.4.
ISBN 978-7-5194-8671-6

Ⅰ.R473.74；D669.6

中国国家版本馆 CIP 数据核字第 20257ZG419 号

认知症老年人照护服务供需困境研究
RENZHIZHENG LAONIANREN ZHAOHU FUWU GONGXU KUNJING YANJIU

著　者：钟仁耀　谈义良　马微波

责任编辑：刘兴华　　　　　　　　责任校对：宋　悦　李海慧
封面设计：一站出版网　　　　　　责任印制：曹　净

出版发行：光明日报出版社
地　　址：北京市西城区永安路 106 号，100050
电　　话：010-63169890（咨询），010-63131930（邮购）
传　　真：010-63131930
网　　址：http://book.gmw.cn
E - mail：gmrbcbs@gmw.cn
法律顾问：北京市兰台律师事务所龚柳方律师
印　　刷：三河市华东印刷有限公司
装　　订：三河市华东印刷有限公司
本书如有破损、缺页、装订错误，请与本社联系调换，电话：010-63131930

开　　本：170mm×240mm
字　　数：400 千字　　　　　　　　印　张：23
版　　次：2025 年 4 月第 1 版　　　印　次：2025 年 4 月第 1 次印刷
书　　号：ISBN 978-7-5194-8671-6
定　　价：99.00 元

版权所有　　翻印必究

序 一

随着我国进入中度老龄化时期，认知症老年人数量快速增长，认知症照护成为当前老年服务体系建设的重点。各国从政策到实践都在积极探索如何照护好认知症老年人，但当前无论在基本理念还是实践上都没有达成共识，如何照护好认知症老年人作为一个世界性难题还处于摸索之中。当前我国的认知症照护政策以医疗、照护供需衔接，实现服务保障和网络化支持，作为应对认知症照护这一挑战的重要思路。认知症照护服务的需求多样且复杂，涉及医疗、日常生活照护、心理支持等多方面，因而需要专业性且多元化的供给。本书以理论分析为出发点，聚焦于认知症照护服务供需困境的实践问题。

本书的研究逻辑从问题的提出、认知症相关概念的界定以及适宜理论的梳理开始。首先从流行病学、临床表现和风险因素等方面详细分析了认知症的疾病特征。接着，利用公开数据库探讨了我国认知症老年人照护服务的需求特征与变化，并从照护政策、机构设施建设等方面剖析了认知症老年人照护服务的供给状况。同时，结合上海的实际案例，分析了供需匹配的具体情况。基于上述研究结果，识别出当前我国认知症照护服务所面临的困境及原因，并借鉴国际经验，提出应对和解决我国认知症照护服务困境的策略和路径方案，探讨了智慧康养服务在认知症照护领域的创新应用及未来发展方向。

本书的主要特征如下：第一，对认知症照护服务需求的分析，从我国整体、区域性地区和省级地区三个维度来实施；第二，对认知症照护服务供给的分析，从中央与地方政策、我国整体、区域性地区、省级地区和个案实践来进行；第三，对认知症照护服务困境的分析，从供需匹配视角来研究；第四，对解决困境的策略和路径的分析，既借鉴了国际经验与启示又从多学科的角度构建了一个比较完整的方案。

本书能够完成，得到了各方的指导和支持！在此表示衷心的谢意！特别要感谢九如城集团有限公司、中国老年人健康长寿影响因素调查（CLHLS）数据库和上海尽美长者服务中心在数据获取、实地调研等方面的大力支持；同时要感谢光明日报出版社及编辑老师的指导和支持！

钟仁耀　马微波

2024 年 9 月

序 二

老年人群体中，存在一定比例的认知症患者。随着中国老龄化程度的逐步加快加深，这一特殊群体基数越来越庞大，也越来越需要家庭、社会和养老服务行业提高对此疾病特征的认知，及时发现，理性、科学地对待患病老年人，并提供专业的照护服务。无论中外，对认知症的研究还不充分，为认知症老年人提供的照护服务也不完善。我国更是因为养老服务业起步晚，专业化程度不高，对分布广泛、数量众多的认知症老年人的照护服务不充分，破解"一人失能，全家失衡"困境，成为纾解人民群众"急难愁盼"问题的重要课题之一。

近年来，对认知症老年人的辨识与早期筛查、专业化照护服务设施建设和专业化照护服务供给如何有效实现，得到学界、业界和政府的高度关注。一方面，在认知症领域，养老服务行业企业持续探索，学术研究也在持续深入；另一方面，各级政府也在不断推出新政策，促进专业化照护服务的生成、适应与调整。譬如，早在2009年，养老服务企业九如城集团用3年时间研究日韩养老和美欧养老，即认识到认知症照护服务的重要性，于2012年开始建设江苏省宜兴市第一代九如城养老综合体时就设立了认知症照护专区，提供专业化认知照护服务。2020年，九如城与浙江省嘉兴市政府通过PPP方式共同建设嘉兴东升康养中心时，又早于浙江省发布认知症专区建设相关规范，设计建成认知症照护楼，配置认知症照护花园及其他专业化照护场景设施设备，成为认知症照护专区建设典范之作。在此过程之中，我们也欣喜地看到，上海、浙江和江苏等省、市政府较早发布相关政策与举措，其他省市同样纷纷出台相关实施方案，引导社会力量建设认知症照护服务空间和老年认知症友好社区，让认知症人群及其家庭拥有更多的安全感、获得感、幸福感，已取得良好的社会效应。

进入新时代，我国养老服务要加快构建养老新格局，推动养老服务高质量发展。2024年国务院办公厅发布《关于发展银发经济增进老年人福祉的意见》，文件指出要"适当增设认知症照护专区"，增设认知症照护专区就是养老服务高质量发展的表征之一。认知症照护服务，也必然要从"有没有"转向"好不好"发展阶段。本书研究主题由九如城集团与华东师范大学共同商定，旨在通过认知症老年人照护服务供需困境研究，找准当前问题，借鉴先进经验，提出创新理论与政策建言，助力我国认知症照护服务的组织、改革与设计，建立家庭、社区、机构的持续照料、整合服务的认知症照护服务体系，合力突破认知症老年人照护服务供需困境，化解"人民日益增长的美好生活需要和不平衡不充分的发展之间的矛盾"，为"中国式养老"新图景探索现代化新路径。

谈义良
2024 年 8 月

目 录
CONTENTS

绪 论 ………………………………………………………………… 1
 第一节 问题的提出 ……………………………………………… 1
 第二节 相关概念界定 …………………………………………… 7
 第三节 研究的理论基础与研究内容 …………………………… 14
 第四节 数据来源与研究方法 …………………………………… 19

第一章 认知症的疾病特征 ……………………………………… 21
 第一节 认知症的流行病学特点 ………………………………… 21
 第二节 认知症的临床表现与病理特征 ………………………… 24
 第三节 认知症的评估与诊断 …………………………………… 29
 第四节 认知症的病因与风险因素 ……………………………… 32
 第五节 认知症的治疗与管理 …………………………………… 34

第二章 认知症老年人的基本特征及其关联分析 ……………… 40
 第一节 认知症老年人的基本特征 ……………………………… 40
 第二节 认知症与虚弱、抑郁、社会关系的关联性 …………… 49
 第三节 认知症与社会关系、生活方式的关联性 ……………… 65

第三章 认知症老年人照护服务需求特征的分层分析 ………… 82
 第一节 认知症老年人照护服务需求的全国性变化趋势 ……… 82
 第二节 不同人口特征下全国性认知症老年人照护服务需求差异 ………… 92

第三节　认知症老年人照护服务需求的区域性特征 …… 122
　　第四节　认知症老年人照护服务需求的省级特征 …… 133

第四章　认知症老年人照护服务供给的现状分析 …… 144
　　第一节　认知症老年人照护服务供给政策的演进与特征 …… 144
　　第二节　认知症老年人照护服务供给的全国性现状与特征 …… 151
　　第三节　认知症老年人照护服务供给的区域性特征 …… 162
　　第四节　认知症老年人照护服务供给的省级特征 …… 177

第五章　认知症老年人照护服务供给的地方探索——以上海市为例 …… 197
　　第一节　上海市认知症老年人照护服务供给的实践概况 …… 197
　　第二节　上海市认知症老年人照护服务供给的实践案例 …… 203
　　第三节　上海尽美长者服务中心认知症干预案例 …… 207

第六章　认知症老年人照护服务供需困境和原因分析 …… 229
　　第一节　政策的偏差问题及其原因 …… 229
　　第二节　照护资源配置较差问题及其原因 …… 231
　　第三节　市场活力和社会支持动力不足的问题及其原因 …… 238
　　第四节　照护人员的专业能力不强问题及其原因 …… 242

第七章　认知症老年人照护服务的国际经验与借鉴 …… 245
　　第一节　荷兰的 Geriant 照护模式 …… 246
　　第二节　美国的 PACE 模式 …… 249
　　第三节　加拿大的 PRISMA 模式 …… 259
　　第四节　日本认知症照护的系统性整合与政策响应 …… 261
　　第五节　认知症老年人照护的国际比较 …… 268
　　第六节　认知症老年人照护的国际经验和启示 …… 270

第八章　认知症老年人照护服务资源整合研究 …… 275
　　第一节　认知症老年人照护服务资源整合的理论基础 …… 275
　　第二节　认知症资源整合的案例分析 …… 282
　　第三节　认知症老年人照护资源整合的路径分析 …… 288

第四节　认知症老年人照护资源整合的运行系统 …………… 291
　第五节　认知症老年人照护资源整合的政策建议 …………… 294
　第六节　认知症老年人照护资源整合的配套保障 …………… 305

第九章　智慧康养服务在认知症老年人照护中的革新应用及未来发展 …… 317
　第一节　智慧康养服务在认知症老年人照护中的潜力和优势 …… 318
　第二节　智慧康养服务在认知症老年人照护中的实践困境与挑战 …… 322
　第三节　认知症老年人智慧照护质量提升路径及其策略建议 ……… 325

附　录 ………………………………………………………………… 330

参考文献 ……………………………………………………………… 346

绪 论

第一节 问题的提出

"十四五"期间，全国老年人口将突破3亿，我国人口将从轻度老龄化迈入中度老龄化。随着社会老龄化的加速，认知症老年人数量呈现快速增长趋势。2021年5月12日，中国老龄协会发布的《认知症老年人照护服务现状与发展报告》显示，目前我国有认知症老年人1507万，预计2030年将增加至2220万。[①] 随着认知症患者人数的持续增长，照护需求也随之急剧扩大，但目前的照护服务体系尚未有效适应这种变化。虽然社会对认知症的认识有所提高，但在实际照护服务的提供方面，还存在很大的不足。照护资源的不均、专业人员的短缺，以及照护质量的参差不齐，都是目前面临的主要问题。

一、认知症老年人照护服务供给现况与困境

（一）认知症老年人照护需求多元化，照护负担重

认知症照护服务需求总量持续增加，预计2030年我国老年认知症人数将达到2220万，2050年将达到2898万。当老年人口达到峰值时，认知症老年人的照护服务需求也将达到顶峰。认知症老年人的照护需求是多方面的，不仅仅局限于基本的生活照护。首先，他们的医疗需求是持续的，包括定期的医学检查、药物治疗和其他治疗方法。随着疾病的发展，他们可能还需要物理治疗、语言治疗和职业治疗等康复服务。其次，认知症老年人的情感和社交需求也不容忽

---

① 认知症老年人照护服务现状与发展报告 [EB/OL]. 中国老龄协会，2021-05-12.

视。由于记忆丧失和判断力下降，他们可能会变得孤立，需要更多的社交互动和心理支持。他们还需要特定的环境调整，如安全措施和辅助设备，以减少跌倒、走失和其他意外的风险，而当前认知症老年人的照护需求远未得到充分满足。多数认知症老年人依赖非正式的家庭照护，但认知症老年人家庭自身能够提供照护服务的人力资源日益减少，预测到2035年我国老年抚养比将超过50%，2050年将达到67.9%。认知症老年人的专业化照护服务需求将呈持续增长态势，但难以得到充分满足。虽然有的地区尝试提供如日间照护这样的服务，但服务覆盖面及质量均不均匀。此外，许多认知症老年人因信息不对称和资源不足而无法获得必要的医疗和社会支持。这些需求也给家庭带来了沉重的照护负担，照护者不仅要承担物质和经济上的压力，还要面对心理和情感上的挑战。长时间的照护可能出现照护者疲劳、抑郁和焦虑等问题。照护者可能还需要放弃工作或其他活动，以全职照顾认知症老年人，这进一步增加了家庭的经济压力。

（二）认知症照护资源不足、碎片化、利用率低等问题突出

尽管需求巨大，但我国的认知症照护资源总体上严重不足，且存在明显的碎片化问题。资源不足主要体现于医疗资源多集中在三甲医院，导致基层医疗机构出现专科医生数量少、诊断能力弱的现象。在社区照护资源方面也表现出医养结合床位、社区认知症照护中心等严重不足，家庭病床、小规模护理院等发展滞后及辅助工具和信息化建设相对薄弱的困境。这导致绝大多数认知症老年人只能依赖家庭非正式照护，而非正式照护者专业能力和照护技巧无法满足认知症老年人的需求。碎片化主要表现：医疗资源难以下沉基层；医疗资源和护理资源分割，信息壁垒明显；医疗保险与长期护理保险支付和管理分离导致异位激励。不同层级医院、不同机构之间信息系统建设较落后，存在资源共享不畅问题，导致认知症老年人在就医过程中重复就诊、检查、诊断的情况较为普遍。认知症老年人照护资源的长期不足会形成累积效应，导致就医艰难、医疗成本高；护理资源无法满足需求，增加家庭负担；资源配置效率低，效果难以最大化等一系列问题。资源的利用率低是另一个关键问题。公众对认知症的认知不足，许多认知症老年人和家庭可能不知道哪里可以获得帮助，或者由于文化和社会因素而不愿寻求帮助是资源利用率低的重要原因。此外，由于缺乏合适的支付机制和保险支持，许多家庭无法承担专业照护的费用是资源利用率低的另一重要因素。

（三）认知症照护服务供给能力不足

居家照护主要依靠认知症老年人的家庭成员，包括子女、配偶或其他亲属，提供日常生活照料，属于非正式照护资源。但是居家照护质量参差不齐，家属普遍缺乏专业知识，照料方式存在问题。陈莉等人实地走访沂蒙农村地区，该地区对于认知症老年人进行公共照护的机构有乡镇养老中心、村级养老服务站等，但这些公共照护机构并不是所有的村落都配置。只有少部分财政资金相对较好的县域村落配备公共照护机构，但规模都比较小，照护工作人员也比较少，更多的都只是一些临时看护点，提供短时间临时看护服务，对于认知症老年人进行公共照护的承接力较低，[1] 因此可负担的优质照护资源还比较匮乏。李晶等人针对认知症老年人的家庭照护者研究发现，家庭照护者没有进行系统的专业培训，需要社会力量予以支持。[2] 钟碧橙等人对邵阳市认知症老年人进行社区护理需求情况及管理情况调查发现，对认知症老年人有规范护理管理的社区占41.8%；社区照护人员对认知症的干预护理的知晓率为57.1%。[3] 由此可见，认知症老年人的社区护理管理模式仍需加强完善。

对于机构照护，我国尚未建立系统的认知症专科医院、照护中心，认知症照护功能的养老院、福利院等存在整体床位严重短缺、硬件设施简陋、服务质量参差不齐、人员技能培训不足等问题。胡鸿等人提出目前养老机构存在服务延续性和照护多方沟通不足等问题，使认知症老年人情感需求在家属、照护者之间存在断层现象。[4] 北京养老机构等调查数据显示：在当前认知症机构的人员配置中，社会工作者、营养师、康复师这些专业人员的配有率相对较低，均不足40%。[5] 一些机构的护理人员对开展相关活动的意义和目的并不十分明确，仅仅是被告知要放音乐或者让老人动手手工，而对于这些活动能够改善老人认知能力下降的机理并不了解，从而也无法对老人参与活动提供很好的指导和协

---

[1] 陈莉，崔淑雯. 民生视角下农村失智、失能老人公共照护服务研究：以沂蒙地区为例 [J]. 长春大学学报，2023，33（9）：12-17.
[2] 李晶，张秋霞，罗晓晖. 老年痴呆症患者的家庭照护者研究 [J]. 老龄科学研究，2013，1（7）：56-61.
[3] 钟碧橙，邹淑珍，杨凤姣. 老年痴呆病人社区护理现状调查分析 [J]. 护理研究，2010，24（17）：1526-1527.
[4] 胡鸿，宫丽爽，韩豪. 养老机构失智老人情感记忆延续照护服务系统研究 [J]. 设计，2022，35（5）：8-10.
[5] 李红兵，周洪敬，贾云竹，等. 北京养老机构的失智照护服务现状研究 [J]. 阿尔茨海默病及相关病杂志，2020，3（2）：154-160.

助。对我国大多数养老机构而言，认知症专区还属于一个新生事物，亟待推广和普及。以北京为例，在实际收住认知症老年人的养老机构中，仅有23%设立了认知症专区。缺乏能胜任认知症照护工作的护理人员，成为制约认知症照护供给及服务水平提升的最大短板。对目前不打算扩展甚至希望停止收住具有认知症症状老人的机构调查显示，导致其不开展认知照护服务的原因集中在以下四个方面：一是护理难度太大，没有能力收住；二是没有相关的设施设备；三是护理人员人力和能力不够；四是安全风险和服务成本太高，觉得市场需求不大。① 赵凌波对我国养老机构认知症老年人照护服务面临的困境进行了概括：养老机构认知症照护服务供给不足、认知症照护专区开设数量不足、认知症照护服务专业化发展滞后、认知症照护人员紧缺且专业化程度偏低、尚缺乏对家庭照护者的系统性支持服务。② 国内研究显示有75.76%的认知症老年人倾向于选择专业照护机构照护模式，这可能是因为照护者的照护负担会影响认知症老年人的照护需求，照护负担越大，越倾向于选择专业机构照护模式。③

二、认知症老年人照护服务供给困境的解决出路

在老龄化社会中，老年照护最大的挑战之一就是认知症照护，而如何更好地开展认知症照护工作逐渐被列入各地养老服务体系建设的优先重点发展议题。

（一）多维建构老年认知症友好社区

近年来伴随可持续"在地养老"理念在各国政策中被广泛采用，"社区"作为老年人日常生活和居住空间的重要性也备受关注。以日本和英国为代表的发达国家在老年认知症国家战略的基础上，开始积极探索老年认知症友好社区建设。党的二十大报告提出"实施积极应对人口老龄化国家战略"，推动养老服务的高质量发展，将认知症友好社区建设作为养老服务领域全面高质量发展的重要内容。以上海为例，2022年上海市卫健委等19部门联合发布《上海市健康老龄化行动方案（2022—2025年）》，提出深化老年认知症友好社区建设，力争"十四五"期间实现街镇全覆盖。

---

① 贾云竹. 认知障碍照护服务发展现状与思考［J］. 社会福利，2021（5）：33-35.
② 赵凌波，米岚. 养老机构失智老人照护服务困境与标准化策略分析［J］. 中国标准化，2020（12）：177-180，223.
③ 董晓欣，孙统达，屠友杰，等. 失智老人照护需求模式及影响因素分析［J］. 卫生经济研究，2018（6）：30-34.

国际经验表明，认知症友好社区的建设对于改善认知症老年人的生活质量具有显著效果。英国的"认知症友好社区"计划便是一个典型例子，该计划通过社区教育、环境改善和社会参与活动提高了公众对认知症的认识，为认知症老年人创造了更加友好和支持性的生活环境。这些措施包括改善公共设施的导向系统、增设安全设施，以及提供针对性的社区活动，使得认知症老年人能够更安全、更自信地参与社区生活。

我国在认知症友好社区建设方面虽已取得一定进展，但认知症友好社区的基础设施建设还不够完善。许多社区缺少针对认知症老年人的专门设计，如安全的活动场所、明显的指示标志和老年友好的公共设施。社区服务人员往往缺乏专业培训，不足以提供必要的医疗支持和日常照护。此外，认知症友好社区的服务网络和资源整合不够。虽然有些社区提供了一定的支援服务，但这些服务往往零散且难以持续，缺乏系统性的规划和长远的视角。未来对如何完善基础设施、增强服务网络和加强政策支持等方面进行改进仍是一个需要解决的难题。

（二）建立认知症照护服务整合体系

2016年，世界卫生组织（WHO）联合中国财政部、国家卫生健康委员会，以及人力资源和社会保障部发布了一份关于中国医药卫生体制改革的联合研究报告。该报告强调建立一个以人为本的整合医疗卫生服务体系的必要性，突出了整合照护服务体系作为改革的核心部分的重要性。[①] 此建议旨在响应国内对提高医疗服务质量和效率的迫切需求，特别是在应对认知症这一日益严峻的公共健康挑战方面。整合照护服务体系的核心理念在于强化不同医疗和照护资源之间的协同与衔接，特别是针对认知症老年人的早期发现、评估和干预。通过构建一个网络化的支持体系，该模式将医疗、护理、社会服务及家庭照护资源进行有效整合，以实现精准和个性化的服务供给。这种整合不仅能提升服务的连续性，还能提高整个医疗卫生体系对认知症老年人需求的响应速度和处理能力。国家卫生健康委会同国家发展和改革委等部门印发的《关于进一步推进医养结合发展的指导意见》中提出要积极提供居家医疗服务，增强社区医养结合服务能力，促进养老和医疗卫生服务主体的融合与资源共享，推动社区和乡镇一级医养资源的共享和服务衔接，这体现了国家在积极推动整合照护理念方面的行

[①] 程海霞，李洁，方莉，等. 以人为本的一体化卫生服务模式的国际经验及启示 [J]. 卫生经济研究，2019, 36 (5): 31-34.

动力。

此外，照护服务整合的实践已在国内外多个照护模式中得到应用，它们通过多部门合作，形成了覆盖广泛的认知症照护网络。这些合作跨越了医疗、社会服务和家庭照护等多个领域，优化了资源配置，避免了在服务提供中的重复建设和资源浪费。例如，一些先进地区已经实现了医疗信息的平台共享，允许不同机构之间高效交换患者信息，确保患者在不同照护阶段接受连贯和协调的照护服务。进一步而言，这种整合照护服务体系还强调了照护服务的网络化特征，即通过建立广泛的合作网络，包括公共卫生机构、私营企业、非政府组织和社区组织等，共同参与到认知症老年人的照护中来。这一领域仍面临挑战，包括专业人才短缺、资源分配不均、服务质量参差不齐以及信息系统建设滞后等问题。这些问题的解决需要通过政策完善、资源优化配置、专业人才培训及信息技术的有效应用等措施来持续推进。

总体来看，随着认知症老年人数量的增加和社会对高质量照护服务需求的提升，建立一个以人为本、资源整合、服务精准的认知症照护服务整合体系显得尤为重要。这不仅是应对当前挑战的有效策略，更是未来健康养老产业发展的关键方向。

(三) 利用智慧康养助推认知症照护服务

2017 年，工信部、民政部、国家卫健委印发《智慧健康养老产业发展行动计划（2017—2020 年）》，标志着智慧健康养老产业迎来发展的黄金时期。智慧康养模式通过集成先进的信息技术，不仅减少了财力、人力和物力的损失，还显著提升了养老服务的效率和质量，成为创新养老服务供给的重点和解决认知症照护供需困境的有效途径。具体而言，智慧康养模式优化人力资源配置，利用自动化和智能化监控与数据分析，预测照护需求并合理安排护理人员工作，避免人力资源浪费。同时，通过远程医疗服务和智能健康监测，及时发现健康问题并进行早期干预，从而减少了高昂的紧急医疗费用和长期医疗费用。此外，智能系统还能根据患者的健康数据自动调整居家环境和日常护理计划，如自动调节室内温度、光线以及提醒用药时间，从而降低能源消耗和减少物力资源的浪费。

国际上，如日本已利用先进的信息通信技术支持老年人的独立生活，为老年人提供远程医疗服务和智能监测系统等。这些技术不仅帮助患者实时监控自己的健康状况，还能向照护者提供必要的信息和警报，极大地提高了照护的及时性和有效性。通过这些创新的应用，智慧康养模式不仅提升了照护服务的经济性和效率,也为认知症老年人及其家庭带来了前所未有的支持和便利,显著改善了老年人的生活质量,并为养老产业的可持续发展提供了强有力的支持。

第二节 相关概念界定

一、认知症的相关概念

（一）认知症老年人

认知症,全名认知障碍症,又称"失智症""老年痴呆症",是一种因疾病或脑部受到损害导致的渐进性认知功能退化,其退化速度快于正常老化。认知症老年人以60岁以上的老年人为主。患上认知症的老人通常会表现出记忆力减退,计算力、方向感、判断能力、语言表达能力等认知功能明显衰退,同时情绪上也可能变得异常暴躁或异常安静。认知症的整个患病过程是不可逆的,其症状表现是渐进式的,在真正退化至失能阶段之前,会有较长一段时间处于身体能自由活动但心智如同小孩的状态,整个患病过程大致可以分为三个阶段,分别为轻度、中度和重度。[①] 认知功能通过中文版30项简易精神状态检查量表（MMSE）进行测量,分为无损伤（MMSE评分:25~30分）、轻度损伤（18~24分）、中度损伤（10~17分）和重度损伤（0~9分）。[②] 阿尔茨海默病（Alzheimer's Disease,AD）是最常见的痴呆类型,其起病隐匿、早期诊断困难,导致患者认知障碍、精神行为问题和社会及生活功能丧失。而轻度认知障碍（Mild Cognitive Impairment,MCI）是介于认知正常和AD的中间阶段,具有向AD转归的高可能性。

在广泛的定义中,认知症老年人包括所有表现出记忆障碍、失语、失用、失认、执行功能异常等认知症症状的老年人。鉴于老年认知症的诊断率较低,存在许多已表现出认知症症状但未经医学诊断的老年人,他们也是社区照护服

[①] 刘灿泳. 上海失智老人的社会支持研究 [D]. 上海: 上海工程技术大学, 2020.

[②] LI Y X, JIANG H, JIN X R, et al. Cognitive Impairment and All-cause Mortality among Chinese Adults Aged 80 Years or Older [J]. Brain Behav, 2021, 11 (12).

务的重要对象。因此，本文所指的"认知症老年人"既包括经过医生诊断的患者，也包括通过认知功能评估工具判断存在认知症的老年人。认知症根据发病时间的不同，分为晚发型认知症和早发型认知症。晚发型认知症通常指65岁以后发病，但考虑到在部分国家（包括我国）将60岁及以上的人群视为老年人，国际认知症协会和世界卫生组织将晚发型认知症的起始年龄定为60岁。因此，本研究中，认知症老年人指在60岁及以上经过医生诊断或认知功能评估工具判断为认知症的老年人。

（二）认知症照护服务

认知症照护服务的定义是为认知症老年人提供生活照料和护理活动。在本研究中，具体的操作性定义是为认知症老年人提供生活照料、康复护理、精神行为症状照护等非正式的和正式的、专业性的照护服务形式。

生活照料服务主要关注满足认知症老年人在日常生活中的基本需要，如饮食、穿衣、个人卫生、活动和安全。这类服务旨在帮助认知症老年人维持尽可能独立地生活，提高其生活质量。例如，照护人员可能需要帮助认知症老年人进行饮食管理，确保营养均衡，或者协助他们完成个人卫生任务，如洗澡和换衣。康复护理服务专注于维持或改善认知症老年人的功能能力，通过各种治疗活动如物理治疗、作业治疗和言语治疗来实现。这些活动帮助认知症老年人保持或提高他们的运动能力、日常生活技能和沟通能力，从而延缓病情的进展并增强认知症老年人的自我效能感。精神行为症状照护涉及管理和减轻认知症老年人可能出现的行为和心理症状，如焦虑、抑郁、妄想、幻觉和易怒等。这种照护通常需要跨学科的方法，包括药物治疗、心理疗法、环境调整和行为管理策略，以确保认知症老年人的情绪稳定和行为适当。

二、长期照护相关概念

（一）长期照护

长期照护的概念源于"long-term care"，在字面意思上可理解为照顾、保护、陪同、管理等多重含义并存，并非简单照顾。2000年，世界卫生组织出台了一份重要文献《建立老年人长期照顾政策的国际共识》（以下简称《国际共识》），第一次提出了"长期照顾"的概念，即由非正式提供照护者（家庭、朋友和/或邻居）和专业人员（卫生、社会和其他）开展的活动系统，以确保缺乏自理能力的人能根据个人的优先选择保持最高可能的生活质量，并享有最大可能的独立、自主、参与、个人充实和人类尊严。① 2016 年，世界卫生组织新出台的两个文件——《关于老龄化与健康的全球报告》和《中国老龄化与健康国家评估报告》中，已经把"长期照顾"改译成"长期照护"。② 在国内有学者将长期照护定义为在持续周期内，为因年老、疾病、意外事故等出现自理能力障碍、基本活动限制以及心智和认知紊乱群体提供生活照料、疾病康复、健康管理、康复保健、精神慰藉等服务，以保证个体最大范围内实现能力改善、社会参与、人格独立与尊严。③ 目前，普遍认可的定义是由桑特勒提出的：长期照护是在相当长的时间段内，生活自理能力缺损人群所获得大量的健康护理、生活照料及社会服务。④

（二）长期照护服务模式

长期照护服务模式按照服务供给主体划分，可分为家庭照护、社区居家照护、机构照护。

1. 家庭照护

所谓家庭照护，指由家庭成员、亲属、邻居和朋友在自己家中为老年人提供长期照护服务的一种方式。该照护方式是一种非正式照护，提供的服务内容涵盖了老年人生活的方方面面，也包括老年人的心理健康、精神慰藉、情绪管理等。目前我国获取照护服务的首选方式是家庭照护模式，这与我国的孝文化以及"养儿防老"的观念息息相关。认知症老年人在自己熟悉的生活环境居住，能够在生理和心理上得到满足，和子女的紧密联系能够使认知症老年人保持良好的心情，给予精神慰藉。因此，对认知症程度不高、家庭经济条件一般的老年人来说，家庭照护模式在减轻家庭经济压力的同时，认知症老年人本身也可以得到较好的照护。

---

① WHO Ageing and Health Programme & Milbank Memorial Fund. Towards an international consensus on policy for long-term care of the ageing [DB]. World Health Organization, 2000.
② 世界卫生组织. 中国老龄化与健康国家评估报告 [EB/OL]. 世界卫生组织网，2016-06-15.
③ 邓大松，李玉娇. 失能老人长照服务体系构建与政策精准整合 [J]. 西北大学学报（哲学社会科学版），2017，47（6）：55-62.
④ 桑特勒，纽恩. 卫生经济学：理论、案例和产业研究（第3版）[M]. 程晓明，叶露，刘宝，等译. 北京：北京大学医学出版社，北京大学出版社，2005.

2. 社区居家照护

社区居家照护，指老年人居住在家中或者社区养老机构，通过使用社区提供的各种服务：日常生活照料、上门看病送药、陪同聊天、定期体检、日间托养等，从而满足自身的照护需求的一种新型照护服务模式。一方面，社区居家照护模式保留了家庭照护服务模式的优点，同时也可以缓解家庭照护者的压力；另一方面也吸收了机构照护服务模式的专业性优点。因此，社区居家照护服务模式更加合乎轻、中度认知症老年人的需求，同时社区居家照护模式的发展对于我国的社区建设发展有较高的要求。

3. 机构照护

机构照护，即认知症老年人居住在专业的养老机构，由机构照护人员为其提供照护服务的模式。对那些无法获得家庭照护、社区居家照护服务无法满足其自身的照护需求的老年人来说，机构照护为其提供了新的选择。[①] 当老人的认知症程度较严重时，机构照护的专业性在一定程度上能满足该认知症群体的日常照护需求。当认知症老年人缺乏家人照护时，选择机构照护是对认知症老年人照护的保障。伴随着经济的发展、养老机构市场的规范化、人们养老观念方式的改变，选择机构照护服务也成了认知症老年人获得长期照护服务的新趋势。

按照服务方式划分，机构照护可分为以血缘、地缘为基础的非正式照护和体系化、专业化的正式照护。

正式照护是由政府、企业、社会团体等正式组织提供的货币化、专业化的服务，服务使用者与提供者之间会达成服务契约。一般情况下正式照护体系的服务人员受过正规培训，在特定的组织规范下以可预测的方式输送服务，具有任务取向、目标导向、特定时段内提供、专业化和需付费的特征。[②] 正式照护供给主体包括医院、专业护理机构和社会福利机构等。正式照护的供给资源可分为专业护理人员、医疗设备、药品、资金等，照护内容通常包括医疗护理、心理疗法、药物治疗、康复训练等。

非正式照护是由家庭成员（配偶、子女等）、邻居、朋友等个体提供的非专

[①] 周春山，李一璇. 发达国家（地区）长期照护服务体系模式及对中国的启示 [J]. 社会保障研究，2015（2）：83-90.

[②] 袁笛，陈滔. 正式和非正式照护的平衡：内涵、困境与对策 [J]. 内蒙古社会科学，2020，41（6）：174-180.

业服务，无收费标准且不以收费为目的。① 非正式照护服务具备五个特征：提供非技术性帮助（个人照护、家务劳动等）；能够符合老人即兴需求；能够迅速为老人提供协助；基于亲情纽带；有重要的情感支撑作用。非正式照护供给主体包括家庭成员、亲友和社区志愿者等。非正式照护供给资源可分为时间、精力、生活用品等，照护内容包括基础生活照顾、情感支持、陪伴等。

三、认知症友好社区

认知症友好社区并没有固定的意义，社区的概念可以代表一个地方、社会和物理环境、一个组织、一群人、一个社会、一种文化或虚拟社区。由于对认知症友好型的解释可能会受到围绕社区的政治、社会、文化、历史、经济、道德和其他因素的影响，因此认知症友好社区的定义是多种多样的，如表0-1所示。

表0-1 认知症友好社区的定义

定义	认知症友好型	社区
认知症友好社区是一个能够使患有认知症的人们拥有高远的志向，并感到自信的社区，知道他们能够贡献自己的力量并参与对他们有意义的活动。ADI对"社区"这一定义的进一步解释：认知症友好社区由个人（代表自己或某个组织）汇聚在一起，为了共同的目标而努力。它可以是一个地方（街道、村庄、镇、城市、地区）、一个组织（公共的、私营的、志愿的）、一个群体，甚至是一个虚拟社区	以认知症为对象 属性：赋权，抱负，自信，贡献，参与有意义的活动	地点、组织、一群人、一个虚拟社区
认知症友好社区是一个在物理和社会环境上都能响应认知症老年人需求的社区。根据患有认知症的人们的说法，这包括他们能够找到自己的方向，感到安全，能够使用他们习惯的本地设施，维护他们的社交网络，以及周围的人能够接受和理解他们	以认知症为对象 属性：寻路能力，安全感、可达性、维护社会网络、社会接纳、对认知症的理解	物理和社会环境

---

① 王莉，王冬. 老人非正式照护与支持政策：中国情境下的反思与重构［J］. 人口与经济，2019（5）：66-77.

续表

定义	认知症友好型	社区
认知症友好社区可以被定义为：一个地方或文化，在其中，患有认知症的人及其护理者得到赋权、支持和社会的包容，了解他们的权利，并认识到他们的全部潜能	以认知症和照护者为对象 属性：赋权、支持、社会包容、权利、公认的潜力	一个地方或一种文化

在定义1中，认知症友好型的定义属性是赋权、抱负、自信、贡献、参与有意义的活动。① 这些属性可能暗示，认知症友好型的目的是承认认知症的人格，并维持他们的生活意义感。在定义2中，认知症友好型的基本属性包括寻路能力、安全感、对当地设施的可及性、社会的接受度以及对认知症的理解。② 对社区可及性和社会接受性的强调可能代表了将认知症视为一种残疾的观点。定义3中的认知症友好型的属性与定义1类似，但对人权给予了额外的关注。③ 联合国医疗卫生组织给出的定义即"认知症友好社区"是一个具有包容性和无障碍的社区生活环境，该环境优化了认知症人士的健康、参与度和安全感，以确保认知症老年人及其家人和护理者的生活质量和尊严。总体来看，认知症友好社区应是一个认知、社会和物理环境都为认知症老年人及其护理者提供支持的社区。这种社区不仅仅关注医疗服务的提供，更强调改善社会结构，包括提高公众意识、改善公共设施的可达性和安全性，以及增强社区支持网络。

四、整合照护

整合照护也称整合照料，世界卫生组织于2017年将整合照护定义为将诊断、治疗、护理、康复、健康促进等相关服务的投入、传递、管理与组织连接在一起，从而改善服务的可及性、质量、用户满意与效率的一种方法。④ 整合照护提倡将输入、提供及服务的管理和组织进行联合，以提高整体服务的质量以

---

① GREEN G, LAKEY L. Building Dementia-Friendly Communities: A Priority for Everyone [R]. Alzheimer's Society, 2013.
② SMITH K, GEE S, SHARROCK T, et al. Developing a Dementia-Friendly Christchurch: Perspectives of People with Dementia [J]. Australas J Ageing, 2016, 35 (3): 188-192.
③ REES AM G. Dementia Friendly Communities: Key Principles [R]. Alzheimer's Disease International, 2020-11-12.
④ 罗月. 整合照料理念体现度指标体系的构建及其实证研究 [D]. 重庆：中国人民解放军陆军军医大学, 2019.

及系统的效率，强调以各机构间的联合而非竞争方式提供更高品质的服务从而改善老年人的养老体验，主张以被照料者为中心，系统围绕被照料者来组织和开展服务，并尊重和积极回应其个体需求、兴趣爱好及价值观。由单一组织在连接初级和次级健康照料资源后提供卫生和社会服务资源，着重对碎片化的照料资源进行整合。整合照护的核心特点是在评估并协商出认知症老年人面临的问题之后，通过组建多学科医疗团队来为其提供照护资源，主要目的是将各方资源融为一体，以认知症老年人为导向，提供完整且连续的照护服务。与目前的医养结合或长期照护相比，整合照护更全面。所谓医养结合，实际只结合了医疗和老年护理服务，而长期照护是为危重病人或长期处于受伤和疾病状态的认知症老年人提供护理，这两者的服务范围都小于整合照护，只是整合照护服务的组成部分。

五、智慧康养服务

智慧康养服务是指利用先进的信息管理技术，跨越时空边界，实现信息与资源的共享，将养老资源和健康资源整合成一个有机整体，为老年人提供多层次、精准化的健康养老服务，以满足老年人的个性化需求。① 本文认为，智慧康养是一种服务状态与技术的结合，其运作逻辑是基于科技创新和养老服务的智慧模式，优化养老服务体系内部不同主体间的协同关系、运作流程，实现分散型、碎片化的养老服务力量与资源的协调与整合，进而提供具备智能化、个性化、联动协同、全方位关怀的优质养老服务。"智能化"体现为借助物联网、人工智能、大数据分析等，将智能设备、传感器和信息通信技术应用于老年人的健康管理和生活服务。"个性化"意味着智慧康养服务注重个体差异和个性化需求，根据老年人个体的健康状况、生活习惯和喜好等因素，为其量身定制适合的健康管理和生活服务。"联动协同"一方面象征着各类智能设备、平台和系统的联动协同，以实现信息共享、数据互通和服务协调；另一方面代表着不同机构、医护人员、家属和认知症老年人之间通过互联网和智能化的技术手段进行信息交流和协作，形成更加一体化和无缝衔接的养老服务。"全方位关怀"强调智慧康养服务通过智能化监测、预警和远程医疗等服务，提供全天候的健康管理与医疗照护，不仅关注老年人的身体健康，还包括心理健康、社交互动、生活便利等多个方面的关怀。当前的智慧康养服务模式包括智慧居家模式、智慧

---

① 杨菊华．智慧康养：概念、挑战与对策［J］．社会科学辑刊，2019（5）：102-111.

社区模式、智慧机构模式及三位一体智慧养老四种发展模式。

到目前为止,还没有一个能被广泛接受的"智慧康养服务质量"的定义。本文认为,智慧康养服务质量是基于智能科技和创新模式提供的养老服务以满足老年人需求、提高其生活质量和幸福感。其与传统照护服务的主要区别在于智能科技和创新模式的应用及以老年人为中心的服务理念。智慧康养服务提供的是全过程的以老年人的需求和期望为导向的服务,并满足可及性、可靠性、个性化、安全性、有效性这五大属性。

第三节 研究的理论基础与研究内容

一、生态位理论

生态位理论由约瑟夫·格林内尔(Joseph Grinnell)于1917年首次提出,是指生物种群与空间、环境、资源交互作用后所占据的基本生活单位。原始的生态位概念主要关注物种在其环境中的角色和地位,特别是它们如何利用资源与其他物种相互作用。20世纪30年代,另一位生态学家查尔斯·埃尔顿(Charles Elton)进一步发展了这一理论,将生态位定义为物种在食物链中的位置,更强调了物种在生态系统中的功能角色。随着时间的推移,生态位理论在社会科学中得到了新的应用。例如,在环境社会学和人类生态学中,生态位被用来描述人类群体与其社会和环境条件的相互作用。在这些领域中,生态位不仅仅涉及自然资源的利用,还包括社会结构、文化规范和经济活动等因素。

生态位理论可为揭示物种在生态系统中所处的生态环境、拥有的生态资源及生存状态的变化机制提供理论支持。因而其内涵在于物种对生存所需各种资源的利用情况。在生态位中,进行生态学过程(物质转化、能量转换、信息处理)的功能单元被称为生态元。[①] 能够直接或间接影响物种生存与发展的全部外在因素,包括自然环境(土壤、地形、气候等)和社会环境(政策、文化、

---

① THIEBOT J-B, CHEREL Y, TRATHAN P N, et al. Coexistence of Oceanic Predators on Wintering Areas Explained by Population-scale Foraging Segregation in Space or Time [J]. Ecology, 2012, 93 (1): 122-130.

14

道德等），被称为生态环境。物种生存所需的各种资源条件被称为生态因子也称生态资源，根据性质可分为：土壤因子、地形因子、气候因子、生物因子、人为因子。土壤因子指物种生长环境下土壤的结构、理化性状及生物特征等；地形因子指物种生长的海拔高度、地貌特征、坡度及坡向等；气候因子则体现在形成生长环境的温度、光照、水分和气压等；生物因子指同种和异种的生物个体，每个个体间存在捕食、竞争、互利互生等生态关系；人为因子是从生物因子中分离出来，以强调人为作用的特殊性和重要性。在生态因子变化范围内，生态元与周围生态环境动态交互以占据利用或适应的时空位置，物种所占据生态资源的总和称之为生态位宽度。[①]

二、整合照护理论

在 1999 年，Leutz W. 首次阐述了整合照护理论，将其划分为三个主要层次：连接、协调和完全整合。在"连接"层次，轻度至中度失能的认知症老年人能够在无须外部系统依赖的情况下获取必要的照护资源。在"协调"层面，照护流程通过指定的机构和管理人员得到系统内部的协同，展示了一种比单纯连接更为有序的整合。最高层次的"完全整合"则通过重塑医疗工作流程或创立新的服务单元，实现所有医疗资源的彻底融合，以全面控制资源并协调服务分配。

此外，Godlee 在 2012 年描述，整合照护的目标是以被照护者为中心，通过整合基本、社区及社会照护服务，实现连续且高质量的照护体验。这需要各机构的协作而非竞争。Goodwin 在 2013 年进一步指出，整合照护的核心在于汇集分散的照护资源，以提升处于照护服务碎片化中的个体的整体福祉。整合照护不仅是一种服务或技术的应用，更是一种涉及多方面管理和组织层面的复合性介入，旨在各个层面上实现协同效应。

整合照护理论是以"社区健康"为目的、以"分工合作"为手段、以"成本管理"为中心的融通型健康服务系统，旨在于最合适的时间、地点为认知症老年人提供最适宜的，包括健康促进、疾病预防、治疗和临终关怀等整合于一体的终生连贯性服务。Fulop 等人提出整合六要素：系统、功能、组织、专业、

[①] 奥德姆，巴雷特. 生态学基础［M］. 陆健健，王伟，王天慧，等译. 北京：高等教育出版社，2009：222.

临床及规范。① 其核心特征有：（1）强调提供"以价值为导向"的服务，不仅要"解决健康问题"，更要"减少健康问题"的发生；（2）强调服务的协调性和连续性，既要考虑到个体在接受单次服务提供时的合适有效，更考虑到各种服务之间、不同时间序列服务之间以及不同生命周期服务之间的连贯和衔接。②

为了对整合照护的复杂性有更好的理解，瓦伦蒂金等人开发了一个分析框架。该框架有两个比较典型的分类维度：一是方向性整合，二是功能性整合。其中，方向性整合包括"垂直整合"和"横向整合"。垂直整合是指在不同医疗服务层级之间建立更有效的合作和协调机制。例如，在认知症照护中，垂直整合可能涉及基层卫生服务（社区卫生服务中心）、二级医院和三级医院之间的合作。这包括从基本的医疗照护到专业的诊断、治疗以及长期护理的无缝对接。横向整合是在同一层级的医疗服务提供者或机构之间进行的协调和资源共享。功能性整合是指将政策制定者（系统整合）、管理者（组织整合）、专业人员（专业整合）和案主（临床整合）协调起来。这种整合确保了从政策到实践的每个层面都能有效地响应个体的需求，同时提高整个系统的适应性和灵活性。

根据资源整合的程度不同，整合照护可以分为三种模式。第一种是机构间服务联结模式。在这种模式下，不同部门拥有各自的照护资源，但通过跨专业的培训和协作，不同专业人员能够准确识别个体的各项服务需求，并实现服务和信息的外部连接和转介。在这一层级，各专业人员需要熟悉各部门的服务资源、适用性、给付和管理单位，但不需要进行跨部门的合作和责任、成本的转移。第二种是跨单位协作整合模式。此模式联结了不同的服务体系，包括急慢性医疗、康复、营养和长期照护体系，并需要配置照护管理师来协调各体系间的联结与协作，涵盖个案服务的协调、给付范围的协商及信息共享与应用。尽管各机构运作独立灵活，但在整合过程中应理顺职责并确保服务连续性。第三种是完全整合模式，适用于需要复杂照护的个体。通过建立新的组织，将不同体系的照护资源（资金、组织、信息等）全面整合，这是整合的最高层次。③

---

① 赵坤鹏. 发达国家和地区社区居家整合照护模式之探索与启示 [J]. 老龄科学研究, 2018, 6 (7): 33-45.
② 李芬, 王常颖, 陈多, 等. 基于国际经验的整合卫生服务体系关键路径探索 [J]. 中国卫生资源, 2018, 21 (6): 533-539.
③ 赵坤鹏. 发达国家和地区社区居家整合照护模式之探索与启示 [J]. 老龄科学研究, 2018, 6 (7): 33-45.

三、社会参与理论

社会参与概念最初于1960年被提出，旨在描述个体如何以直接或间接的方式参与社会生活的各个层面，尤其强调个体在社会、经济、政治活动中的主动性和主体性。这一理念在2001年得到了世界卫生组织的进一步发展，当时在第五十四届世界卫生大会上，正式签署并颁布的国际功能、残疾和健康分类（International Classification of Functioning, ICF）评价体系中，将社会参与定义为在身体、个体和社会三个层面上关注和评价个体功能状态的一部分。ICF体系强调社会参与是环境、个体与健康状态之间相互作用的结果，它受到身体损伤、环境因素以及个人因素的影响。[①] 社会参与有多个维度，包括社会联系与活动、工作和非正式支持、文化活动和公共事件、政治参与和媒体。这些维度被进一步划分为社会联系、提供社会资源及接受社会资源等特征。20世纪初，美国学者欧内斯特·W.伯吉斯（Ernest W. Burgess）将这一概念引入老年研究领域，提出老年社会参与的概念，强调老年人在其健康状态允许的情况下，为满足自身的生活和情感需要、实现自我价值而参与社会活动的重要性。老年社会参与通常涉及社区参与（志愿者活动、社区活动）和个人关系（与家人和朋友的交往以及个人兴趣爱好）。

随着时间的推移，社会参与的概念已扩展到包括社会资本、社会网络、社会融合及社会集会等领域，这些领域虽在定义上存在差异，但其内涵与社会参与密切相关，都强调通过各种形式的参与活动增强个体的社会互动和社会支持，从而提高个体的生活质量和社会福祉。Mélanie Levasseur等人在罗列出55个社会参与定义清单的基础上，通过专家共识及验证对该定义进一步丰富，提出了跨学科性的共识定义。社会参与被定义为一个人参与社区生活的行为，无论是社会上还是政治上，这种参与由环境结构化，涉及可以共享的地方，并且具有重要性。[②] 虽然它与之前的综合研究有相似之处，但这个新的定义强调了社会参与的地点、时间和意义。在新冠疫情防控期间，尽管采取了卫生措施，但使用公共场所仍会引起老年人的焦虑，因而社区重要，社区生活也很重要。随着年

---

① World Health Organization. International Classification of Functioning, Disability and Health [R]. World Health Organization, 2021-06-14.
② LEVASSEUR M, LUSSIER-THERRIEN M, BIRON M L, et al. Scoping Study of Definitions of Social Participation: Update and Co-construction of an Interdisciplinary Consensual Definition [J]. Age Ageing, 2022, 51 (2): afab 215.

龄的增长,生活空间可能更加有限,邻里成为老年人社会参与的核心因素,因此该定义较少提及社会参与的发生地。对于社会参与的意义,专家一致认为社会参与不仅应该成为老年人保持活跃的一种方式,还应该增加他们的幸福感、被重视感和目标感。对于认为参与的时间,社会参与应是一种自觉的、自由的选择,而非义务,它可以采取各种形式(休闲、志愿服务或社会和社区活动),这些形式会随着可用时间的不同而演变,但都十分重要。总之,社会参与高度个性化,即基于个人的优先级、动机和兴趣,涉及与他人的社会互动和关系。虽然社会参与可以为个人自身以及社区的福祉和发展同时实现,但它赋予生活以意义。

四、系统理论

系统理论是一个跨学科的概念,最初由生物学家路德维希·冯·贝塔兰菲(Ludwig Von Bertalanffy)在20世纪中叶提出。他认为不同元素组成的系统之间存在相互作用和依赖,整个系统的行为是由各个部分相互作用的结果。系统理论强调整体性、开放系统、自组织、模式识别和目的性。在不同领域中,系统理论被用来理解和解决复杂的、互相关联的问题。系统理论对于构建照护资源整合运行系统具有深远的指导意义,尤其是在促进跨学科合作、优化服务配置、提高照护质量等方面。系统被定义为由相互作用的、相互依赖的部分组成的整体,这些部分共同工作以完成特定的功能或目标。系统理论强调整体性原则,即整体不仅仅是部分之和,而是各部分之间相互作用产生的结果。此外,系统理论关注系统的开放性,即系统与其环境之间的相互作用和信息交换。[1]

系统理论的基本观点是将研究和处理的对象视为一个系统,探究系统的结构与功能。它研究系统本身、系统的组成部分以及系统与环境之间的相互关系和变化规律,并从系统的视角出发来优化问题的解决方案。在这个观点下,世界上的任何事物都可以被视为一个系统,从浩瀚的宇宙到微小的原子,都构成了一个庞大的系统网络。这种视角认为,整个宇宙是众多系统的总和。

系统理论的核心是对系统整体性的认识。贝塔兰菲主张,任何系统都应被视为一个有机的整体,而非简单地将各部分机械式地相加。系统的整体功能产生了各个组成部分单独时所不具备的新属性。他引用了亚里士多德的名言"整

---

[1] HAZZARD M E. An Overview of Systems Theory [J]. Nurs Clin North Am, 1971, 6 (3): 385–393.

体大于部分之和"来强调系统的整体性，反对那种机械论观点，即认为如果单个部分性能优异，整体性能必然优异。贝塔兰菲同时指出，系统中的各个组成部分并不是孤立存在的，每个部分都在系统中占有特定的位置并发挥着特定的作用。这些部分之间相互作用，形成了一个不可分割的整体。部分脱离了整体，就会失去其原有的功能，正如手脱离了人体，便不再是劳动的工具。

第四节　数据来源与研究方法

一、文献分析法

首先，利用高校图书馆、知网、北大法宝等资源库，通过回顾比较国内外文献资料，对认知症老年人照护服务供给已有研究进行整体回顾、把握与评述，探讨认知症老年人照护服务供给的关键问题。其次，通过对我国认知症老年人照护服务发展的政策文本的梳理，分析认知症老年人照护服务供给的政策发展与实践探索现状，提炼服务发展与演变的脉络、角色定位，并以此为基础，准确地把握认知症老年人社区照护服务供给优化路径的内涵和外延。

二、访谈分析法

本文还使用访谈调查方法，通过文献研究和小组讨论的方式拟定本文的半结构式访谈提纲，采用半结构访谈形式，对相关政府部门的工作人员（5人）、服务机构管理人员（12人）、护理人员（10人）等进行访谈，以了解认知症老年人的服务需求、照护现状、存在的困难和背后原因，为认知症老年人服务供给的优化提供依据。

三、案例分析法

以上海市为例，对上海市的认知症照护供给现状，包括老年认知症友好社区建设情况和认知症老年人照护服务资源整合情况进行研究，通过具体的实地调研和访谈，分析上海市认知症照护供需的现状及问题，并针对社区现行的照护资源配置情况，提出可行性资源整合建议。

四、统计分析法

基于中国老年人健康长寿影响因素调查（CLHLS）数据库中简易精神状态检查量表测量老年人认知功能数据，利用 SPSS 软件，对认知症的疾病特征以及认知症的照护服务供给情况进行描述性分析，对认知症主要的基本特征进行中介调节效应分析。

第一章

认知症的疾病特征

第一节 认知症的流行病学特点

一、认知症的患病率与趋势分析

世界卫生组织数据显示，目前全世界有超过 5500 万人患有认知症，60%以上生活在低收入和中等收入国家，每年有近 1000 万新病例。① 假设流行病率在今后几十年里不会发生变化，按照联合国人口预测，估计全球在 2030 年约有 7800 万认知症老年人，在 2050 年约有 1.39 亿认知症老年人。不过，在大多数地区，痴呆症风险和保护因素的流行病率一直在变化，并且会持续变化。这可能会极大地影响对认知症流行率和发病率估计值的预测。阿尔茨海默病可能占病例数的 60%~70%。在过去的 30 年里，中国进行了 100 多项流行病学研究。虽然有助于了解国内认知症的患病率，但这些研究的患病率估计值高度不一致，老年人（≥60 岁或≥65 岁）的患病率从 2%到 13%不等。调查中国轻度认知障碍患病率的少数研究也存在不一致的结果，估计值在 9.7%至 23.3%之间。有调查对 46011 名 60 岁及以上的中国老年人进行了全国代表性抽样调查，研究结果显示痴呆的总患病率为 6%，轻度认知障碍的总患病率为 15.5%，分别代表 1507

---

① 世界卫生组织. 公共卫生领域应对痴呆症全球现状报告 [EB/OL]. 世界卫生组织网站，2021-09-02.

万认知症老年人和3877万轻度认知症老年人。①

年龄和性别会影响认知症的患病率。2013年发表的一项包括75项观察性研究的系统回顾显示,认知症患病率每五年翻倍增加(从55岁增至99岁),女性患病率高于男性(女性与男性比值为1.65)。阿尔茨海默病患病率的性别差异更大(女性与男性比值为2.37),② 这可能与激素差异和大脑发育因素有关。

痴呆症患者数量在不同地理区域也有所不同。在农村人口中,痴呆症和阿尔茨海默病的患病率远高于城市人口(痴呆症分别为6.05%和4.40%,阿尔茨海默病分别为4.25%和2.44%),可能是农村地区教育水平较低所致。③ 按照2018年发表的Meta分析数据,④ 我国华北地区认知症患病率为5.5%,华中地区为5.2%,华南地区为4.8%,西部地区为7.2%。认知症相关患病率最高的省市主要集中在东北、华东和一些中部地区,包括江苏省(1212.1/10万)、上海市(1137.6/10万)、吉林省(1081.4/10万)、浙江省(1078.6/10万)和辽宁省(1077.5/10万)。年龄标准化后,发现患病率较高的地区主要集中在北方、南方和东北部分地区。排名前五的省市是河北省(928.5/10万)、河南省(889.3/10万)、吉林省(882.4/10万)、广东省(845.5/10万)和浙江省(815.6/10万)。此外,2015年的《世界阿尔茨海默病报告》表明,中国的认知症患病率(估计为6.19%)与世界大部分地区(5.50%~7.00%)相似,但高于撒哈拉以南非洲(5.47%)和中欧(5.18%),低于拉丁美洲(8.41%)和东南亚(7.64%)的患病率。⑤

对于认知症的发病趋势,有研究估计,全球认知症老年人人数将从2019年

---

① JIA L, Du Y, CHU L, et al. Prevalence, Risk Factors, and Management of Dementia and Mild Cognitive Impairment in Adults Aged 60 Years or Older in China: A Cross-sectional Study [J]. Lancet Public Health, 2020, 5 (12): e661-e671.

② CHAN K Y, WANG W, WU J J, et al. Epidemiology of Alzheimer's Disease and Other Forms of Dementia in China, 1990-2010: A Systematic Review and Analysis [J]. Lancet, 2013, 381 (9882): 2016-2023.

③ REN R, QI J, LIN S H, et al. The China Alzheimer Report 2022 [J]. Gen Psychiatr, 2022, 35 (1): 1-19.

④ WU Y T, ALI G C, GUERCHET M, et al. Prevalence of Dementia in Mainland China, Hong Kong and Taiwan: An Updated Systematic Review and Meta-analysis [J]. Int J Epidemiol, 2018, 47 (3): 709-719.

⑤ PRINCE M, WIMO A, G UERCHET M, et al. World Alzheimer Report 2015-The Global Impact of Dementia: An Analysis of Prevalence, Incidence, Cost and Trends [R]. London: Alzheimer's Disease International, 2015.

的57.4万增加到2050年的152.8万。尽管预计认知症老年人人数大幅增加，但年龄标准化的男女患病率在2019年至2050年期间保持稳定（全球百分比变化为0.1%）。研究估计，2019年全球认知症女性多于认知症男性（男女比值为1.69），这种模式将持续到2050年（女性与男性比值为1.67）。全球患病率的差异可能由不同认知症的生存时间、环境风险因素、遗传因素以及认知症发作前死亡率解释。此外，研究方法的异质性，包括不同诊断标准的使用，会影响认知症患病率的结果。因此，需要进一步采用一致的认知症诊断方法来确认疾病患病率。

二、认知症的照护成本

认知症照护成本可分为直接医疗成本、直接社会（非医疗）成本和非正规照护成本。公共卫生领域应对认知症全球现状报告显示，2019年的认知症全球成本为1.3万亿美元，预计到2030年认知症全球成本将增加到1.7万亿美元。从照护成本增加的角度进行预测，到2030年认知症全球成本甚至将达到2.8万亿美元。非正规照护约占认知症全球成本的一半，而社会照护成本占到三分之一以上。在低收入和中等收入国家，大多数认知症照护成本属于非正规照护，而在高收入国家，非正规照护和社会照护成本各约占40%。特别是在非洲、东南亚和东地中海区域，社会照护部门的照护成本所占比例不高（<15%）。[1] 认知症的严重程度是成本的一个重要驱动因素，随着认知症严重程度的增加，每位患者每年的成本稳步增加，从轻度认知症的16000美元、中度认知症的27000美元到重度认知症的36000美元不等。[2] 有研究发现，我国的阿尔茨海默病社会经济成本占国内生产总值（GDP）的1.47%，而全球阿尔茨海默病成本占全球GDP的1.09%，这表明，就社会经济成本而言，我国阿尔茨海默病的负担大于全球平均水平。[3]

国内学者预言到2050年，认知症的国家成本将增至3723亿美元（机会成

---

[1] PRINCE M, WIMO A, G UERCHET M, et al. World Alzheimer Report 2015-The Global Impact of Dementia: An Analysis of Prevalence, Incidence, Cost and Trends [R]. London: Alzheimer's Disease International, 2015.

[2] World Health Organization. Global Status Report on the Public Health Response to Dementia: Executive Summary [R]. Geneva: World Health Organization, 2022.

[3] JIA J P, WEI C B, CHEN S Q, et al. The Cost of Alzheimer's Disease in China and Re-estimation of Costs Worldwide [J]. Alzheimers Dement, 2018, 14 (4): 483-491.

本法）和 4306 亿美元（代理方法），分别占我国总 GDP 的 0.53% 和 0.61%。[1] 台湾地区的一项研究发现，从轻度到重度认知症，费用成本翻了一番，中度认知症老年人的总护理费用是轻度认知症费用的 1.4 倍。非正式护理在总护理成本中所占份额最大，非正式护理费用在轻度（42%）和重度（43%）认知症老年人的总护理费用中占份额最大。[2] 由此可见，疾病分期是痴呆照护成本的重要决定因素。有研究评估了认知症老年人其成年子女的工作缺失成本，发现与非认知症老年人的成年子女相比，认知症老年人的成年子女更可能失业，并且更可能因照护需要而缺勤工作。这导致了每人每年大约有 4510.29 美元的劳动生产力损失。[3] 这突显了认知症照护对子女职业和经济状况的重大影响。

第二节　认知症的临床表现与病理特征

一、认知症的临床分期及症状特征

（一）认知症的临床分期

阿尔茨海默病（以下简称 AD）是一种常见的痴呆类型，其临床诊断标准主要包括国际工作组织（IWG）的 IWG-2 标准、美国国立老化研究所和阿尔茨海默病协会（NIA-AA）的 NIA-AA 标准，以及中国老年保健协会阿尔茨海默病分会（ADC）发布的《中国阿尔茨海默病痴呆诊疗指南（2020 年版）》。根据美国国立老化研究所和阿尔茨海默病协会的定义，AD 病程可分为三个阶段：临床前期、轻度认知障碍（MCI）和痴呆阶段。在临床前期，尽管尚无明显症状，患者体内可能已存在一种或多种生物标志物，提示 AD 神经病理模式的激活。

---

[1] HUANG Y X, LI X D, LIU Z F, et al. Projections of the Economic Burden of Care for Individuals with Dementia in Mainland China from 2010 to 2050 [J]. PLoS One, 2022, 17 (2): e263077.

[2] KU LJ E, PAI M C, SHIH P Y. Economic Impact of Dementia by Disease Severity: Exploring the Relationship between Stage of Dementia and Cost of Care in Taiwan [J]. PLoS One, 2016, 11 (2): e0148779.

[3] JANG S, CHEN J. National Estimates of Incremental Work Absenteeism Costs Associated With Adult Children of Parents With Alzheimer's Disease and Related Dementias [J]. Am J Geriatr Psychiatry, 2024, 32 (8): 972-982.

MCI 阶段，通常被视为早期 AD，表现为记忆力、执行功能、语言、注意力或视觉空间技能的轻度认知损害，但患者的日常功能能力及社交和职业功能尚未受到显著影响。进入痴呆阶段后，患者将出现中度至重度的认知损伤，中度阶段的患者可能难以识别家人和朋友，行为也会发生显著变化；而到了重度阶段，患者将丧失沟通能力和自主功能，如行走、排尿、吞咽等，常伴随严重并发症，需要全天候护理。AD 的预后与诊断时间密切相关，从诊断到死亡的平均预期寿命通常在 3 至 10 年之间，这期间将持续经历神经退行性变化。①

总体来说，认知症的发展可分为三个阶段：潜伏期、前驱期和病程的完全表现期。在引发认知障碍的慢性疾病中，潜伏期通常称为临床前期，而前驱期和疾病的完全表现期则分别对应 MCI 和痴呆阶段。虽然这些阶段为理论发展提供了框架，但并非每个处于临床前期的个体都会进展到前驱期（MCI），而处于 MCI 的个体可能进展到痴呆，也可能回退到潜伏期或保持不变。此外，即使是处于痴呆期的患者，其疾病仍在进展，症状会进一步恶化，这表明即使在病程较晚阶段，仍存在治疗的可能性。

（二）认知症不同分期的症状特征

当患者开始表现出与 AD 相关的 MCI 特征时，通常记忆力和执行功能首先受到影响。这些变化可能导致患者在执行日常生活工具性活动（Instrumental Activities of Daily Living, IADLs）如购物、遵循复杂的烹饪食谱和处理财务问题时遇到困难。AD 早期可能伴随的认知行为障碍包括主观认知下降的自我报告、职业问题、放弃个人兴趣、管理财务的困难、忘记约会和重要日期、忘记按时服药、参与策略性游戏的挑战的困难、跟踪时事以及使用公共交通工具的困难。随着记忆力和执行功能的进一步恶化，可能出现视觉空间能力和语言功能障碍，这些改变不仅妨碍了患者进行 IADLs，甚至可能影响其基本的日常生活活动（Activities of Daily Living, ADLs），如洗澡、梳洗和进食。此外，研究显示，35%～85% 的 MCI 患者至少表现出一种神经精神症状，其中最常见的包括抑郁、易激惹、冷漠、焦虑、激越和睡眠问题。这些神经精神症状不仅常见，而且尤其是在病程中度至重度阶段，可以作为辅助诊断线索，有助于预测 AD 进程的进

---

① MONTINE T J, BUKHARI S A, WHITE L R. Cognitive Impairment in Older Adults and Therapeutic Strategies [J]. Pharmacol Rev, 2021, 73 (1): 152-162.

一步恶化。综合考虑这些认知和非认知症状对于诊断和管理 AD 至关重要。[1] 具体分期和症状见表 1-1。

表 1-1　不同程度的认知症症状特征

认知程度	症状
无损害	无主观报告，也无客观证据表明短期认知能力下降或新发精神行为症状
临床前期阿尔茨海默病	神经心理测试结果在正常范围内，但神经影像学或实验室检测显示出特定疾病的证据
轻度认知障碍	1. 主观认知下降且客观测试证实认知障碍或精神行为评估的证据。 2. 独立进行日常生活活动，但可能对较复杂的日常生活产生可检测但轻度的影响
轻度痴呆	1. 进行性认知障碍会影响多个领域和精神行为障碍。 2. 对日常生活产生明显的影响，主要损害工具性活动，不再完全独立，偶尔需要帮助
中度痴呆	1. 进行性认知障碍和精神行为改变。 2. 对日常生活产生广泛的影响，基本功能部分损害，不能独立生活，经常需要帮助
重度痴呆	1. 进行性认知障碍和精神行为改变，可能无法进行临床测试。 2. 对日常生活产生严重的影响，包括自我照料在内的基本功能损害，完全依赖帮助

二、认知症的主要类型及其病理机制

痴呆是一个总称，涵盖多种疾病和条件，病因多种、表现多样，出于不同的临床或研究目的，对痴呆有多种分类和诊断方法（表 1-2）。常见的痴呆类型包括 AD、血管性痴呆、路易体痴呆和额颞叶痴呆。[2] 它们在临床表现和病理机制上存在显著差异，都会导致认知功能的持续下降，足以干扰日常生活。

---

[1] LISS J L, SELERI A S, CUMMINGS J, et al. Practical Recommendations for Timely, Accurate Diagnosis of Symptomatic Alzheimer's Disease (MCI and dementia) in Primary Care: A Review and Synthesis [J]. J Intern Med, 2021, 290 (2): 310-334.

[2] 贾建平, 王荫华, 李焰生, 等. 中国痴呆与认知障碍诊治指南（二）: 痴呆分型及诊断标准 [J]. 中华医学杂志, 2011, 91 (10): 651-655.

表 1-2 认知症的具体分型

分型	类别	子类别
按病因分类	原发神经系统疾病导致的痴呆	神经变性性痴呆（AD 等）、血管性痴呆、感染性痴呆
	神经系统以外疾病导致的痴呆	系统性疾病导致的痴呆（甲状腺功能减退、维生素缺乏等）和中毒性痴呆（酒精中毒、药物慢性中毒等）
	同时累及神经系统及其他脏器的疾病导致的痴呆	艾滋病（艾滋病痴呆综合征）、梅毒、肝豆状核变性
按病变部位分类	皮质性痴呆	AD 和额颞叶变性（额颞叶痴呆、语义性痴呆、原发性进行性失语等）
	皮质下痴呆	锥体外系病变、脑积水、脑白质病变、血管性痴呆等
	皮质和皮质下混合性痴呆	多发梗死性痴呆、感染性痴呆、中毒和代谢性脑病
	其他痴呆	脑外伤后和硬膜下血肿痴呆等
按治疗效果分类	不可治性（或不可逆性）	绝大部分的神经变性及大部分的血管性
	可治性（或可逆性）痴呆	正常颅压脑积水、甲状腺功能减退、维生素缺乏等因素导致的痴呆
按疾病的遗传分类	遗传性痴呆	遗传性 AD、遗传性帕金森病伴痴呆、遗传性额颞叶痴呆、伴皮质下梗死和白质脑病的常染色体显性遗传性脑动脉病、亨廷顿病等
	散发性痴呆	遗传易感者（APOEε4 是 AD 的危险因素）
按起病的年龄分类	老年前期痴呆	年龄≤65 岁的痴呆
	老年期痴呆	年龄>65 岁的痴呆
按病情的轻重分类	轻度痴呆	——
	中度痴呆	——
	重度痴呆	——

（一）阿尔茨海默病

AD 是最常见的痴呆类型，估计占所有痴呆症病例的 60%~70%。该疾病的病理特征主要包括 β-淀粉样蛋白（Aβ）在脑内的沉积形成老年斑，以及 Tau

蛋白的异常磷酸化导致的神经纤维缠结。研究表明，Aβ 的积聚可能是疾病发展早期的一个关键事件，它不仅干扰了神经细胞间的通信，还可能触发炎症反应、氧化应激，并最终导致神经细胞死亡。同时，Tau 蛋白的异常磷酸化破坏了微管结构，这是神经细胞内部物质运输的关键组成部分。微管结构的损坏进一步影响神经细胞的功能，加剧了病理损伤。①

（二）血管性痴呆

血管性痴呆是由脑血管问题导致的痴呆类型，涉及诸如脑卒中或微血管病变等因素，这些因素可导致显著的脑组织损伤。病理机制通常涉及缺血或出血事件，这些事件可能表现为突发的脑卒中或长期的微血管病理过程，如脑白质病变，最终导致脑细胞死亡。② 此外，血管功能的改变和血脑屏障的损伤在疾病发展中也起着关键作用。

（三）路易体痴呆

路易体痴呆的病理特征包括大脑中 Lewy 小体的形成，这些小体由 α-突触核蛋白异常聚集而成。这些异常蛋白主要聚集在大脑的皮层和边缘系统，导致认知功能下降、视觉幻觉和运动功能障碍。与帕金森病类似，路易体痴呆患者大脑中的多巴胺神经递质可能减少，这一变化与运动症状的出现密切相关。③

（四）额颞叶痴呆

额颞叶痴呆是一组以前额叶和颞叶显著萎缩为特征的神经退行性疾病，这通常影响患者的个性、社交行为及语言能力。其病理机制涉及 Tau 蛋白的异常，这些蛋白质变化导致神经细胞功能障碍和细胞死亡。在某些额颞叶痴呆亚型中，特定的遗传变异影响了相关蛋白的正常功能，进一步加剧了疾病的进展。

---

① MADNANI R S. Alzheimer's Disease：A Mini-review for the Clinician [J]. Front Neurol, 2023 (14)：1178588.
② De REUCK J, MAURAGE C A, DERAMECOURT V, et al. Aging and Cerebrovascular Lesions in Pure and in Mixed Neurodegenerative and Vascular Dementia Brains：A Neuropathological Study [J]. Folia Neuropathol, 2018, 56 (2)：81–87.
③ REILLY J, RODRIGUEZ A D, LAMY M, et al. Cognition, Language, and Clinical Pathological Features of Non-Alzheimer's Dementias：An Overview [J]. J Commun Disord, 2010, 43 (5)：438–452.

第三节　认知症的评估与诊断

一、评估工具

记忆诊所常用的认知筛查/评估量表包括阿尔茨海默病-8（AD-8）、简易精神状态检查量表（MMSE）、蒙特利尔认知评估量表（MoCA）和艾登布鲁克认知评估-Ⅲ量表（ACE-Ⅲ）。选择适合的认知评估工具需要考虑评估目的、所需的评估深度以及被评估者的具体情况。每种工具都有其优点和局限性，合理选择和使用这些工具对于认知症的诊断和管理至关重要。

（一）阿尔茨海默病-8量表

AD-8通过照护者的观察和回答，关注被评估者在记忆、判断、兴趣等方面是否发生变化。AD-8是一种初级筛查工具，尽管它相对基础，但在初步筛查中有一定的实用价值。然而，其使用范围受限于初级筛查，它对高教育水平人群的敏感性较低，可能需要进一步评估以确认诊断。

（二）简易精神状态检查量表

MMSE是最广泛使用的认知功能评估工具之一，通过一系列口头和笔试任务测试定向、记忆、注意力和计算、回忆以及语言能力等方面的认知领域，总分为30分。它对中度到重度认知障碍有较好的敏感性。中文版由Katzman等人翻译和验证，因其在检测认知症方面满意的敏感性和特异性，已被广泛使用超过30年。但由于存在"天花板效应"和"地板效应"，对于高教育水平的个体，单独使用MMSE来检测MCI或早期AD是不恰当的。

（三）蒙特利尔认知评估量表

MoCA是一种设计来识别MCI和早期AD的工具，它对早期阶段的认知衰退特别敏感。MoCA包括更多的执行功能和视觉空间技能测试，评估包括注意力、执行功能、记忆、语言、视觉空间能力、抽象思维、计算和定向等领域，比MMSE提供了更全面的认知评估，但执行需要更多的时间和专业训练。其中文版本根据文化和地区差异有所变化，包括北京、长沙、广州、香港和台湾版本。

（四）艾登布鲁克认知评估-Ⅲ量表

ACE-Ⅲ是一种全面的认知评估工具，适用于评估各种类型的认知损伤。

ACE-Ⅲ涵盖了注意力、记忆、言语流畅性、语言和视觉空间技能五个认知领域，在识别早期AD和额颞叶痴呆方面显示出高度的准确性。尽管它提供了详尽的评估，但执行时间较长，可能需要较高的专业技能。

二、诊断方法

目前，国际上普遍采用两个主要的疾病分类系统来诊断认知症，分别是世界卫生组织的《国际疾病分类》第十版（ICD-10）和美国精神病学会的《精神疾病诊断与统计手册》第四版（DSM-Ⅳ）。这两个系统在认知症的诊断标准上有共同的要求：记忆力减退、其他认知能力下降、认知衰退足以干扰日常社会功能，并且排除由意识障碍或谵妄等原因引起的类似症状。

由于缺乏统一的指导原则和标准操作程序，以及医疗资源在不同地区的分布不均，各医疗机构在认知症的诊断流程上存在差异。在医科大学附属的学术医院中，受过专门培训的认知症专家依据ICD-10、DSM-Ⅳ-R或DSM-5以及中国认知症指南来进行诊断，从而确保了诊断的标准化和精确性。[①] 相比之下，非学术性的三级医院，特别是在人口超过50万的中大型城市，认知症的诊断通常由未经专门认知症培训的神经科医生负责，诊断过程中既依赖标准程序也依赖医生的个人经验。在缺乏专门的记忆门诊和认知症专家的县级医院，认知症的诊断多由对此类病症了解有限的内科医生进行，这往往导致较高的误诊和漏诊率。此外，设有记忆门诊的医院与没有记忆门诊的医院在认知症诊断数量上存在显著差异：在没有记忆门诊的医院中，仅有0.10%的神经科门诊患者被诊断为认知症；而在设有记忆门诊的医院，这一比例增至0.41%。[②] 这一现象揭示了技术和资源的限制影响认知症的诊断，同时也反映了农村与城市地区在认知症诊断和治疗上的差异。

社会心态和认知误区也在其中扮演了重要角色。受到社会对认知症的污名化影响，认知症老年人倾向于寻求神经科医生的帮助，而不是精神科医生，神经科通常成为患者接受诊断的首选科室。将认知症症状误认为是正常老化一部分这一普遍存在的观念，极大地影响了患者及其家属的求医行为。这种情况导致了对专业诊断的延迟或拒绝，使得疾病得不到及时的识别和管理。此外，认

[①] 贾建平，王荫华，张朝东，等. 中国痴呆与认知障碍诊治指南（一）：痴呆诊断流程[J]. 中华医学杂志，2011，91（9）：577-581.

[②] SUN F. Caregiving Stress and Coping: A Thematic Analysis of Chinese Family Caregivers of Persons with Dementia [J]. Dementia (London), 2014, 13 (6): 803-818.

知症的诊断过程在不同地区也存在不一致性，特别是在使用神经心理学测试，如 MMSE 时，不同地区采用的版本和确定认知障碍的截止分数存在差异。这种不统一不仅增加了诊断的复杂性，也影响了诊断结果的准确性和可比性。

经济因素也是影响认知症诊断的一个重要方面。一些辅助诊断技术，如正电子发射断层扫描，虽然在诊断中扮演着关键角色，但由于其高昂的成本，加之医疗保险的覆盖不全，使得这些技术的应用受到限制。这不仅增加了患者家庭的经济负担，也可能导致一些患者错失准确诊断的机会。与此同时，对侵入性检查的抵触情绪，如对腰穿和脑病理检查的拒绝，进一步加剧了诊断的难度。患者及其家属对这些检查可能存在的风险和不适感到担忧，导致一些关键的诊断步骤无法执行，影响了认知症诊断的准确性和及时性。

三、评估标准

国内以往的标准主要集中于对失能老人的照护，缺乏对认知症老年人的评估标准。国际上，已有一些国家在认知症长期照护顶层设计、服务规范等重点领域展开实践探索，以应对认知症老年人长期照护需求激增的问题。美国的 *Practice Guidelines for Neuropsychological Assessment* 这一神经心理学评估的实践指南提供了详细的认知症评估流程和工具。① 同时，英国"国家卫生与临床优化研究所"发布了关于认知症的诊断和管理的指南，明确了服务的最佳实践。② 加拿大的 *A Dementia Strategy for Canada: Together We Aspire* 为认知症老年人和他们的家庭提供了一套全面的照护和支持指南。③ 为确保这些标准的实施，各国采取了培训、审查和持续教育等措施，确保医疗和照护人员能够遵循这些指导原则为认知症老年人提供高质量的照护。于泽漾等人认为，我国的评估方式处于多个工具相结合的状态，且不同机构使用的工具不同，导致评估结果异

---

① American Psychological Association. American Academy of Clinical Neuropsychology (AACN) Practice Guidelines for Neuropsychological Assessment and Consultation [J]. Clin Neuropsychol, 2007, 21 (2): 209-231.

② National Institute for Health and Care Excellence (NICE). Dementia: Assessment, Management and Support for People Living with Dementia and Their Carers [M]. London: NICE, 2018.

③ ANDREW M K. Let's Put the Pieces Together: Frailty, Social Vulnerability, the Continuum of Care, Prevention and Research are Key Considerations for a Dementia Care Strategy [J]. Healthc Pap, 2016, 16 (2): 34-39.

质性较大，评估信息不能共享，造成一定的人力资源浪费。① 因而，要基于老年评估创新认知症的综合评估方式和体现认知症老年人特点的评估内容，设立专业评估组织或机构，优化评估标准及流程，做到不同类型的养老机构、医疗及保险机构等共享老人统一评估结果，以便简化转诊流程，减轻照护人员负担。

第四节 认知症的病因与风险因素

认知症是一种复杂性神经退行性疾病，涉及多种风险因素，其中包括不可修正的因素和可修正的因素。针对这些风险因素的区分，研究者和医疗专业人员可以设计更有针对性的预防策略，以期延缓或降低认知症的发生。

一、可修正的认知症风险因素

根据《柳叶刀》痴呆症预防、干预和护理委员会2020年的更新，强调了12种主要的可修正风险因素：低教育水平、高血压、听力损失、吸烟、中年时期的肥胖、抑郁、缺乏体育锻炼、糖尿病、社交孤立、过量饮酒、头部损伤以及空气污染。② 此外，世界卫生组织的指南也指出了包括不健康饮食、缺乏认知刺激、维生素D缺乏及农药暴露在内的关键可修正风险因素。在中国，研究发现MCI和痴呆有着类似的可修正风险因素，如农村居住、教育年限较短、独居、吸烟、高血压、高脂血症、糖尿病和心脑血管疾病。③ 这些因素通过各种机制影响大脑健康，例如，糖尿病和缺乏体育锻炼可能导致不利的血管状态，从而增加认知症风险；吸烟和空气污染可能通过增加氧化应激和炎症反应损害大

---

① 于泽漾，秦雨，陈倩娇，等. 德国 RenaFan 养老机构失智老人照护经验及对我国的启示[J]. 护理管理杂志，2022，22（10）：769-772.
② LIVINGSTON G, HUNTLEY J, SOMMERLAD A, et al. Dementia Prevention, Intervention, and Care: 2020 Report of the Lancet Commission [J]. Lancet, 2020, 396 (10248): 413-446.
③ JIA L F, DU Y F, CHU L, et al. Prevalence, Risk Factors, and Management of Dementia and Mild Cognitive Impairment in Adults Aged 60 Years or Older in China: A Cross-sectional Study [J]. Lancet Public Health, 2020, 5 (12): e661-e671.

脑。① 同样，抑郁和社交隔离与大脑及心血管的加速老化及不健康行为有关。② 通过识别和修正这些可控因素，可以开发出有效的预防策略。例如，改善生活方式，包括增加体育活动、戒烟、改善饮食习惯、增强社交参与和促进心理健康，都已被证实可以显著降低痴呆风险。③ 此外，减少空气污染也是预防认知症的重要措施。④

二、不可修正的认知症风险因素

并非所有认知症的风险因素都可以通过改变生活方式或环境来调整。不可修正的风险因素包括年龄、遗传因素和家族史等。随着年龄的增长，认知症的风险显著增加，而遗传因素和家族史可能预示着个体对特定类型认知症的易感性。AD 的遗传学基础特别复杂，涉及多种遗传变异，包括常见和罕见变异。迄今为止，科学研究已经识别出 34 种与 AD 相关的遗传变异。这些遗传变异中，特别值得注意的是 PSEN1、PSEN2 和 APP 基因的突变，这些突变在几乎所有携带者中都会引起 AD 痴呆，这种类型的 AD 痴呆属于常染色体显性遗传，其特点是痴呆发病年龄较早，平均在 35~65 岁之间，且症状持续时间约为 10 年。⑤ 在广泛的人群中，AD 的一个主要遗传风险因素是载脂蛋白 Eε4（APOEε4）变异，具体来说，APOEε4/ε4 基因型的个体发展痴呆的风险在 51%~95%之间，而 APOEε4/-基因型的个体风险在 22%~90%之间。⑥ 此外，APOEε4 变异也与痴呆发病年龄有关，APOEε4/ε4 基因型的平均发病年龄在 73~74 岁，而 APOEε4/-

---

① SOMMERLAD A, LIU K Y. Air Pollution and Dementia [J]. BMJ, 2020, 8 (4): 109-112.

② KOBAYASHI L C, STEPTOE A. Social Isolation, Loneliness, and Health Behaviors at Older Ages: Longitudinal Cohort Study [J]. Ann Behav Med, 2018, 52 (7): 582-593.

③ LIVINGSTON G, HUNTLEY J, SOMMERLAD A, et al. Dementia Prevention, Intervention, and Care: 2020 Report of the Lancet Commission [J]. Lancet, 2020, 396 (10248): 413-446.

④ KNOBEL P, LITKE R, MOBBS C V. Biological Age and Environmental Risk Factors for Dementia and Stroke: Molecular Mechanisms [J]. Front Aging Neurosci, 2022 (14): 1042488.

⑤ ROSSOR M N, FOX N C, MUMMERY C J, et al. The Diagnosis of Young-onset Dementia [J]. Lancet Neurol, 2010, 9 (8): 793-806.

⑥ REIMAN E M, ARBOLEDA-VELASQUEZ J F, QUIROZ Y T, et al. Exceptionally Low Likelihood of Alzheimer's Dementia in APOE2 Homozygotes from a 5,000-person Neuropathological Study [J]. Nat Commun, 2020, 11 (1): 667.

的平均发病年龄在75~82岁。① 尽管这些常见变异对个体的 AD 风险影响相对较小,但它们的共同作用可能显著改变人群中 AD 和痴呆的风险及发病年龄。

第五节 认知症的治疗与管理

认知症的治疗与管理是一个多方面的过程,涉及医疗治疗、生活方式的调整以及社会支持。由于认知症是一个渐进性疾病,目前还没有根治的方法,因此治疗和管理的主要目标是减缓病情的进展、缓解症状、改善生活质量以及给患者和照护者提供必要的支持。鉴于目前没有可用的疾病缓解疗法,应适当强调努力解决已知的可修正风险因素。多模式干预在延缓认知衰退速度方面取得了一些成功,并为降低风险和预防认知症提供了一种有希望的方法。同时,有必要为保健和社会照护服务利用的预期增长进行规划,并扩大资源以支持认知症老年人的护理人员。最后,持续的资源应该用于更好地理解和表征疾病机制,以开发有效的治疗药物。

一、当前治疗方法

(一)药物治疗

药物治疗是认知症管理中的重要组成部分,尤其是针对阿尔茨海默病这类认知症。WHO 的证据表明,多奈哌齐等胆碱酯酶抑制剂可用于治疗 AD。美金刚等 NMDA 受体拮抗剂可用于治疗严重的 AD 和血管性痴呆。控制血压和胆固醇的药物可以防止血管性痴呆对大脑造成额外损害。如果生活方式和社交变化不起作用,选择性血清素再摄取抑制剂可以帮助认知症老年人缓解严重的抑郁症状,但这不应该是第一选择。尽管这些药物能在一定程度上改善认知功能和日常生活能力,但它们并不能治愈认知症,且药效因人而异。尽管已经多次尝试开发有效的 AD 药物,但中国只有少数药物被批准用于临床,包括胆碱酯酶抑

---

① NGANDU T, LEHTISALO J, SOLOMON A, et al. A 2 Year Multidomain Intervention of Diet, Exercise, Cognitive Training, and Vascular Risk Monitoring Versus Control to Prevent Cognitive Decline in At-risk Elderly People (FINGER): A Randomised Controlled Trial [J]. Lancet, 2015, 385 (9984): 2255-2263.

制剂-多奈哌齐、卡巴拉汀、加兰他敏、石杉碱甲、N-甲基-D-天冬氨酸受体拮抗剂-美金刚、银杏叶提取物片和低聚甘露酸钠胶囊。① 然而，它们只能缓解症状，并不能阻止疾病的恶化。非典型抗精神病药和选择性5-羟色胺再摄取抑制剂是有行为和心理AD症状患者的治疗选择。治疗发展的趋势正在从单一的病理靶点转向更复杂的机制，如神经炎症和神经退行性过程。

（二）非药物治疗

非药物治疗包括脑刺激、认知训练、生活方式的干预、心理支持等。② 通过专门设计的认知任务和活动刺激大脑功能，旨在延缓认知能力的下降。脑刺激被认为是一种很有前途的非药物治疗选择。在AD治疗领域，已经研究了几种脑刺激方法：深部脑刺激、迷走神经刺激、经颅磁刺激和经颅电刺激。这些干预方法在认知症治疗方面均有一定的潜力和优势，但临床证据有限且不一致，需要更多的研究来验证它们的长期效果和安全性，特别是对于那些侵入性较强的治疗方法。而非侵入性方法，如迷走神经刺激、经颅磁刺激，由于操作简单、副作用少，是当前研究的热点，可能为认知症治疗提供更安全、更容易接受的治疗选项。③ 虽然认知训练在一些研究中显示出了积极效果，如改善记忆和注意力，但其长期效果和普遍适用性仍有待进一步研究。④ 认知训练需要持续和系统地实施，且效果在不同个体间存在差异。生活方式的干预包括体育活动、音乐疗法和艺术疗法等。这些活动不仅可以改善患者的物理健康，还能通过社交互动和创造性表达来提升他们的情绪和社会参与度。例如，音乐疗法已被证明对改善认知症老年人的情绪和认知功能具有积极影响。⑤ 心理支持包括为患者和照护者提供心理咨询和社会支持，帮助他们更好地应对病情带来的挑战。然而，心理支持的可获取性和资源分配不均是需要克服的挑战。此外，有效的心理支

---

① REN R, QI J, LIN S, et al. The China Alzheimer Report 2022 [J]. Gen Psychiatr, 2022, 35 (1): e100751.

② TESKY V A, SCHALL A, PANTEL J. Non-pharmacological Interventions for People with Dementia [J]. Inn Med (Heidelb), 2023, 64 (2): 139-146.

③ POPLE C B, MENG Y, LI D Z, et al. Neuromodulation in the Treatment of Alzheimer's Disease: Current and Emerging Approaches [J]. J Alzheimers Dis, 2020, 78 (4): 1-15.

④ PAPP K V, WALSH S J, SNYDER P J. Immediate and Delayed Effects of Cognitive Interventions in Healthy Elderly: A Review of Current Literature and Future Directions [J]. Alzheimers Dement, 2009, 5 (1): 50-60.

⑤ ROSENBACH M, DASSA A, GILBOA A. Home-based Music Therapy for Persons with Dementia and Their Spouses as Primary Caregivers [J]. Front Public Health, 2023 (11): 1250689.

持服务需要考虑到患者和照护者的文化和个人偏好。

二、长期管理策略

（一）记忆门诊

从 20 世纪 90 年代开始，我国大中城市医院的神经科、精神科、老年科相继开设了记忆门诊。这些诊所的名称已从原来的"痴呆诊所"或"阿尔茨海默病诊所"更改为现在的"记忆诊所"。记忆门诊作为一个专门针对认知症和痴呆疾病服务的门诊，对早期发现、准确诊断和及时治疗认知症至关重要。通过专业的评估和监测，记忆门诊可以在病情发展的早期阶段进行准确诊断，能够为患者提供针对性的管理方案和跟踪，这是及时介入、制订有效管理计划的前提。① 在初诊阶段，通过详细的病史采集、体格检查和神经心理测试，记忆门诊能够为患者提供一个精确的诊断基础。在药物治疗方面，记忆门诊通过专业的医师团队，根据患者的病情变化、药物反应和健康状况等多种因素，制订或调整个性化的药物治疗方案。定期健康检查则确保了认知症老年人的整体健康状况得到监测和管理，及时发现和处理可能导致认知功能下降的并发症，比如营养不良或慢性疾病的控制问题。对于症状管理，记忆门诊提供的综合管理策略，包括行为干预、心理支持及药物治疗等，针对患者的特定症状进行定制。通过这种针对性的管理，不仅可以改善患者的生活质量，还能有效减轻照护者的压力和负担。

（二）诊断后支持

诊断后支持是指在功能下降和家庭照护者需求增加的背景下提供整体、综合的持续护理系统服务。支持中断以及对认知症老年人和照护人员的负面影响突出表明，需要采取更有力和灵活的诊断后支持方法，以提高在支持中断时认知症老年人的复原力和自我管理能力。改善诊断后的认知症护理和支持需要共同理解其包括什么以及如何最好地提供。英格兰的一项研究确定了诊断后支持应包含的五个维度：（1）及时识别和管理当前和未来的需求。认知症的疾病轨迹因亚型而异。这种异质性意味着从诊断到死亡，量身定制的支持是必不可少的，因而需要定期审查，以确定新出现的需求并计划如何解决这些需求。（2）了解和

---

① MEHRANI I, SACHDEV P S. The Role of Memory Clinics in the Assessment and Management of Dementia, now and into the Future [J]. Curr Opin Psychiatry, 2022, 35（2）: 118-122.

管理认知症。确保认知症老年人及其照护人员充分了解他们的病情、预期情况以及药物治疗和非药物治疗方案。(3) 提供情绪和心理健康支持。提供管理心理症状和支持调整认知症诊断的干预措施。通过同伴支持小组、社交和休闲活动以及支持关系来保持认同感。(4) 实际支持。提供定制的居家改造服务，如安装扶手、楼梯电梯和特殊的浴室设施，以增强患者的自理能力和保障安全。此外，为照护者提供临时照护服务，使他们能够得到必要的休息和恢复，从而持续提供高质量的照护。(5) 整合照护支持。建立跨部门合作机制，如通过电子健康记录系统共享患者信息，确保所有照护提供者，包括家庭医生、专科医生、社会服务机构和非政府组织能够访问患者的最新健康和照护信息。此外，提供协调员或病案管理师，帮助患者和家庭导航复杂的医疗和社会照护系统，确保患者得到连续和协调的照护服务。[①]

（三）认知症的症状管理策略

1. 个性化的护理计划

由于认知症的影响是个性化的，个性化的护理计划能确保患者的特殊需求和偏好得到满足。在认知症的长期管理中，个性化的护理计划不仅是一种方法，还是一种必要性。这种计划的核心在于对患者进行全面的评估，包括医学状况、心理健康、生活习惯以及社会和环境因素的影响。基于这些评估，制订的护理计划旨在提供量身定制的干预措施，如认知训练程序，这些程序设计可以延缓认知退化的速度，强化记忆力和认知功能。对于初次诊断的认知症老年人，可以在记忆门诊的组织下召开家庭会议，由记忆门诊医师告知所患疾病，帮助患者本人及家属了解认知症诊断的含义、患者病情及所处的阶段，帮助家属制订长期照料计划。在患者尚有判断能力时，可以让患者参与讨论和设计适合他们生活和护理的现行方案或未来方案。个性化计划应包括针对性的认知训练、适宜的身体锻炼、社交活动以及必要时的行为干预。对认知症老年人可能出现的特殊行为，如攻击性、徘徊和幻觉等，需要实施具体的行为干预措施。针对攻击性行为，首先要识别潜在的触发因素，如身体不适、环境过于嘈杂或感到被忽视。实施非药物干预，如定期的情绪调节活动、提供安静的休息空间、确保基本需求得到满足，可以有效降低这些行为的发生率。在处理徘徊行为时，可

[①] BAMFORD C, WHEATLEY A, BRUNSKILL G, et al. Key Components of Post-diagnostic Support for People with Dementia and their Carers: A Qualitative Study [J]. PLoS One, 2021, 16 (12): e260506.

以通过创造安全的漫步区域和使用追踪设备来保证患者的安全。对于幻觉或错觉，提供稳定和熟悉的环境，以及耐心和安抚的交流方式是关键。

2. 照护者支持

照护者是认知症老年人护理中不可或缺的一部分，因此为他们提供全面的支持至关重要。一是技术支持，这包括提供专业的照护技能培训和压力管理方法。记忆门诊对认知症照护者提供咨询和支持是非常必要的。鼓励记忆门诊建立患者家属联谊会制度，家属联谊会应固定周期举办，为家属和照护者提供培训、交流和心理疏导平台。二是情感支持，记忆门诊中的心理咨询服务为患者和家属提供了一个倾诉和获得心理安慰的渠道，帮助他们理解疾病、调整情绪、学习应对策略。记忆门诊通过提供照护者培训、心理支持和资源共享，帮助照护者更有效地应对照护中的挑战，从而改善患者的管理效果。

3. 健康生活方式

维持健康的生活方式不仅有益于身体健康，而且对于保持和提升认知功能同样重要。越来越多的证据表明，生活方式干预不仅对认知正常的高危个体有益，而且对已经出现症状的人也有益。对于认知正常的高危个体，流行病学研究表明，三分之一到二分之一的认知症病例可归因于可修正的危险因素，因此可以通过改善教育、运动、认知刺激、营养、均衡的饮食、积极的社会参与和足够的休息、卫生保健和减少烟草使用，以及血管危险因素的减少或控制来预防。① 社会参与理论强调社交互动和参与社会活动对个体健康的积极影响。在认知症护理中，鼓励患者参与社会活动，可以提高他们的生活质量，并有助于延缓认知功能的下降。社会参与为患者提供认知刺激，增强社会技能，同时减少孤独感和抑郁情绪。② 例如，参与艺术和音乐活动不仅可以提供情感表达的渠道，还能激发记忆，促进患者与他人的连接。此外，参与社区服务或志愿活动可以增强他们的社会归属感和幸福感，从而积极影响他们的心理状态。2020 年，

---

① LISKO I, KULMALA J, ANNETORP M, et al. How can Dementia and Disability be Prevented in Older Adults: Where are we Today and Where are we Going? [J]. J Intern Med, 2021, 289 (6): 807-830.

② NEAL D, BERG F V D, PLANTING C, et al. Can Use of Digital Technologies by People with Dementia Improve Self-Management and Social Participation? A Systematic Review of Effect Studies [J]. J Clin Med, 2021, 10 (4): 604.

《柳叶刀》委员会提出了改善整个生命过程中认知症风险的建议。① 就个人而言，健康饮食、适当控制糖尿病或强化血压控制等独立干预措施的认知意识至关重要。然而，有证据表明，同时解决多种风险因素——多模式干预比单一模式干预更有效。例如，两项大型纵向试验的结果表明，处于生命中后期的个体可以通过坚持5种预先指定的健康行为中的4种或全部5种，将患AD的风险降低多达60%。这些健康行为包括每周适度或剧烈的体育锻炼、不吸烟、轻度至中度饮酒、大脑健康饮食以及保持认知参与。

表1-3 针对生命过程中风险因素的具体行动

在40岁左右的中年阶段将收缩压保持在130毫米汞柱或更低（高血压的降压治疗是唯一已知的有效预防认知症的疗法）
鼓励听力损失者使用助听器；通过保护耳朵免受过度噪声影响来减少听力损失
减少接触受污染空气和二手烟
防止头部受伤
限制饮酒
避免吸烟并支持戒烟，因为戒烟可以降低老年认知症的风险
为所有儿童提供初等和中等教育
减少肥胖和相关糖尿病
维持中年和晚年的体育活动
通过生活方式干预解决认知症的其他假定风险因素（睡眠）以改善总体健康状况

---

① LIVINGSTON G, HUNTLEY J, SOMMERLAD A, et al. Dementia Prevention, Intervention, and Care: 2020 Report of the Lancet Commission [J]. Lancet, 2020, 396 (10248): 413-446.

第二章

认知症老年人的基本特征及其关联分析

本文基于中国老年人健康长寿影响因素调查（CLHLS）数据对认知症老年人的基本特征及其关联展开了研究。CLHLS是当前国内样本量最大、追踪期最长的老年健康调查。CLHLS调查问卷中采用国际通用的简易智能精神状况检查量表（MMSE），对被访老年人的认知能力进行测定。该量表判别标准为：24~30分为认知健全，18~23分为轻度认知症，10~17分为中度认知症，0~9分为重度认知症。[①] 本文基于CLHLS调查数据，对2018年我国老年人认知症特征进行分析。具体包括人口特征（年龄、性别、居住地、教育水平、婚姻状况、居住情况、经济状态等）、社会关系（社会支持、社会网络、社会活动）、心理健康程度（主观幸福感、焦虑、抑郁、孤独）、慢性疾病等。

第一节 认知症老年人的基本特征

一、认知症老年人的人口学特征

表2-1反映了认知症老年人的人口学特征。从表中可以看出，随着年龄的增加，认知功能得分逐渐降低；男性的认知功能得分略高于女性；城市、镇、乡这三种居住地的认知功能得分相差不大，其中在乡镇上居住人群的认知功能

[①] 顾大男，仇莉. 中国高龄老人认知功能特征和影响因素分析[J]. 南京人口管理干部学院学报，2003（2）：3-9, 13.

得分稍微高一点；接受过教育（非文盲）的老年人群的认知功能得分高于文盲老年人群；正式工作和非正式工作的老年人群的认知功能得分无统计学差异；独居的老年人群的认知功能得分最高，而在养老机构的得分最低；经济状况富裕的老人的认知功能得分高于经济一般和贫穷的认知症老年人。

表 2-1 不同老年人群的认知功能得分

变量	认知功能得分
年龄	
65~74	21.01±3.72
75~84	20.45±3.95
≥85	16.31±6.19
P 值	<0.001
性别	
男性	17.74±5.96
女性	16.95±6.07
P 值	<0.001
居住地	
城市	17.13±6.17
镇	17.27±6.07
乡	17.17±5.98
P 值	0.832
教育	
文盲	16.79±6.06
非文盲	18.09±5.96
P 值	<0.001
婚姻	
丧偶	16.58±6.18
非丧偶	19.48±4.88
P 值	<0.001

41

续表

变量	认知功能得分
工作	
正式工作	17.13±6.03
非正式工作	17.48±6.27
P 值	0.436
居住情况	
家人	16.98±6.11
独居	18.37±5.02
养老机构	16.33±6.11
P 值	<0.001
经济情况	
贫穷	16.83±6.12
一般	17.18±6.01
富裕	17.70±6.05
P 值	0.039

二、认知症老年人的生活方式情况

随着认知症等级的提高，吸烟和饮酒的百分比都呈现下降趋势。这些行为在轻度认知症阶段更为常见。锻炼的比例在轻度认知症老年人中也是最高，随着认知症等级的提高而下降。这反映出随着认知症的发展，患者的身体活动能力下降或活动意愿减少。

在乡镇居住地中，吸烟和喝酒的比例都比城市居住地要高。这可能与在乡镇地区，认知症老年人的健康风险意识缺乏及与健康促进相关的科普宣传缺失有关。相较于乡镇居住地，城市居住地的人群锻炼的比例更高，表明城市居民可能有更多的资源和机会参与体育活动。

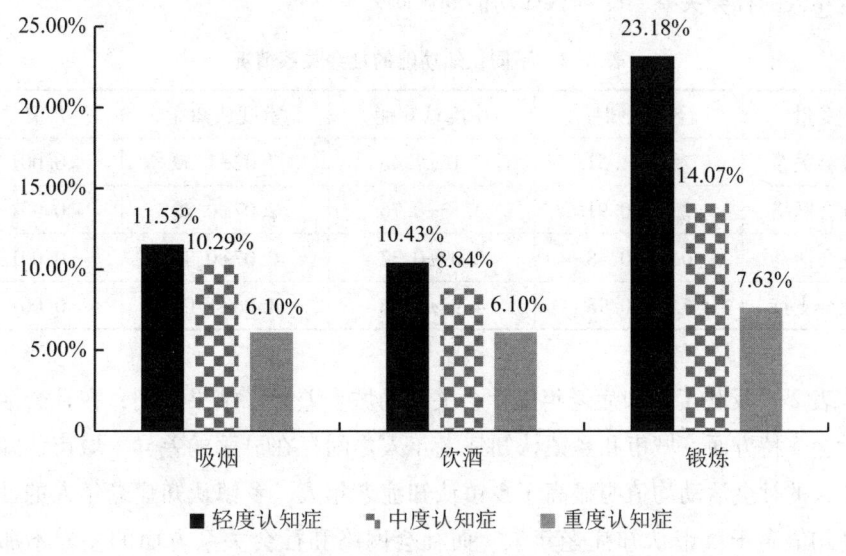

图 2-1　认知症老年人的生活方式

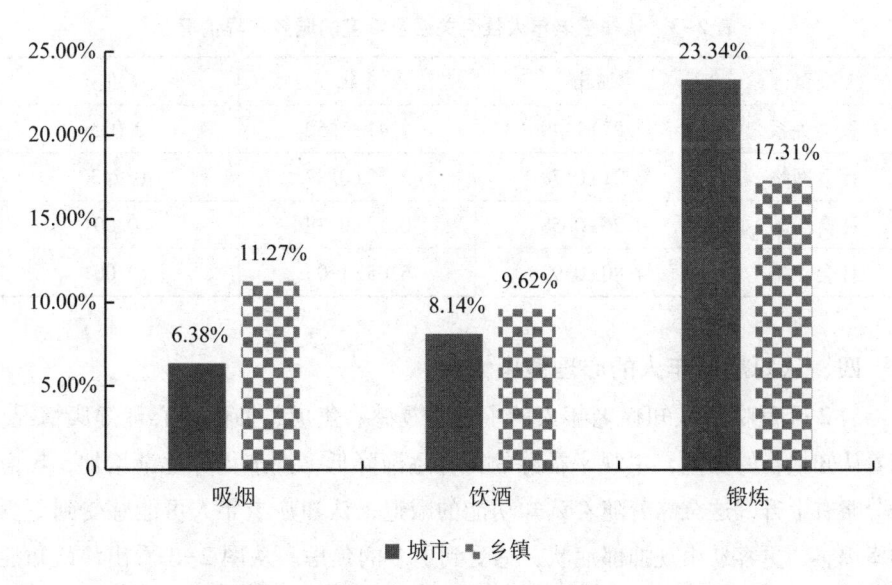

图 2-2　认知症老年人生活方式的城乡差异

三、认知症老年人的社会关系情况

表 2-2 反映了不同认知功能的社会关系情况。随着认知损伤的加重，社会关系的得分呈下降趋势，社会网络、社会活动、社会支持的得分逐渐降低，说

明老年人的社会关系会受到认知功能的影响。

表 2-2 不同认知功能的社会关系情况

变量	轻度认知症	中度认知症	重度认知症	P 值
社会关系	7.60±1.51	7.16±1.46	7.02±1.39	<0.001
社会网络	2.31±0.91	2.13±0.76	2.07±0.70	<0.001
社会活动	0.20±0.48	0.09±0.32	0.07±0.30	<0.001
社会支持	5.08±0.98	4.93±1.06	4.86±1.08	<0.001

表 2-3 反映了认知症老年人社会关系的城乡差异。结果表明，在社会活动和社会支持方面，城市和乡镇认知症老年人之间存在显著的差异，城市认知症老年人的社会活动均值明显高于乡镇认知症老年人，乡镇认知症老年人的社会支持均值高于城市认知症老年人。而社会网络和社会关系方面的差异不那么显著。

表 2-3 认知症老年人社会关系及维度的城乡差异情况

变量	城市	乡镇	P 值
社会关系	7.27±1.49	7.41±1.50	0.025
社会网络	2.21±0.78	2.22±0.87	0.713
社会活动	0.26±0.58	0.13±0.38	<0.001
社会支持	4.80±0.99	5.05±1.03	<0.001

四、认知症老年人的心理健康情况

表 2-4 反映了认知症老年人的主观幸福感、焦虑、抑郁的心理健康情况。随着认知损伤的加重，主观幸福感的得分逐渐降低，抑郁得分逐渐增加，焦虑得分略有上升，这意味着随着认知功能的减退，认知症老年人可能感受到更少的幸福感，更容易出现抑郁症状，感受到更多的焦虑。从图 2-3 看出，认知症老年人焦虑的现象多于抑郁和孤独，且中重度认知症老年人的焦虑情况更严重。此外，中重度认知症的老年人比轻度认知症老年人更容易感受到孤独。轻度认知症老年人中抑郁现象高于中重度认知症老年人的原因可能在于轻度认知症老年人的自主能力和表达能力还没有完全损失。

表 2-4 不同认知功能的情绪特征

变量	轻度认知症	中度认知症	重度认知症	P 值
主观幸福感	35.60±5.09	34.30±5.31	33.61±5.37	<0.001
抑郁	8.33±4.61	9.40±5.01	9.68±4.73	<0.001
焦虑	1.69±3.06	1.94±3.36	1.98±3.54	0.034

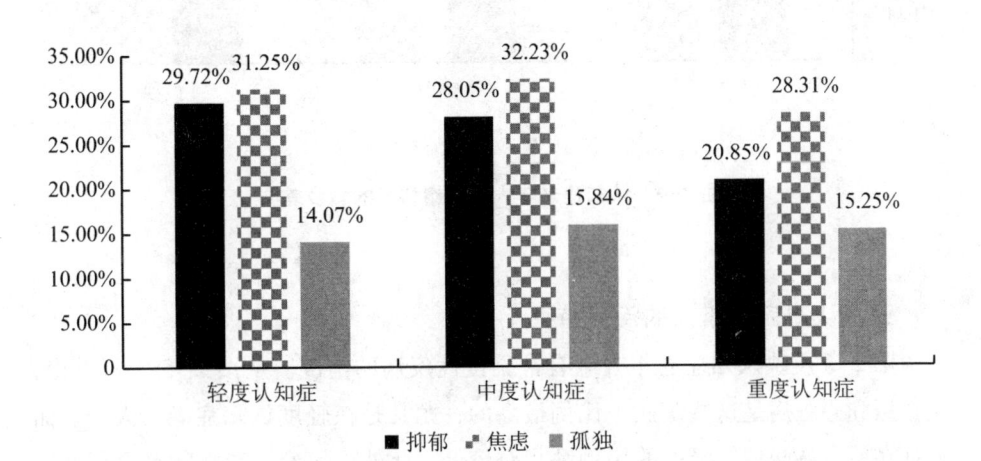

图 2-3 认知症老年人的情绪特征

表 2-5 反映了认知症老年人情绪特征的城乡差异情况。抑郁和主观幸福感的 P 值表明，城市和乡镇认知症老年人在这两方面的差异没有统计学意义。对于焦虑，P 值为 0.036，表明在统计学上，城市和乡镇认知症老年人之间存在显著差异。具体来说，乡镇认知症老年人的焦虑总分均值略高于城市认知症老年人。从图 2-4 看出，乡镇认知症老年人比城市认知症老年人更容易感到孤独。

表 2-5 认知症老年人情绪特征的城乡差异情况

变量	城市	乡镇	P 值
主观幸福感	35.37±6.52	35.05±4.85	0.385
抑郁	8.58±5.14	8.77±4.68	0.225
焦虑	1.56±2.94	1.85±3.27	0.036

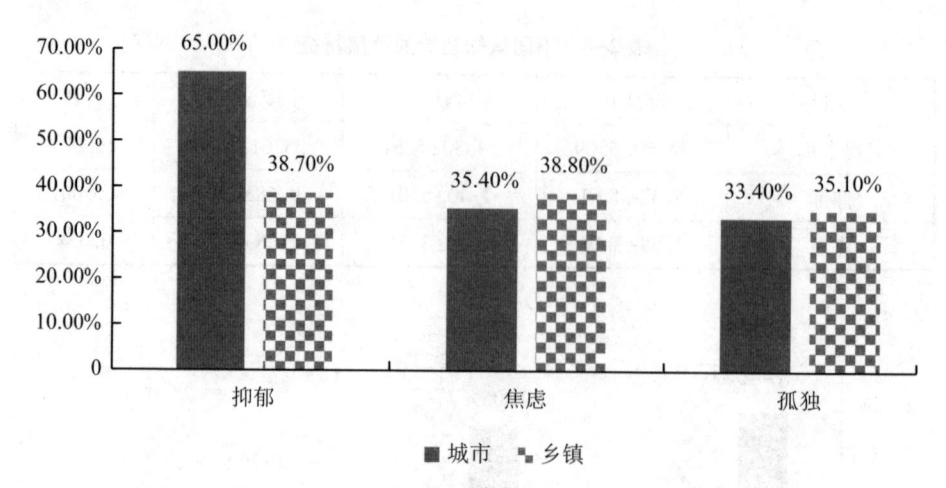

图 2-4 认知症老年人的情绪特征的城乡差异

五、认知症老年人的疾病特征

图 2-5 反映认知症老年人患有常见慢性疾病的情况。从图 2-5 中可看出，高血压和心脏病是这些疾病中比例最高的，尤其是在轻度认知症老年人中。而癌症在所有认知症等级中的比例都相对较低。此外，随着认知症的严重程度增加，患高血压、糖尿病和心脏病的比例都有所下降，这可能因为随着认知症病情加重，其对疾病的主诉减少，从而获得的就诊机会减少。

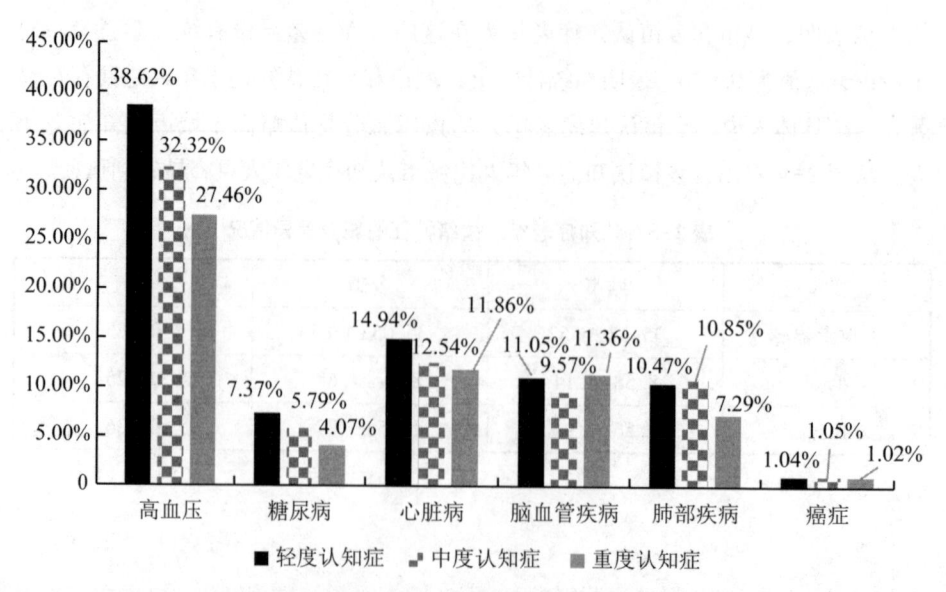

图 2-5 认知症老年人患有常见慢性疾病情况

图 2-6 中的数据显示，在高血压和糖尿病方面，城市认知症老年人的患病率明显高于乡镇认知症老年人。对于心脏病、脑血管疾病和肺部疾病，城市认知症老年人的患病率也显著高于乡镇认知症老年人。在癌症方面，城市认知症老年人的患病率较乡镇认知症老年人稍高。总体来看，在这些疾病中，城市认知症老年人的患病率普遍高于乡镇认知症老年人，这可能与生活方式、医疗条件和环境等因素有关。

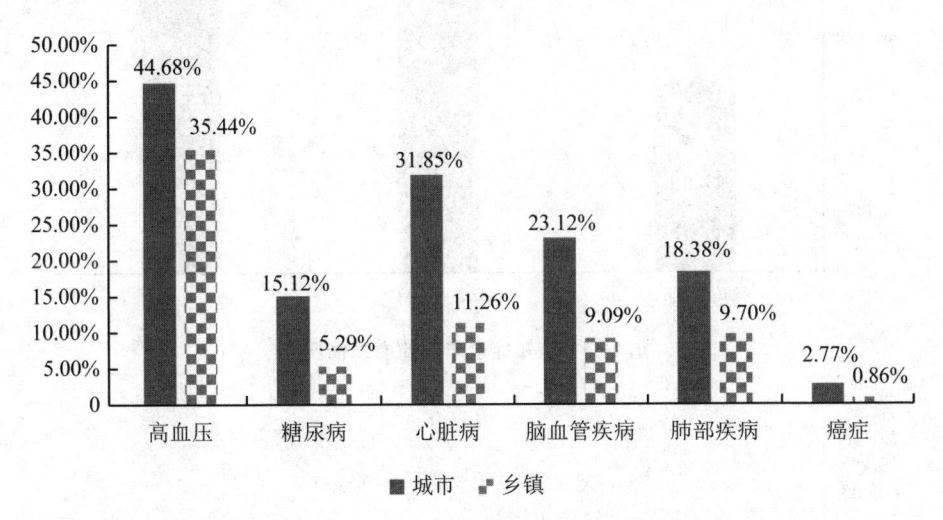

图 2-6　认知症老年人常见慢性疾病的城乡差异情况

图 2-7 中的数据表明，虚弱的比例随着认知症等级的升高而显著增加，从轻度的 33.28% 增加到重度的 68.47%。这强调了随着认知症病程的发展，患者身体状况逐渐恶化。

图 2-8 中的数据反映，城市的认知症老年人虚弱比例显著高于乡镇的认知症老年人。这一发现可能需要更深入的分析来理解其背后的原因，这反映了城市居民中可能存在较高的健康风险或者与生活条件、医疗资源的可获得性或其他健康行为有关。

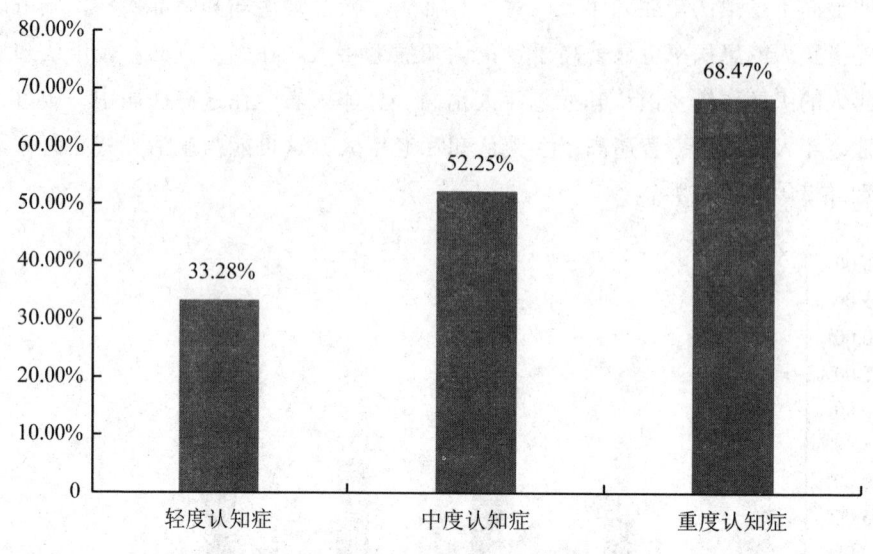

图 2-7 认知症老年人的虚弱情况

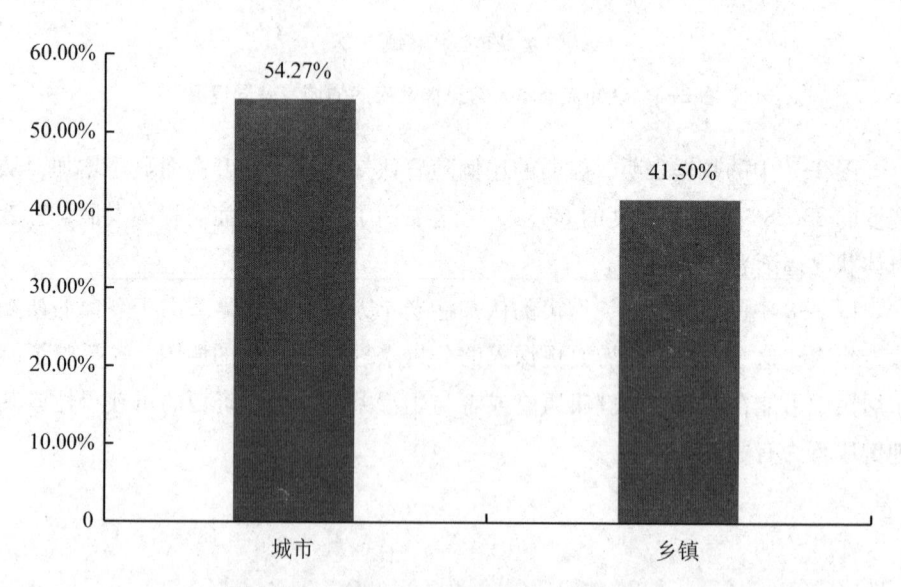

图 2-8 认知症老年人虚弱的城乡差异情况

第二节 认知症与虚弱、抑郁、社会关系的关联性

一、研究假设

虚弱是一种复杂的与年龄相关的临床状况，其特征是多个器官系统的生理储备和功能下降。① 根据研究地区和筛查方法的不同，其患病率范围从5%扩展到58%。② 流行病学和临床研究揭示，虚弱是认知症的风险因素。③ Fried等人提出的"虚弱表型方法"认为，虚弱导致不良健康结果，包括残疾、抑郁、认知症和过早死亡。④ 研究显示虚弱与认知症之间通过共同的潜在机制（包括血管和激素变化、营养和维生素缺乏，特别是维生素D和B12，以及炎症）存在明确的关联。⑤ 然而，很少有研究关注虚弱引起认知症的心理途径。

抑郁是老年人中最常见的心理障碍之一，研究显示其与虚弱有强烈的关联。例如，一项Meta分析发现虚弱是抑郁症状发展和持续的风险因素。⑥ 由于身体功能差、消化系统或免疫系统的变化、社会活动有限和社会支持较少，虚弱的

---

① CLEGG A, YOUNG J, ILIFFE S, et al. Frailty in Elderly People [J]. Lancet, 2013, 381 (9868): 752-762.
② STERNBERG S A, SCHWARTZ A W, KARUNANANTHAN S, et al. The Identification of Frailty: A Systematic Literature Review [J]. J Am Geriatr Soc, 2011, 59 (11): 2129-2138.
③ CHEN S, HONDA T, NARAZAKI K, et al. Physical Frailty Is Associated with Longitudinal Decline in Global Cognitive Function in Non-Demented Older Adults: A Prospective Study [J]. J Nutr Health Aging, 2018, 22 (1): 82-88.
④ FRIED L P, TANGEN C M, WALSTON J, et al. Frailty in Older Adults: Evidence for a Phenotype [J]. J Gerontol A Biol Sci Med Sci, 2001, 56 (3): M146-M156.
⑤ SARGENT L, NALLS M, STARKWEATHER A, et al. Shared Biological Pathways for Frailty and Cognitive Impairment: A Systematic Review [J]. Ageing Res Rev, 2018 (47): 149-158.
⑥ BUIGUES C, PADILLA-SANCHEZ C, GARRIDO J F, et al. The Relationship between Depression and Frailty Syndrome: A Systematic Review [J]. Aging Ment Health, 2015, 19 (9): 762-772.

老年人更可能患上抑郁症。① 一旦负面情绪被压力激活,它们会影响大脑的信息处理,导致注意力、处理和记忆的衰减。② 因此,抑郁不仅可能与身体虚弱有关,还可能与认知症有关。迄今为止,一些研究发现,患有抑郁症的人认知衰退的风险很高。③ 一项研究还表明,即使在情感缓解期,与抑郁症相关的认知症也可能是长期的。④ 抑郁与认知衰退之间的一个主要机制是免疫炎症过程。⑤ 值得注意的是,虚弱发生的机制也是促进神经退行性变化的机制,包括慢性炎症和氧化应激。⑥ 鉴于它们的病理生理机制重叠,以及虚弱与认知症、虚弱与抑郁、抑郁与认知症之间的强相关性,本研究认为抑郁可能是解释虚弱与认知症相关性的心理途径之一。尽管有一项研究发现心理困扰(主要是抑郁和焦虑)是虚弱与认知症之间的中介因素,⑦ 但并未对抑郁在虚弱与认知症之间起到中介作用的假设进行实证检验。

社会关系指个体与其社会环境之间的联系。⑧ 主要效应模型提出,无论个体是否处于高压力水平或低压力水平,社会关系可以被视为维持或增强心理健康

---

① FENG L, NYUNT M S, FENG L, et al. Frailty Predicts New and Persistent Depressive Symptoms among Community-dwelling Older Adults: Findings from Singapore Longitudinal Aging Study [J]. J Am Med Dir Assoc, 2014, 15 (1): 76.
② DISNER S G, BEEVERS C G, HAIGH E A, et al. Neural Mechanisms of the Cognitive Model of Depression [J]. Nat Rev Neurosci, 2011, 12 (8): 467–477.
③ MEHTA K, THANDAVAN S P, MOHEBBI M, et al. Depression and Bone Loss as Risk Factors for Cognitive Decline: A Systematic Review and Meta-analysis [J]. Ageing Res Rev, 2022 (76): 101575.
④ BORTOLATO B, MISKOWIAK K W, KOHLER C A, et al. Cognitive Remission: A Novel Objective for the Treatment of Major Depression? [J]. BMC Med, 2016 (14): 9.
⑤ HAYLEY S, HAKIM A M, ALBERT P R. Depression, Dementia and Immune Dysregulation [J]. Brain, 2021, 144 (3): 746–760.
⑥ SARGENT L, NALLS M, STARKWEATHER A, et al. Shared Biological Pathways for Frailty and Cognitive Impairment: A Systematic Review [J]. Ageing Res Rev, 2018 (47): 149–158.
⑦ JING Z, LI J, WANG Y, et al. The Mediating Effect of Psychological Distress on Cognitive Function and Physical Frailty among the Elderly: Evidence from Rural Shandong, China [J]. J Affect Disord, 2020 (268): 88–94.
⑧ KUIPER J S, ZUIDERSMA M, ZUIDEMA S U, et al. Social Relationships and Cognitive Decline: A Systematic Review and Meta-analysis of Longitudinal Cohort Studies [J]. Int J Epidemiol, 2016, 45 (4): 1169–1206.

和认知功能的重要因素。①② Kelly 等人提出了一个框架,将社会关系分解为三个领域,即社会活动、社会网络和社会支持。③ 社会活动常被视为认知储备的代理或衡量标准。认知储备可以通过补偿或应对大脑病理以及其他途径延迟认知症的发作。④ 社会控制假说认为,与自己社会网络中的其他人互动可能会影响认知结果,因为密切的社会联系更可能促使健康行为。⑤ 社会支持可能通过其对压力的缓冲效应影响认知结果。⑥ 基于上述理论,社会活动、社会网络和社会支持的数量和质量的不同可能会产生不同的效果。因而在研究社会关系的作用时有必要区分这三个维度。

有几项纵向研究证据表明,低水平的社会活动、社会网络和社会支持与认知下降有关。⑦ 一项研究检查了社会支持的水平,并发现虚弱和认知症老年人报告的支持水平低于健康老年人的匹配组。⑧ 此外,有专家认为,多样化的社会活动与虚弱风险降低有关。⑨ 这与另一个发现一致,即随着时间的推移,社会孤立

---

① HOLT-LUNSTAD J, SMITH T B, LAYTON J B. Social Relationships and Mortality Risk: A Meta-analytic Review [J]. PLoS Med, 2010, 7 (7): e1000316.
② CALDERON-LARRANAGA A, VETRANO D L, FERRUCCI L, et al. Multimorbidity and Functional Impairment-bidirectional Interplay, Synergistic Effects and Common Pathways [J]. J Intern Med, 2019, 285 (3): 255-271.
③ KELLY M E, DUFF H, KELLY S, et al. The Impact of Social Activities, Social Networks, Social Support and Social Relationships on the Cognitive Functioning of Healthy Older Adults: A Systematic Review [J]. Syst Rev, 2017, 6 (1): 259.
④ PETTIGREW C, SOLDAN A. Defining Cognitive Reserve and Implications for Cognitive Aging [J]. Curr Neurol Neurosci Rep, 2019, 19 (1): 1.
⑤ UMBERSON D. Family Status and Health Behaviors: Social Control as a Dimension of Social Integration [J]. J Health Soc Behav, 1987, 28 (3): 306-319.
⑥ COHEN S, WILLS T A. Stress, Social Support, and the Buffering Hypothesis [J]. Psychol Bull, 1985, 98 (2): 310-357.
⑦ YU B, STEPTOE A, CHEN Y, et al. Social Isolation, Rather than Loneliness, is Associated with Cognitive Decline in Older Adults: The China Health and Retirement Longitudinal Study [J]. Psychol Med, 2021, 51 (14): 2414-2421.
⑧ MALEK R N, SHAHAR S, RAJAB N F, et al. Cognitive Frailty among Malaysian Older Adults: Baseline Findings from the LRGS TUA Cohort Study [J]. Clin Interv Aging, 2019 (14): 1343-1352.
⑨ XIE B Q, MA C J. Effect of Social Participation on the Development of Physical Frailty: Do Type, Frequency and Diversity Matter? [J]. Maturitas, 2021 (151): 48-54.

预测了更高的虚弱指数水平。① 值得注意的是，有证据表明社会孤立可能在虚弱到不良结果的途径中具有潜在的调节作用。② 因此，促进良好的社会关系可能是减少老年人虚弱与认知症之间关联的一种方式。意大利的一项横断面研究发现了心理社会因素，包括抑郁症状、社会孤立和虚弱状态之间的显著交互作用。③ 目前，很少有研究明确积极的社会关系是否负向地调节虚弱与认知症、抑郁症状与认知症之间的关系，以及社会关系的各个组成部分是否发挥相同的作用。

因此，本研究的目的首先是测试抑郁是否会中介虚弱与认知功能之间的关系。此外，研究还旨在测试社会关系（包括其各个组成部分）在虚弱与认知功能之间的直接和间接关系中的调节作用。基于文献综述，本研究提出以下假设。

假设1：抑郁将中介虚弱与认知功能之间的关系。

假设2：社会关系将调节虚弱与认知功能之间的直接和间接关系，以抑郁作为中介。

假设3：社会活动、社会网络和社会支持将通过抑郁，调节虚弱与认知功能之间的直接和间接关系。

二、研究方法

（一）样本

为了反映国内老年人社会关系的最新状态，本研究纳入了2017/2018年调查波中年龄在65岁及以上的CLHLS参与者。2017/2018年调查波共包括15 874名参与者。研究排除了那些没有MMSE得分和虚弱、抑郁数据或缺少社会关系数据的参与者。如果样本的相关协变量有缺失值，也将被删除。本次分析了7275名参与者的数据。

---

① MALTBY J, HUNT S A, OHINATA A, et al. Frailty and Social Isolation: Comparing the Relationship between Frailty and Unidimensional and Multifactorial Models of Social Isolation [J]. J Aging Health, 2020, 32 (10): 1297-1308.

② MEHRABI F, BELAND F. Effects of Social Isolation, Loneliness and Frailty on Health Outcomes and their Possible Mediators and Moderators in Community-dwelling Older Adults: A Scoping Review [J]. Arch Gerontol Geriatr, 2020 (90): 104119.

③ MULASSO A, ROPPOLO M, GIANNOTTA F, et al. Associations of Frailty and Psychosocial Factors with Autonomy in Daily Activities: A Cross-sectional Study in Italian Community-dwelling Older Adults [J]. Clin Interv Aging, 2016 (11): 37-45.

（二）认知症

本研究使用修订后的中文版 MMSE 测量认知功能，该工具在之前的研究中已得到广泛验证。[1] 它包括 24 个与方向、注册、注意、计算、回忆和语言相关的项目，总分从 0 到 30 分。较低的分数意味着较差的认知功能。根据以往研究，如果 MMSE 分数低于 24 分，则识别为认知症。整个量表的 Cronbach's alpha 为 0.91，表明内部一致性良好。

（三）虚弱的定义

虚弱依据骨质疏松症研究（SOF）指数定义，该指数在老年人中具有良好的生物学年龄预测能力。[2] 以下三个组成部分中的两个或两个以上存在时被认为存在虚弱情况：（1）体重减轻；（2）肌肉力量低下；（3）功能水平降低。[3]

（四）抑郁症状的评估

抑郁通过 10 项流行病学研究中心抑郁（CES-D）量表评估。每个项目评分如下：0＝很少或没有（每周少于 1 天）；1＝有时或少量时间（每周 1~2 天）；2＝偶尔或中等数量时间（每周 3~4 天）；3＝一直（每周 5~7 天）。使用该量表逆向评价两个积极情绪或行为的出现。将 10 个项目的得分相加，得到总分范围为 0~30 分，分数越高表明抑郁症状越严重。CES-D 得分≥10 的个体被视为有抑郁症状。[4]

（五）社会关系的评估

社会关系的得分范围为 0~13 分，是社会关系三个子领域即社会活动、社会网络和社会支持得分的总和。根据 Berkman 等人提出的框架，社会活动指参与

---

[1] ZHANG Q L, WU Y L, HAN T K, et al. Changes in Cognitive Function and Risk Factors for Cognitive Impairment of the Elderly in China: 2005-2014 [J]. Int J Environ Res Public Health, 2019, 16 (16): 2847.

[2] LIU L, CHEN C, LO K, et al. Serum 25-hydroxyvitamin D, Frailty, and Mortality among the Chinese Oldest Old: Results from the CLHLS Study [J]. Nutr Metab Cardiovasc Dis, 2021, 31 (9): 2707-2715.

[3] LUCIANI A, DOTTORINI L, BATTISTI N, et al. Screening Elderly Cancer Patients for Disabilities: Evaluation of Study of Osteoporotic Fractures (SOF) Index and Comprehensive Geriatric Assessment (CGA) [J]. Ann Oncol, 2013, 24 (2): 469-474.

[4] GABRIEL A, ZARE H, JONES W, et al. Evaluating Depressive Symptoms among Low-Socioeconomic-Status African American Women Aged 40 to 75 Years with Uncontrolled Hypertension: A Secondary Analysis of a Randomized Clinical Trial [J]. JAMA Psychiatry, 2021, 78 (4): 426-432.

由引导者带领的小组讨论、实地考察和参加社会团体。① 在当前研究中，社会活动包括打牌/麻将、参与组织的社会活动，得分范围为 0~3 分。② 社会网络被定义为围绕一个人的社会关系网，包括当前的婚姻状况、居住安排、子女和经常拜访的兄弟姐妹的数量。③ 婚姻状况分为已婚或单身（包括离婚、分居或丧偶的个体）；居住安排分为独居、与家庭成员/在机构中居住。社会网络的得分范围为 0~4 分。社会支持指个人对社会网络中他人提供帮助或支持的可用性感知。在本研究中，社会支持通过以下情况下收集：（1）当他/她遇到问题/困难时；（2）当他/她需要分享一些想法时；（3）当他/她希望在日常生活中频繁交谈时；（4）当他/她生病时；（5）当他/她需要儿子的经济支持时，即过去一年中从儿子那里收到的金钱支持的数量；（6）当他/她需要女儿的经济支持时。社会支持的得分范围为 0~6 分。

（六）协变量

如之前的研究所述，④ 通过访谈收集的信息包括社会人口学特征、行为特征和与健康相关的协变量。社会人口学变量包括年龄、性别（0=男性，1=女性）、居住地（0=城市/镇，1=农村）、受教育水平（0=教育年限少于 1 年，1=教育年限超过 1 年）、退休前的主要职业（0=非专业工作，1=专业工作）和与当地居民相比的经济状况（0=贫困，1=普通，2=富裕）。行为特征包括最近的饮酒情况（0=否，1=是）、吸烟情况（0=否，1=是）和体育锻炼（0=否，1=是）。健康状况指标包括 BMI（连续变量）、ADLs（分类变量，范围：0~6）和自报的慢性病。BMI 通过体重（千克）除以身高的平方（米）计算。ADLs 使用 ADL 量表测量，包括六项活动：穿衣、进食、如厕、洗澡、进行室内活动和控制排便。ADL 限制被编码为二元变量（0=独立，1=一个或多个 ADL 限制）。自我报

---

① BERKMAN L F, GLASS T, BRISSETTE I, et al. From Social Integration to Health：Durkheim in the New Millennium [J]. Soc Sci Med, 2000, 51 (6)：843-857.
② FAN Z L, LV X Z, TU L H, et al. Reduced Social Activities and Networks, but not Social Support, are Associated with Cognitive Decline among Older Chinese Adults：A Prospective Study [J]. Soc Sci Med, 2021 (289)：114423.
③ KELLY M E, DUFF H, KELLY S, et al. The Impact of Social Activities, Social Networks, Social Support and Social Relationships on the Cognitive Functioning of Healthy Older Adults：A Systematic Review [J]. Syst Rev, 2017, 6 (1)：259.
④ ZHONG B L, CHEN S L, CONWELL Y. Effects of Transient Versus Chronic Loneliness on Cognitive Function in Older Adults：Findings from the Chinese Longitudinal Healthy Longevity Survey [J]. Am J Geriatr Psychiatry, 2016, 24 (5)：389-398.

告的慢性病包括高血压、糖尿病、心脏病、脑血管疾病、肺部疾病和癌症，将慢性病的总数纳入分析中。

（七）统计分析

使用独立 t 检验对与认知状态相关的社会人口统计和健康数据等连续变量进行测量，使用卡方检验进行分类变量的测量。连续变量以平均值和标准差表示，分类变量以百分比表示。进行相关性分析以检查认知功能、虚弱、抑郁和社会关系之间的关联。使用 SPSS 软件中的 PROCESS 宏分析中介和调节中介模型。研究利用了模型 4（简单中介模型）、模型 59（一个变量调节直接和间接路径）和模型 76（两个变量调节直接和间接路径）的路径分析框架。首先，使用模型 4 测试虚弱与认知功能之间的关系是否通过抑郁得到中介。其次，使用模型 59 检验调节中介效应，即社会关系是否调节了虚弱对认知功能的直接（路径 c′：虚弱—认知功能）和间接（路径 a：虚弱—抑郁、路径 b：抑郁—认知功能）效应。最后，使用模型 76 检验调节中介效应，即社会关系的组成部分是否调节了虚弱对认知功能的直接和间接效应。中介模型控制了协变量（年龄、性别、BMI、婚姻状况、居住地、居住安排、教育水平、工作状况、自我报告的经济状况、饮酒、吸烟、体育锻炼、ADL 分数、慢性疾病数量）。除了婚姻状况和居住安排，所有上述提到的控制变量都包含在中介调节模型中。

三、研究结果

（一）参与者特征

在被纳入分析的 7275 名参与者中（男性 3456 名，女性 3819 名），1549 名（21.3%）患有认知症，研究中男性和女性分别占总数的 14.5% 和 27.4%。如表 2-6 所示，有认知症的参与者倾向于年龄较大、女性、离婚/丧偶/单身、教育水平较低、体育锻炼较少、居住在城镇或乡村、从事非专业工作和相对贫困的经济状况（$p<0.001$）。此外，有认知症的人 BMI 较低、ADL 较高、社会关系较差（尤其是社会活动较少和社会网络较差），以及抑郁和虚弱水平较高（$p<0.001$）。

表 2-6　按认知状态分层的研究参与者的特征

变量	总人口 （n=7275）	认知正常 （n=5726）	认知症 （n=1549）	P-Value
年龄	82.60±11.21	79.98±10.17	92.28±9.46	<0.001

续表

变量	总人口 (n=7275)	认知正常 (n=5726)	认知症 (n=1549)	P-Value
性别				<0.001
男性（%）	3456（47.5）	2955（51.6）	501（32.3）	
女性（%）	3819（52.5）	2771（48.4）	1048（67.7）	
体重指数（kg/m²）	22.79±4.32	23.12±4.26	21.54±4.32	<0.001
婚姻（%）				<0.001
已婚	3590（49.3）	3246（56.7）	344（22.2）	
离婚/丧偶/单身	3685（50.7）	2480（43.3）	1205（77.8）	
教育水平（%）				<0.001
文盲	3004（41.3）	1864（32.6）	1140（73.6）	
非文盲	4271（58.7）	3862（67.4）	409（26.4）	
居住地（%）				<0.001
城市	1920（26.4）	1632（28.5）	288（18.6）	
乡镇	5355（73.6）	4094（71.5）	1261（81.4）	
居住情况				0.613
独居	1175（16.2）	918（16.0）	257（16.6）	
家里/机构	6100（83.8）	4808（84.0）	1292（83.4）	
工作（%）				<0.001
非正式工作	6305（86.7）	4828（84.3）	1477（95.4）	
正式工作	970（13.3）	898（15.7）	72（4.6）	
自评经济状况（%）				<0.001
贫穷	680（9.3）	481（8.4）	199（12.8）	
一般	5106（70.2）	3991（69.7）	1115（72.0）	
富裕	1489（20.5）	1254（21.9）	235（15.2）	
吸烟（%）	1194（16.4）	1018（17.8）	176（11.4）	<0.001
饮酒（%）	1173（16.1）	1006（17.6）	167（10.8）	<0.001
运动（%）	2697（37.1）	2377（41.5）	320（20.7）	<0.001
日常活动				<0.001
独立	6079（83.6）	5170（90.3）	909（58.7）	

续表

变量	总人口 (n=7275)	认知正常 (n=5726)	认知症 (n=1549)	P-Value
非独立	1196 (16.4)	556 (9.7)	640 (41.3)	
慢性疾病	1.00±0.01	0.96±0.24	1.02±0.01	0.377
虚弱（%）	1228 (16.9)	584 (10.2)	644 (41.6)	<0.001
抑郁（%）	1831 (25.2)	1271 (22.2)	560 (36.2)	<0.001
抑郁得分	7.15±4.39	6.76±4.22	8.57±4.71	<0.001
认知功能得分	25.90±5.50	28.28±1.80	17.11±5.65	<0.001
社会关系	8.29±1.72	8.52±1.70	7.47±1.50	<0.001
社会活动	0.52±0.77	0.62±0.82	0.17±0.43	<0.001
社会网络	2.72±0.99	2.84±0.99	2.27±0.85	<0.001
社会支持	5.05±0.95	5.06±0.94	5.03±1.01	0.306

（二）虚弱、抑郁、社会关系和认知功能的相关性

表2-7显示的所有变量的双变量相关性表明，虚弱、抑郁、社会关系与认知功能之间存在显著相关性。这些结果证明了进一步分析调节中介的合理性。在社会关系的个别组成部分中，社会活动和社会网络显示出类似的相关性，但社会支持与虚弱（r=0.005，$p>0.05$）或认知功能（r=0.021，$p>0.05$）之间没有相关性。

表2-7 主要变量的相关性

变量	1	2	3	4	5	6	7
1. 虚弱	—						
2. 认知功能	-0.353**	—					
3. 抑郁	0.201**	-0.207**	—				
4. 社会关系	-0.197**	0.294**	-0.175**	—			
5. 社会活动	-0.203**	0.275**	-0.146**	0.547**	—		
6. 社会网络	-0.193**	0.272**	-0.158**	0.716**	0.183**	—	
7. 社会支持	0.005	0.021	-0.030	0.603**	-0.021	0.094**	—

注：**为$P<0.001$。

（三）抑郁在虚弱与认知功能关系中的中介效应

如表2-8所示，使用模型4进行的简单中介模型测试结果表明，虚弱与抑郁有关［B=0.363，95% CI：（0.293，0.432）］。抑郁与认知功能呈负相关［B=-0.474，95% CI：（-0.581，-0.368）］。虚弱和认知功能的联系也很显著［B=-1.630，95% CI：（-1.954，-1.306）］。研究结果还揭示了虚弱通过抑郁对认知功能的显著间接影响［B=-0.172；95% CI：（-0.227，-0.122）］。间接效应占总效应的9.54%，表明抑郁在虚弱和认知功能的关联中仅起部分中介作用。

表2-8 抑郁的中介效应检验

变量	Path	B	SE	LLCI	ULCI
总效应	虚弱—认知功能	-1.802	0.165	-2.125	-1.478
直接效应	虚弱—抑郁	0.363	0.036	0.293	0.432
	抑郁—认知功能	-0.474	0.054	-0.581	-0.368
	虚弱—认知功能	-1.630	0.165	-1.954	-1.306
间接效应	虚弱—抑郁—认知功能	-0.172	0.027	-0.227	-0.122

（四）虚弱对认知功能的调节中介效应

如表2-9所示，调节中介模型测试的结果表明虚弱与社会关系的相互作用对抑郁的影响不显著（B=0.063，p=0.057）。然而，抑郁与社会关系的相互作用对认知功能的影响显著（B=0.138，p=0.003），以及虚弱与社会关系的相互作用对认知功能的影响也显著（B=0.682，p<0.001）。因此，假设模型中路径a的社会关系的调节效应被删除，使用模型15检测了修改后的模型。如表2-10所示，社会关系通过路径b和路径c′调节了虚弱对认知功能的影响。

表2-9 通过抑郁和社会关系检验虚弱对认知功能的调节中介效应

变量	抑郁					认知功能				
	B	SE	P-value	LLCI	ULCI	B	SE	P-value	LLCI	ULCI
虚弱（X）	0.363	0.036	<0.001	0.293	0.432	-1.383	0.172	<0.001	-1.720	-1.046
抑郁（M）	—	—	—	—	—	-0.429	0.055	<0.001	-0.536	-0.322
社会关系（W）	-0.115	0.014	<0.001	-0.143	-0.087	0.322	0.067	<0.001	0.191	0.452

续表

变量	抑郁					认知功能				
	B	SE	P-value	LLCI	ULCI	B	SE	P-value	LLCI	ULCI
X*W	0.063	0.033	0.057	-0.002	0.127	0.682	0.155	<0.001	0.378	0.987
M*W	—	—	—	—	—	0.138	0.047	0.003	0.047	0.230

表 2–10　抑郁和社会关系的中介调节效应检验

变量	抑郁					认知功能				
	B	SE	P-value	LLCI	ULCI	B	SE	P-value	LLCI	ULCI
虚弱（X）	0.388	0.035	<0.001	0.321	0.456	-1.909	0.171	<0.001	-2.243	-1.574
抑郁（M）	—	—	—	—	—	-0.447	0.055	<0.001	-0.556	-0.339
社会关系（W）	—	—	—	—	—	0.227	0.059	<0.001	0.110	0.343
X*W	—	—	—	—	—	0.870	0.157	<0.001	0.562	1.178
M*W	—	—	—	—	—	0.137	0.047	0.004	0.045	0.230

如表 2–11 所示，研究使用模型 76 评估效应是否同时被社会活动和社会网络调节，揭示了社会活动通过路径 a（虚弱*社会活动：B=0.126，p=0.003）、路径 b（抑郁*社会活动：B=0.182，p=0.001）和路径 c′（虚弱*社会活动：B=1.046，p<0.001）调节了虚弱对认知功能的影响。社会网络通过路径 a（虚弱*社会网络：B=1.046，p=0.047）、路径 b（抑郁*社会网络：B=0.120，p=0.020）和路径 c′（虚弱*社会网络：B=0.539，p=0.001）调节了虚弱对认知功能的影响。另外，如表 2–12 所示，研究使用模型 59 测试社会支持是否调节了虚弱对认知功能的直接和间接路径，但结果显示社会支持只调节了直接路径（虚弱*社会支持：B=0.319，p=0.025）。

表 2–11　通过抑郁、社会活动和社会网络检验虚弱对认知功能的调节中介效应

变量	抑郁					认知功能				
	B	SE	P-value	LLCI	ULCI	B	SE	P-value	LLCI	ULCI
虚弱（X）	0.449	0.039	<0.001	0.373	0.525	-1.609	0.184	<0.001	-1.969	-1.249
抑郁（M）	—	—	—	—	—	-0.469	0.055	<0.001	-0.577	-0.361

续表

变量	抑郁					认知功能				
	B	SE	P-value	LLCI	ULCI	B	SE	P-value	LLCI	ULCI
社会活动（W）	-0.062	0.013	<0.001	-0.087	-0.038	0.221	0.060	<0.001	0.104	0.337
社会网络（Z）	-0.123	0.013	<0.001	-0.149	-0.098	0.030	0.061	0.624	-0.090	0.150
X∗W	0.126	0.043	0.003	0.042	0.209	1.046	0.204	<0.001	0.648	1.445
X∗Z	1.046	0.033	0.047	0.001	0.131	0.539	0.159	0.001	0.227	0.852
M∗W	—	—	—	—	—	0.182	0.054	0.001	0.077	0.287
M∗Z	—	—	—	—	—	0.120	0.051	0.020	0.019	0.221

表 2-12　通过抑郁和社会支持检验虚弱对认知功能的调节中介效应

变量	抑郁					认知功能				
	B	SE	P-value	LLCI	ULCI	B	SE	P-value	LLCI	ULCI
虚弱（X）	2.517	0.685	<0.001	1.175	3.859	-3.855	0.742	<0.001	-5.308	-2.401
抑郁（M）	—	—	—	—	—	-0.106	0.056	0.060	-0.216	0.005
社会支持（W）	-0.185	0.056	0.001	-0.294	-0.076	0.214	0.097	0.027	0.024	0.405
X∗W	-0.160	0.132	0.223	-0.418	0.098	0.319	0.143	0.025	0.040	0.599
M∗W	—	—	—	—	—	-0.001	0.011	0.937	-0.023	0.021

表 2-13 的结果显示，任何水平的社会关系都能负面调节虚弱与认知功能的关系。社会活动和社会网络发挥了类似的作用（见表 2-14）。此外，简单斜率分析揭示，无论社会关系低于一个标准差（$\beta=-2.778$, $p<0.001$），还是高于一个标准差（$\beta=-1.039$, $p<0.001$），虚弱的参与者的认知功能都比非虚弱的参与者低。无论社会关系低于一个标准差（$\beta=-0.585$, $p<0.001$），还是高于一个标准差（$\beta=-0.310$, $p<0.001$），随着抑郁分数的增加，认知功能分数显著下降。

表 2-13　虚弱对认知功能的条件性间接影响

社会关系	B	SE	LLCI	ULCI
-1-SD	-0.227	0.038	-0.308	-0.157

续表

社会关系	B	SE	LLCI	ULCI
Mean	−0.174	0.027	−0.230	−0.124
−1+SD	−0.120	0.028	−0.178	−0.068

表 2-14 虚弱在不同社会活动和社会网络水平上对认知功能的条件性间接影响

社会活动	社会网络	B	SE	LLCI	ULCI
−1−SD	−1−SD	−0.179	0.038	−0.261	−0.111
−1−SD	Mean	−0.182	0.032	−0.246	−0.123
−1−SD	−1+SD	−0.168	0.041	−0.254	−0.093
Mean	−1−SD	−0.203	0.039	−0.283	−0.132
Mean	Mean	−0.187	0.030	−0.249	−0.132
Mean	−1+SD	−0.155	0.038	−0.233	−0.085
−1+SD	−1−SD	−0.203	0.052	−0.310	−0.109
−1+SD	Mean	−0.159	0.040	−0.241	−0.088
−1+SD	−1+SD	−0.098	0.045	−0.193	−0.015

四、讨论

研究结果表明，抑郁在虚弱与认知功能的关联中起到部分中介作用。此外，任何水平的社会关系都能负面调节虚弱与认知功能的关系。实际上，当社会关系水平更高时，负面调节虚弱与认知功能关系的能力更大。另外，社会活动和社会网络调节了虚弱到认知功能的直接和间接路径，但社会支持只调节了直接路径。

在这项研究中，认知症的患病率为20.5%，与之前报告的老年人认知症患病率（22.4%）一致。[1] 与已报道的研究一致，[2] 我们的研究显示，可能导致认知症的因素包括女性、高龄、无配偶、教育水平较低、收入较少、体力活动较

---

[1] JING Z Y, LI J, WANG Y, et al. The Mediating Effect of Psychological Distress on Cognitive Function and Physical Frailty among the Elderly: Evidence from Rural Shandong, China [J]. J Affect Disord, 2020 (268): 88-94.

[2] ZHANG Q L, WU Y L, HAN T K, et al. Changes in Cognitive Function and Risk Factors for Cognitive Impairment of the Elderly in China: 2005-2014 [J]. Int J Environ Res Public Health, 2019, 16 (16): 2847.

少、日常生活活动限制、社会关系差和抑郁症状。此外，虚弱的人患病率为16.9%，与另一份报告相似，该报告显示低教育水平、ADL和抑郁症状是与虚弱相关的独立因素。一些风险因素的相互联系可能反映了虚弱与认知功能联系的机制，特别是抑郁在其中的作用引起了我们的关注。

在虚弱、抑郁、社会关系和认知功能这四个变量中，任何两组变量都相关。尽管没有研究同时调查这四个变量之间的复杂关系，但一些研究已单独地报告了变量之间的相关性。① 值得注意的是，在社会关系的个别组成部分中，有研究发现社会支持与虚弱和认知功能没有显著相关性，这与我国的一项研究一致。② 原因可能是大多数参与者受到儒家文化影响，认为家庭支持是理所当然的。

关于第一个研究假设，研究发现虚弱与认知功能的关系通过抑郁中介。在中国进行的另一项研究报告了类似的发现，并揭示了心理困扰（由抑郁和焦虑的结合定义）在认知功能和虚弱中发挥了部分中介作用。这种中介关系可以从两个方面解释。一方面，虚弱通过情绪困扰（无价值感或绝望感）以及减少的体力活动和社会接触导致抑郁。③ 此外，抑郁通过减少思维空间、心理灵活性、记忆整合和检索能力影响认知功能。④ 另一方面，虚弱、抑郁和认知功能在病理生理机制上有重叠区域，对相同的压力因素具有共同的易感性，并形成正反馈循环，最终导致三者之间的相关性。⑤

关于第二个研究假设，研究发现虚弱对认知功能有直接正效应，即虚弱程度越高，认知损伤的程度越高。此外，虚弱通过抑郁作为中介和社会关系作为

---

① CHU W, CHANG S F, HO H Y, et al. The Relationship between Depression and Frailty in Community-Dwelling Older People: A Systematic Review and Meta-Analysis of 84,351 Older Adults [J]. J Nurs Scholarsh, 2019, 51 (5): 547-559.

② CHEN L Y, FANG T J, LIN Y C, et al. Exploring the Mediating Effects of Cognitive Function, Social Support, Activities of Daily Living and Depression in the Relationship between Age and Frailty among Community-Dwelling Elderly [J]. Int J Environ Res Public Health, 2021, 18 (23): 12543.

③ MAYERL H, STOLZ E, FREIDL W. Frailty and Depression: Reciprocal Influences or Common Causes? [J]. Soc Sci Med, 2020 (263): 113273.

④ YATAWARA C, LIM L, CHANDER R, et al. Depressive Symptoms Influence Global Cognitive Impairment Indirectly by Reducing Memory and Executive Function in Patients with Mild Cognitive Impairment [J]. J Neurol Neurosurg Psychiatry, 2016, 87 (12): 1375-1383.

⑤ MAYERL H, STOLZ E, FREIDL W. Frailty and Depression: Reciprocal Influences or Common Causes? [J]. Soc Sci Med, 2020 (263): 113273.

调节因素，对认知功能有间接正效应。这些发现表明，对那些社会关系较差的人来说，虚弱通过抑郁相关路径增加认知症风险的可能性更为明显。较差的社会关系显著增强了抑郁在虚弱和认知功能之间的中介效应。越来越多的证据表明，社会因素是影响未来认知功能发展的重要因素。[1] 例如，Mehrabi 等人建议，社会孤立可能在虚弱到不良结果的途径中扮演潜在的调节角色。[2] 然而，关于社会关系作为虚弱与认知功能或抑郁与认知功能关系的调节因素的研究仍然不足。最近的一项研究表明，社会接触在对虚弱与认知功能的关系中发挥部分中介作用。[3] 尽管这项研究没有验证社会接触的调节效应，但其发现与我们类似，并强调了社会接触在虚弱与认知功能关系中的重要作用。最重要的是，虚弱结合较少的社会接触不仅加剧了认知症的风险，而且是老年人晚年死亡率更高的风险因素。[4] 因此，在临床环境中管理虚弱和认知症不应仅限于病理生理学的考虑，还应改善患者的社会关系。

值得注意的是，研究发现在路径 a（虚弱—抑郁）中，社会关系没有发挥调节作用，但除了社会支持，低水平的社会网络和社会活动会强化虚弱与抑郁之间的关系。本研究认为，社会关系的不显著性可能与社会支持的不显著性有关。过度的社会支持可能对老年人产生不良的心理影响，如无能感、低自尊和自控能力差，这些反过来抵消了社会活动和社会网络的积极效果，从而削弱了社会关系在虚弱和抑郁之间的调节作用。[5] 一项研究发现，主观支持而不是客观

---

[1] ELLWOOD A, QUINN C, MOUNTAIN G. Psychological and Social Factors Associated with Coexisting Frailty and Cognitive Impairment: A Systematic Review [J]. Res Aging, 2022, 44 (5-6): 448-464.

[2] MEHRABI F, BELAND F. Effects of Social Isolation, Loneliness and Frailty on Health Outcomes and their Possible Mediators and Moderators in Community-dwelling Older Adults: A Scoping Review [J]. Arch Gerontol Geriatr, 2020 (90): 104119.

[3] LI Q F, ZHANG Q Q, ZHANG S P, et al. Relationship between Frailty and Cognitive Decline in Chinese Older Patients with Alzheimer's Disease: The Mediating Role of Social Contact [J]. Geriatr Nurs, 2022 (43): 175-181.

[4] HOOGENDIJK E O, SMIT A P, VAN DAM C, et al. Frailty Combined with Loneliness or Social Isolation: An Elevated Risk for Mortality in Later Life [J]. J Am Geriatr Soc, 2020, 68 (11): 2587-2593.

[5] FAN Z L, LV X Z, TU L H, et al. Reduced Social Activities and Networks, but not Social Support, are Associated with Cognitive Decline among Older Chinese Adults: A Prospective Study [J]. Soc Sci Med, 2021 (289): 114423.

支持，中介和调节了虚弱与抑郁的关系。① 然而，在我们的研究中，社会支持包括与他人提供的情感帮助或工具支持的感知相关的变量。这需要进一步研究确定社会支持的类型是否以不同程度调节虚弱和抑郁的关系。

此外，这项研究发现，社会关系（包括社会网络和社会活动）可以减轻虚弱对认知功能的负面影响，无论是通过直接路径（路径 c′：虚弱—认知）还是间接路径（路径 b：抑郁—认知）。有几种途径可能解释社会关系的效果。一方面，社会活动是认知储备的代理变量之一。认知储备可以激活和加强各种神经生物学途径，使个体能够更好地补偿由虚弱和抑郁引起的任何潜在大脑变化。② 相反，遭受社会孤立会加速认知症病理的发展，如海马体淀粉样蛋白的沉积。③ 另一方面，如 Foong 等人发现，社会网络调节了体能与认知功能之间的关系，因为拥有较大社会网络的老年人有家人、亲戚和朋友可以倾诉，即使他们虚弱或抑郁，老年人也能受到鼓励应对困难并保持希望。④ 正如其他研究所发现的，尽管社会支持只能通过直接路径减轻虚弱对认知功能的负面影响，社会支持通过为老年人提供帮助和鼓励，发挥预防虚弱和认知症的保护作用，⑤ 因而应该关注家庭代际支持的压力缓解效应。总之，保持积极的社会关系有望缓和虚弱或抑郁对认知功能的影响。我们的研究初步显示，具有正常认知功能和认知障碍的人在打牌、社交、旅行、探访兄弟姐妹、婚姻等方面存在显著差异，这为制定干预措施提供了依据。

这项研究存在一些值得注意的局限性。首先，这项研究基于横断面设计，因此难以完全阐明老年人中虚弱、抑郁、社会关系和认知功能之间的时间顺序。

---

① JIN Y R, SI H X, QIAO X X, et al. Relationship between Frailty and Depression among Community-Dwelling Older Adults：The Mediating and Moderating Role of Social Support [J]. Gerontologist, 2020, 60 (8)：1466-1475.
② HUGHES T F, FLATT J D, FU B, et al. Engagement in Social Activities and Progression from Mild to Severe Cognitive Impairment：The MYHAT Study [J]. Int Psychogeriatr, 2013, 25 (4)：587-595.
③ PETERMAN J L, WHITE J D, CALCAGNO A, et al. Prolonged Isolation Stress Accelerates the Onset of Alzheimer's Disease-related Pathology in 5xFAD Mice Despite Running Wheels and Environmental Enrichment [J]. Behav Brain Res, 2020 (379)：112366.
④ FOONG H F, IBRAHIM R, HAMID T A, et al. Social Networks Moderate the Association between Physical Fitness and Cognitive Function among Community-dwelling Older Adults：A Population-based Study [J]. BMC Geriatr, 2021, 21 (1)：679.
⑤ RIVAN N F M, SHAHAR S, RAJAB N F, et al. Cognitive Frailty among Malaysian Older Adults：Baseline Findings from the LRGS TUA Cohort Study [J]. Clin Interv Aging, 2019 (14)：1343-1352.

由于之前的研究报告称虚弱、抑郁和认知症之间存在可能双向关系,我们无法排除认知症可能通过抑郁导致更高程度虚弱的反向因果关系。实际上,晚年的社会关系性质经常发生变化,患有认知症的人可能更难以维持他们的社会关系。因此,较差的社会关系可能是认知症的后果而非原因。其次,这项研究的主要变量是自我报告的,因此可能受到社会期望和回忆偏差的影响。如果这些自我报告因认知功能不同而有差异,我们的关联测量可能会有偏差。

尽管存在上述局限性,调节中介模型的研究更加清楚地阐明了虚弱与认知症的关联机制,这可能为认知症的早期检测、干预和监测提供机会。此外,本研究结果为虚弱和认知功能的连接途径,特别是心理途径提供了重要证据。它还促使临床和科学研究人员在研究可能导致认知下降的原因和心理因素时考虑社会因素之间的相互作用。

总的来说,研究调查了老年人虚弱、抑郁、社会关系和认知功能之间的复杂关系,并发现抑郁在虚弱与认知功能的关系中起了部分中介作用。社会关系,包括社会活动、社会网络和社会支持,也调节了虚弱与认知功能之间的关联。认知症的政策制定者和护理专业人员应密切关注老年人的心理社会变化,特别是社会活动和社会网络的缩减。

第三节 认知症与社会关系、生活方式的关联性

一、研究假设

社会关系,即个体与其社会环境之间的互动,被认为是可以预防认知下降的一个可修正因素。[①] 根据 Kelly 等人的研究框架,社会关系可被分类为三个主要领域:社会活动或参与、社会网络和社会支持。理论上有充分的证据支持社

---

① KUIPER J S, ZUIDERSMA M, ZUIDEMA S U, et al. Social Relationships and Cognitive Decline: A Systematic Review and Meta-analysis of Longitudinal Cohort Studies [J]. Int J Epidemiol, 2016, 45 (4): 1169-1206.

会关系与认知结果之间存在显著的相关性。① "使用它或失去它"理论及认知储备理论认为，参与认知、社交和体力活动可以刺激大脑，从而有助于建立额外的神经资源或认知策略，以此减缓认知能力的衰退。② 社会控制假设进一步指出，与社会网络中的他人互动可通过鼓励积极和健康的行为，从而影响认知结果。③ 此外，社会支持可能会通过其对压力的缓冲作用间接影响认知功能。④ 许多研究已经报告了社会关系或其各个维度与认知功能之间的关联。⑤ 例如，对纵向队列研究的 Meta 分析发现，较差的社会关系与认知能力下降相关。⑥ 前瞻性研究显示，高水平的社会参与和良好的社会网络降低了认知下降的风险。然而，Kuiper 等人也指出，在调整了抑郁、酒精使用和身体功能等潜在混杂因素后，社会关系与认知下降之间的关联可能不存在或较弱。因此，需要更多研究探讨社会关系对认知下降的具体影响。

互动生物心理社会模型强调双向因果关系和反馈机制，表明社会资源不仅塑造健康状况，健康状况也影响个体与社会世界的互动。⑦ 例如，良好的伴侣关系通过增加社交互动促进认知健康；相反，慢性的婚姻压力则可能对认知功能

---

① KELLY M E, DUFF H, KELLY S, et al. The Impact of Social Activities, Social Networks, Social Support and Social Relationships on the Cognitive Functioning of Healthy Older Adults: A Systematic Review [J]. Syst Rev, 2017, 6 (1): 259.
② FISHER G G, CHAFFEE D S, TETRICK L E, et al. Cognitive Functioning, Aging, and Work: A Review and Recommendations for Research and Practice [J]. J Occup Health Psychol, 2017, 22 (3): 314–336.
③ UMBERSON D. Family Status and Health Behaviors: Social Control as a Dimension of Social Integration [J]. J Health Soc Behav, 1987, 28 (3): 306–319.
④ COHEN S, WILLS T A. Stress, Social Support, and the Buffering Hypothesis [J]. Psychol Bull, 1985, 98 (2): 310–357.
⑤ KUIPER J S, ZUIDERSMA M, VOSHAAR R C O, et al. Social Relationships and Risk of Dementia: A Systematic Review and Meta–analysis of Longitudinal Cohort Studies [J]. Ageing Res Rev, 2015 (22): 39–57.
⑥ KUIPER J S, ZUIDERSMA M, ZUIDEMA S U, et al. Social Relationships and Cognitive Decline: A Systematic Review and Meta–analysis of Longitudinal Cohort Studies [J]. Int J Epidemiol, 2016, 45 (4): 1169–1206.
⑦ LINDAU S T, LAUMANN E O, LEVINSON W, et al. Synthesis of Scientific Disciplines in Pursuit of Health: The Interactive Biopsychosocial Model [J]. Perspect Biol Med, 2003, 46 (3 Suppl): S74–S86.

产生负面影响。① 研究亦显示,认知障碍可能导致人的社会和休闲活动参与度降低。② 值得注意的是,如果经历认知下降的老年人得到更多社会支持,可能有助于减少社会关系急剧下降的风险。这促使我们进一步探索社会关系和认知功能之间是否存在相互的因果关系。尽管当前关于这一双向关系的纵向研究在中国老年人群中尚未被广泛报道,但这一领域具有广阔的前景和重要的研究意义。

社会关系可被视为生活方式的表现,其中包括可能导致健康或不健康结果的行为和规范。③ 社会参与可能与行为变化有关,例如,一项在英国进行的纵向研究发现,老年伴侣会因其另一半的行为变化而调整自己的健康行为,如增加体力活动、戒烟或减肥。④ 从社会参与到健康结果的途径可通过行为因素介导。⑤ 证据表明,不良生活方式,如肥胖、身体不活跃、不健康饮食、吸烟和过量饮酒,与老年人认知能力的加速下降有关。⑥ 一项横断面研究发现,相比不健康生活方式,健康生活方式的人群认知障碍的风险降低了52%。⑦ 纵向研究也显示,坚持健康生活方式与认知能力的缓慢下降相关。⑧ 鉴于社会关系、生活方式和认知功能之间的紧密联系,健康的生活方式可能是连接社会关系与认知下

---

① XU M L, THOMAS P A, UMBERSON D. Marital Quality and Cognitive Limitations in Late Life [J]. J Gerontol B Psychol Sci Soc Sci, 2016, 71 (1): 165-176.

② PERLMUTTER M S, BHORADE A, GORDON M, et al. Cognitive, Visual, Auditory, and Emotional Factors that Affect Participation in Older Adults [J]. Am J Occup Ther, 2010, 64 (4): 570-579.

③ ASAMANE E A, GREIG C A, THOMPSON J L. Social Networks and their Influences on Nutrient Intake, Nutritional Status and Physical Function in Community-dwelling Ethnically Diverse Older Adults: A Mixed-methods Longitudinal Study [J]. BMC Public Health, 2020, 20 (1): 1011.

④ JACKSON S E, STEPTOE A, WARDLE J. The Influence of Partner's Behavior on Health Behavior Change: The English Longitudinal Study of Ageing [J]. JAMA Intern Med, 2015, 175 (3): 385-392.

⑤ ZIEGELMANN J P, KNOLL N. Future Directions in the Study of Health Behavior among Older Adults [J]. Gerontology, 2015, 61 (5): 469-476.

⑥ WAJMAN J R, MANSUR L L, YASSUDA M S. Lifestyle Patterns as a Modifiable Risk Factor for Late-life Cognitive Decline: A Narrative Review Regarding Dementia Prevention [J]. Curr Aging Sci, 2018, 11 (2): 90-99.

⑦ XU R R, HE W Y, ZHANG Y, et al. Association of APOE Epsilon4 Genotype and Lifestyle with Cognitive Function among Chinese adults Aged 80 Years and Older: A Cross-sectional Study [J]. PLoS Med, 2021, 18 (6): e1003597.

⑧ DHANA K, AGGARWAL N T, RAJAN K B, et al. Impact of the Apolipoprotein E Epsilon4 Allele on the Relationship between Healthy Lifestyle and Cognitive Decline: A Population-Based Study [J]. Am J Epidemiol, 2021, 190 (7): 1225-1233.

降的关键桥梁。尽管一些研究探讨了生活方式因素的中介作用,但往往只关注了个别因素。例如,社会活动通过提高身体活动水平可能对认知健康产生积极影响。① 此外,认知障碍可能导致在疾病的自我管理和维持健康生活方式方面的决策困难,进而加剧病情。② 身体残疾可能进一步限制个体参与社会活动或维持社会网络的能力,因此,生活方式也可能是连接认知功能与社会关系的重要中介路径。然而,目前的研究通常仅对社会关系与认知功能之间的单向关系进行分析,很少有研究深入探索它们之间的相互作用及其背后的机制。因此,本研究的目的首先是使用纵向数据分析社会关系和认知功能的相互影响。其次,分析健康生活方式在连接社会关系和认知功能中的可能作用。基于文献综述,提出以下假设。

假设 1:认知功能受社会关系的影响。

假设 2:社会关系受认知功能的影响。

假设 3:健康生活方式介导社会关系和认知功能之间的关系。

二、研究方法

(一) 参与者

本研究数据来自中国老年人健康长寿影响因素调查(CLHLS)。本次分析包含了 2014 年(基线)和 2018 年最新一波的数据。2014 年共有 7192 名老年人入选。2018 年,有 3441 名老年人重新接受了访谈,其中 2226 人在重新访谈前去世,1525 人失联。最终样本包括 3372 名参与者。

(二) 认知功能的评估

认知功能的评估方法如本章第二节所述。根据以往研究,如果 MMSE 分数低于 24,就被定义为认知障碍。③ 认知功能变化(△认知功能)计算为基线 MMSE 减去随访 MMSE。MMSE 的 Cronbach's alpha 在 2014 年横断面分析中为 0.855,在随访调查中为 0.930。

---

① COHN-SCHWARTZ E. Pathways from Social Activities to Cognitive Functioning: The Role of Physical Activity and Mental Health [J]. Innov Aging, 2020, 4 (3): igaa015.

② MANN T, DE RIDDER D D, FUJITA K. Self-regulation of Health Behavior: Social Psychological Approaches to Goal Setting and Goal Striving [J]. Health Psychol, 2013, 32 (5): 487-498.

③ ZENG Y, FENG Q S, HESKETH T, et al. Survival, Disabilities in Activities of Daily Living, and Physical and Cognitive Functioning among the Oldest-old in China: A Cohort Study [J]. Lancet, 2017, 389 (10079): 1619-1629.

（三）社会关系的评估

社会关系及其三个维度（社会活动、社会网络和社会支持）的评估方法如本章第二节所述。除了将社会关系作为一个连续预测变量，研究还通过三分位数（低、中、高）评估了社会关系水平，使用低三分位数作为参照组。进一步分析，社会关系的变化（△社会关系）计算为基线社会关系减去随访社会关系。根据社会关系的变化，参与者被分为三个组（改善组、维持组和恶化组），维持组被视为参照组。

（四）健康生活方式的评估

根据五个因素构建了健康生活方式指数，包括不吸烟、不饮酒、锻炼、健康饮食和健康的体重指数（BMI）。通过问卷中的三个问题收集有关吸烟、饮酒和锻炼的信息，问题包括"是"或"否"。当参与者对"您目前是否吸烟?"和"您目前是否饮酒?"的问题回答"否"时，则被定义为非吸烟者/非饮酒者。此外，参与者被询问四个有关食物类型的问题，即蔬菜、水果、牛奶和茶。如果参与者对至少两种类型的食物回答"几乎每天"或"不是每天，但至少每周一次"，则被定义为健康饮食。BMI 通过体重（千克）除以身高（米）的平方计算。如果 BMI 大于 18.5 kg/m^2 且小于 30 kg/m^2，则被定义为"健康"。如果参与者有一个健康生活方式因素，则给予一分。将得分加起来作为健康生活方式指数，范围从 0 到 5，得分越高，生活方式越健康。[1] 健康生活方式指数的变化（△健康生活方式指数）计算为基线健康生活方式指数减去随访健康生活方式指数。

（五）协变量

潜在的混杂因素包括 2014 年基线时的社会人口统计特征、生活方式行为、基本日常生活活动（ADL）、抑郁症状和自报的慢性疾病。如我们之前的研究所述，[2] 社会人口统计特征包括年龄、性别（0=男性，1=女性）、居住地（0=城市/镇，1=农村）、受教育水平（0=教育年限少于 1 年，1=大于 1 年）。生活方式行为包括健康 BMI（0=否，1=是）、近期饮酒（0=否，1=是）、吸烟（0=

---

[1] JIN S Y, LI C X, CAO X Q, et al. Association of Lifestyle with Mortality and the Mediating Role of Aging among Older Adults in China ［J］. Arch Gerontol Geriatr, 2022（98）：104559.

[2] MA W B, WU B, GAO X Q, et al. Association between Frailty and Cognitive Function in Older Chinese People：A Moderated Mediation of Social Relationships and Depressive Symptoms ［J］. J Affect Disord, 2022（316）：223-232.

否，1=是)、健康饮食（0=否，1=是）、锻炼（0=否，1=是）。ADL 使用 ADL 量表测量，包括六项活动：穿衣、进食、如厕、洗澡、进行室内活动和控制排便。ADL 限制从 0 到 6 评分，并被编码为二元变量（0=独立，1=一个或多个 ADL 限制）。如果两个问题中的任何一个，即"在过去 12 个月中，您是否感到悲伤、忧郁或抑郁超过两周？"和"您是否对大多数事情如爱好、工作或类似活动失去了兴趣？"收到"是"的回答，则表明有抑郁症状。自报的慢性疾病包括高血压、糖尿病、心脏病、脑血管疾病、肺部疾病和癌症，将慢性疾病的总数纳入分析。

（六）缺失数据

与之前的研究一致，对 CLHLS 2014—2018 年全数据集进行了多重插补链式方程（MICE）处理，以填补缺失值。MICE 是一种序贯多变量回归插补方法，根据所有观察到的变量条件填补缺失值。[1] 产生了五个包含所有研究变量的插补数据集，用于此分析。[2] 在进行条目级插补后，研究计算了最终的 MMSE 得分、社会关系和健康生活方式指数。

（七）统计分析

按认知状态分层表示参与者的基线特征，使用连续变量的均值和标准差（SD）以及分类变量的比例进行描述。使用 X^2 检验和方差分析分别比较分类和连续变量。

在主要分析中，首先使用线性回归检验基线社会关系与随访期间 MMSE 得分变化之间的关联。然后，使用二元逻辑回归分析评估基线社会关系是否独立于基线认知功能和其他协变量，是 4 年后认知障碍的预测因子。本研究创造了 3 个模型。模型 1 中描述年龄、性别和基线社会关系作为 4 年后认知功能的决定因素。模型 2 增加了教育、居住地、健康 BMI、饮酒、吸烟、锻炼、健康饮食、抑郁症状、ADL 和慢性疾病数量。模型 3 在模型 2 基础上增加基线 MMSE 得分。

在次要分析中，使用了并行策略分析认知功能与未来社会关系之间的关联。模型 1 中，年龄、性别和基线认知功能作为 4 年后社会关系的决定因素。模型 2

---

[1] AZUR M J, STUART E A, FRANGAKIS C, et al. Multiple Imputation by Chained Equations: What is it and How Does it Work? [J]. Int J Methods Psychiatr Res, 2011, 20 (1): 40-49.

[2] GAO M Y, KUANG W H, QIU P Y, et al. The Time Trends of Cognitive Impairment Incidence among Older Chinese People in the Community: Based on the CLHLS Cohorts from 1998 to 2014 [J]. Age Ageing, 2017, 46 (5): 787-793.

增加了教育、居住地、健康BMI、饮酒、吸烟、锻炼、健康饮食、抑郁症状、ADL和慢性疾病数量。模型3在模型2基础上增加基线MMSE得分。

此外,通过模型4(简单中介模型)测试了健康生活方式变化(△)在社会关系变化(△)对认知功能变化(△)关联中的中介效应,该模型使用SPSS软件中的PROCESS宏分析。通过PROCESS宏估计模型系数,并为中介效应或中介调节效应检验产生偏差校正的bootstrap置信区间。测试了调节或中介。如果间接效应(a*b)的95%CI没有跨过0,则可以建立中介模型。中介模型控制了协变量(年龄、性别、居住地、受教育水平、抑郁症状、ADL和慢性疾病数量)。

在敏感性分析中,排除基线认知障碍的人,使用上述相同的模型测试了基线社会关系和新发认知症之间的关联,以及健康生活方式变化的效应。

三、研究结果

(一)参与者特征

表2-15展示了根据认知状态分层研究参与者的基线特征。在基线时,共有3372名参与者,其中484人(14.4%)有认知症。有认知症的人倾向于年龄较大的女性,受教育水平较低,健康生活方式指数较低,特别是健康BMI和健康饮食水平较低,体育锻炼、吸烟和饮酒较少。此外,有认知症的人ADL水平较高,抑郁程度较高,社会关系较差。在4年的随访期间,514名(17.8%)参与者出现了新发的认知症(表2-16)。认知功能、社会关系和健康生活方式指数均显著下降,平均差异分别为1.19、0.36和0.07($p<0.001$)(表2-17)。

表2-15 基线特征

变量	总人口 (n=3372)	认知正常 (n=2888)	认知症 (n=484)	P-Value
年龄(mean±SD)	81.43±9.03	80.23±8.32	88.57±9.79	<0.001
性别(%)				<0.001
男	1606(47.6)	1487(51.5)	119(24.6)	
女	1766(52.4)	1401(48.5)	365(75.4)	
受教育水平(%)				<0.001

续表

变量	总人口 (n=3372)	认知正常 (n=2888)	认知症 (n=484)	P-Value
<1年	1717 (50.9)	1350 (46.7)	367 (75.8)	
≥1年	1655 (49.1)	1538 (53.3)	117 (24.2)	
居住地（%）				0.288
城市	401 (11.9)	351 (12.2)	50 (10.3)	
乡镇	2971 (88.1)	2537 (87.8)	434 (89.7)	
健康体重指数（%）	2772 (82.2)	2403 (83.2)	369 (76.2)	<0.001
吸烟（%）	616 (18.3)	557 (19.3)	59 (12.2)	<0.001
饮酒（%）	601 (17.8)	546 (18.9)	55 (11.4)	<0.001
运动（%）	1103 (32.7)	988 (34.2)	115 (23.8)	<0.001
健康饮食（%）	2212 (65.6)	1952 (67.6)	260 (53.7)	<0.001
健康生活方式（mean±SD）	3.44±1.00	3.47±1.01	3.30±0.94	0.001
生活活动能力（%）				<0.001
独立	2972 (88.1)	2639 (91.4)	333 (68.8)	
非独立	400 (11.9)	249 (8.6)	151 (31.2)	
慢性疾病（mean±SD）	483 (14.3)	389 (13.5)	94 (19.4)	0.001
抑郁（%）	0.75±1.00	0.76±1.01	0.66±0.98	0.039
社会关系（mean±SD）	8.44±1.72	8.59±1.67	7.51±1.71	<0.001
社会活动	0.48±0.73	0.52±0.75	0.23±0.55	<0.001
社会网络	2.68±1.04	2.77±1.03	2.18±0.99	<0.001
社会支持	5.28±0.95	5.31±0.92	5.10±1.13	<0.001

续表

变量	总人口 (n=3372)	认知正常 (n=2888)	认知症 (n=484)	P-Value
认知功能 (mean±SD)	26.79±5.06	28.40±1.76	17.23±7.26	<0.001

表 2-16 2018年新发认知症的基线特征

变量	总人口 (n=2888)	认知正常 (n=2374)	认知症 (n=514)	P-Value
年龄（mean±SD）	80.23±8.32	78.90±7.63	86.37±8.57	<0.001
性别（%）				<0.001
男	1487（51.5）	1303（54.9）	184（35.8）	
女	1401（48.5）	1071（45.1）	330（64.2）	
受教育水平（%）				<0.001
<1年	1538（53.3）	1385（58.3）	153（29.8）	
≥1年	1350（46.7）	989（41.7）	361（70.2）	
居住地（%）				0.004
城市	351（12.2）	308（13.0）	43（8.4）	
乡镇	2537（87.8）	2066（87.0）	471（91.6）	
健康体重指数 （%）	2403（83.2）	2006（84.5）	397（77.2）	<0.001
吸烟（%）	557（19.3）	502（21.1）	55（10.7）	<0.001
饮酒（%）	546（18.9）	475（20.0）	71（13.8）	0.001
运动（%）	988（34.2）	850（35.8）	138（26.8）	<0.001
健康饮食（%）	1952（67.6）	1640（69.1）	312（60.7）	<0.001
健康生活方式 （mean±SD）	3.47±1.01	3.48±1.02	3.40±0.97	0.114
生活活动能力（%）				<0.001

续表

变量	总人口 （n=2888）	认知正常 （n=2374）	认知症 （n=514）	P-Value
独立	2639（91.4）	2200（92.7）	439（85.4）	
非独立	249（8.6）	174（7.3）	75（14.6）	
慢性疾病（mean±SD）	0.76±1.01	0.78±1.03	0.71±0.91	0.173
抑郁（%）	389（13.5）	318（13.4）	71（13.8）	0.831
社会关系（mean±SD）	8.59±1.67	8.72±1.67	8.01±1.57	<0.001
社会活动	0.52±0.75	0.58±0.78	0.26±0.52	<0.001
社会网络	2.77±1.03	2.84±1.02	2.43±0.99	<0.001
社会支持	5.31±0.92	5.30±0.91	5.32±0.95	0.670
认知功能（mean±SD）	28.40±1.76	28.57±1.67	27.62±1.95	<0.001

表2-17 从基线到随访的社会关系、健康生活方式指数和认知功能的变化

变量	基线	随访	均值
社会关系（mean±SD）	8.44±1.72	8.07±1.66	0.36±1.74
健康生活方式指数（mean±SD）	3.44±1.00	3.38±0.99	0.07±1.07
认知功能（mean±SD）	26.79±5.06	25.61±5.64	1.19±6.03

（二）社会关系作为未来认知症的预测因素

表2-18为社会关系与认知功能之间变化关联的线性回归分析结果。在模型1中，基线的社会关系在调整年龄和性别后与认知功能的变化呈正相关（β=0.043，p=0.018）。在模型2中，当人口统计变量、生活方式因素和其他临床混杂因素被考虑在内后，社会关系仍与认知功能的变化呈正相关（β=0.046，p=0.013）。在调整基线MMSE分数后，社会关系与认知功能变化显示出显著的负相关（β=-0.030，p=0.043）。

表 2-18　社会关系与认知功能的双向关联

变量	社会关系是认知功能变化的预测因素 β	P-value	认知功能是社会关系变化的预测因素 β	P-value
模型 1				
调整年龄和性别	0.043	0.018	0.077	<0.001
模型 2				
在模型 1 的基础上还对教育、居住、健康身体质量指数、饮酒、吸烟、锻炼、健康饮食、抑郁症状、日常生活能力和慢性病数量进行了调整	0.046	0.013	0.069	<0.001
模型 3				
在模型 2 基础上针对基线认知功能*或社会关系进行额外调整†	-0.030	0.043	-0.005	0.735

注：*表示未来认知功能分析，†表示未来社会关系分析。

如表 2-19 所示，二元逻辑回归分析表明，在控制了协变量后，社会关系得分每增加 1 个标准差，发展认知症的风险降低约 6%（OR = 0.94，95% CI = 0.89-1.00，p = 0.041）。当将社会关系得分按三分位数建模时，发现了类似的结果。与低三分位数相比，高三分位数社会关系的认知症风险在完全调整模型中降低（OR = 0.75，95% CI = 0.57-0.99，p = 0.045）。调整后的 OR 值从模型 2 的 0.67 增加到模型 3 的 0.75，表明基线认知功能解释了基线社会关系与未来认知症关联的相当一部分。

表 2-19　基线社会关系与随访时认知症之间的关联

变量	模型 1 OR（95% CI）	P-value	模型 2 OR（95% CI）	P-value	模型 3 OR（95% CI）	P-value
社会关系						
每 1-SD 增量	0.88 (0.84-0.93)	<0.001	0.91 (0.86-0.97)	0.002	0.94 (0.89-1.00)	0.041
低三分位数	Ref.		Ref.		Ref.	

续表

变量	模型1		模型2		模型3	
	OR (95% CI)	P-value	OR (95% CI)	P-value	OR (95% CI)	P-value
中三分位数	0.83 (0.68-1.02)	0.073	0.87 (0.71-1.06)	0.171	0.94 (0.76-1.16)	0.564
高三分位数	0.59 (0.45-0.77)	<0.001	0.67 (0.51-0.89)	0.005	0.75 (0.57-0.99)	0.045

（三）认知功能作为未来社会关系的预测因素

如表2-18所示，在调整年龄和性别后，基线MMSE分数与社会关系变化呈正相关（β=0.077, p<0.001）。进一步调整相关协变量后，这种相关性仍然显著（β=0.069, p<0.001）。然而，当模型中包括基线社会关系时，这种相关性变得不显著（β=-0.005, p=0.735）。

多元逻辑回归分析表明，在控制了年龄和性别后，基线认知功能与未来社会关系无显著关联，无论是作为连续变量还是分类变量分析（模型1）。进一步调整其他协变量和基线社会关系得分后，关联仍然不显著（模型2和模型3）（表2-20）。

表2-20 基线认知功能和随访时的社会关系之间的关联

变量	社会关系恶化组*		社会关系改善组*	
	OR (95% CI)	P-value	OR (95% CI)	P-value
认知功能得分				
模型1	1.01 (0.99-1.03)	0.176	0.98 (0.97-1.00)	0.082
模型2	1.01 (0.99-1.03)	0.182	0.99 (0.97-1.01)	0.216
模型3	1.00 (0.98-1.02)	0.869	1.01 (0.98-1.03)	0.620
认知症				
模型1	0.93 (0.72-1.21)	0.579	1.20 (0.91-1.59)	0.192
模型2	0.94 (0.72-1.23)	0.645	1.13 (0.85-1.50)	0.400
模型3	1.08 (0.82-1.43)	0.593	0.93 (0.68-1.25)	0.613

注：*表示社会关系维持组被视为参照组。

（四）健康生活方式变化在社会关系变化与认知功能变化关系中的中介效应

如表2-21所示，△社会关系与△健康生活方式指数相关（B=0.061，95% CI=0.041-0.082）。△健康生活方式指数与△认知功能相关（B=0.413，95% CI=0.226-0.600）。△社会关系与△认知功能之间的关联也显著（B=0.219，95% CI=0.105-0.333）。研究的结果还揭示了△社会关系通过△健康生活方式指数对△认知功能有显著的间接效应（B=0.025，95% CI=0.013-0.041）。间接效应占总效应的10.24%，表明△健康生活方式指数在△社会关系与△认知功能关系中只起了部分中介作用。

表2-21　△健康生活方式指数对△社会关系和△认知功能关系之间的中介作用

变量	路径	B	SE	LLCI	ULCI
总效应	△社会关系→△认知功能	0.244	0.058	0.130	0.358
直接效应	△社会关系→△健康生活方式指数	0.061	0.011	0.041	0.082
	△健康生活方式指数→△认知功能	0.413	0.095	0.226	0.600
	△社会关系→△认知功能	0.219	0.058	0.105	0.333
间接效应	△社会关系→△健康生活方式指数→△认知功能	0.025	0.007	0.013	0.041

（五）敏感性分析

表2-22中展示了社会关系与新发认知症之间的关联。在模型3中，控制了协变量后，社会关系得分每增加1个标准差，新发认知症的风险降低约7%（OR=0.93，95% CI=0.87-1.00，$p=0.037$）。与低三分位数相比，高三分位数社会关系的新发认知症风险在完全调整模型中降低（OR=0.68，95% CI=0.48-0.94，$p=0.021$）。

表 2-22 基线社会关系与新发认知症之间的关联

变量	模型 1 OR (95% CI)	P-value	模型 2 OR (95% CI)	P-value	模型 3 OR (95% CI)	P-value
社会关系						
每 1-SD 增量	0.8 (0.83–0.95)	<0.001	0.91 (0.85–0.98)	0.007	0.93 (0.87–1.00)	0.037
低三分位数	Ref.		Ref.		Ref.	
中三分位数	0.87 (0.68–1.11)	0.256	0.90 (0.70–1.16)	0.409	0.93 (0.72–1.20)	0.583
高三分位数	0.55 (0.40–0.76)	<0.001	0.62 (0.45–0.87)	0.005	0.68 (0.48–0.94)	0.021

相应地，表 2-23 展示了在排除基线认知症的参与者后，△社会关系与△认知功能关联中△健康生活方式指数的中介效应。△社会关系对△认知功能的影响部分仍通过△健康生活方式指数中介。

表 2-23 △健康生活方式指数对△社会关系和△认知功能关系的中介作用

变量	路径	B	SE	LLCI	ULCI
总效应	△社会关系→△认知功能	0.113	0.046	0.022	0.204
直接效应	△社会关系→△健康生活方式指数	−0.059	−0.012	−0.082	−0.037
	△健康生活方式指数→△认知功能	−0.287	−0.075	−0.433	−0.140
	△社会关系→△认知功能	0.096	0.047	0.005	0.187
间接效应	△社会关系→△健康生活方式指数→△认知功能	0.017	0.005	0.008	0.028

四、讨论

本研究检验了 4 年期间社会关系与认知功能的双向关联。结果表明，积极的社会关系可能是防止认知下降的重要保护因素，然而，认知功能对未来社会关系没有显著影响。此外，健康的生活方式在社会关系与认知功能之间的关联中发挥了部分中介作用。这些发现推进了我们对这两个变量关系的理解，并有助于发展针对性干预措施，以减少认知症的风险。

　　第一个假设，即认知功能受社会关系的影响，被证明是可取的。如之前的系统性 Meta 分析所总结，较差的社会关系代表了与认知症或认知下降相关的社会互动缺失。[1] 尽管存在社会文化背景的差异，但在中国、日本和韩国的样本人群中发现了类似的结果。[2] 有明确的理论支持积极社会关系对认知功能的保护作用。例如，"使用它或失去它"的理论和认知储备理论认为，积极参与社会活动将刺激大脑，从而建立额外的神经资源或认知策略以减缓认知能力的下降。[3] 社会控制假设强调，与自己社会网络中的其他人互动将产生积极和健康的行为，这将影响认知功能。[4] 考虑到认知下降的多因素特性，不同维度的社会关系可能具有交互功能。我们的研究只提供了有关社会关系对认知功能总效应的相关证据。未来需要积极探索不同维度的社会关系如何影响认知功能。

　　社会关系通常在晚年发生变化和减少，特别是社会活动的减少，因为老年人的活动能力有限或对记忆恶化或遗忘增多。[5] 在本研究中，患有认知症的人的社会网络、社会活动和社会支持得分低于正常认知的人。因此，不能排除逆向因果关系（认知下降可能不是较差社会关系的结果，而是原因）。这也是现有 Meta 分析无法解决但一直在倡导的问题。在利用一项来自日本 13 984 人数据的研究中，参与五个社会关系领域的受访者发展认知症的可能性几乎减少了 50%。然而，该研究强调，他们不能否认逆向因果关系的可能性。在我们的研究中，基线认知功能并未独立预测 4 年后的社会关系，即使排除了基线认知症，结果仍相似。另一项研究通过交叉滞后模型评估了它们之间的双向因果关系，得出

---

[1] KUIPER J S, ZUIDERSMA M, ZUIDEMA S U, et al. Social Relationships and Cognitive Decline: A Systematic Review and Meta-analysis of Longitudinal Cohort Studies [J]. Int J Epidemiol, 2016, 45 (4): 1169-1206.

[2] FAN Z L, LV X Z, TU L H, et al. Reduced Social Activities and Networks, but not Social Support, are Associated with Cognitive Decline among Older Chinese Adults: A Prospective Study [J]. Soc Sci Med, 2021 (289): 114423.

[3] FISHER G G, CHAFFEE D S, TETRICK L E, et al. Cognitive Functioning, Aging, and Work: A Review and Recommendations for Research and Practice [J]. J Occup Health Psychol, 2017, 22 (3): 314-336.

[4] UMBERSON D. Family Status and Health Behaviors: Social Control as a Dimension of Social Integration [J]. J Health Soc Behav, 1987, 28 (3): 306-319.

[5] ROTENBERG S, STERNBERG S, MAEIR A. Where Did I Put my Glasses? The Lived Experience of Older Adults Seeking Medical Help for Perceived Memory Problems [J]. Disabil Rehabil, 2020, 42 (25): 3606-3613.

了类似的结论。该研究发现，社会参与对认知功能有交叉滞后效应，但认知功能对社会参与的交叉滞后效应不具统计学意义。① 这种逆向因果关系的缺失可作以下解释。一方面，随着认知功能的下降，边缘联系可能会减少，而最亲密的社会联系可能会被保持。② 另一方面，认知下降会导致社会接触的丧失，但也会导致工具支持的增加。经历认知下降的老年人开始获得更多与护理相关的支持。这种支持可能主要是工具性的，包括物质和经济援助，但也可能包括情感支持。此外，接触多种服务的个体可能会建立更广泛的社会网络以建立认知储备。③ 简言之，当前的证据不支持第二个假设，即认知功能的下降导致较差的社会关系，在未来需要纵向随机对照试验来验证两者之间的因果关系。

先前的研究表明，社会关系可能与其他与健康相关的生活方式因素（社交、心理和身体锻炼）交织在一起，这些因素可能对认知下降有协同效应。④ 我们的分析表明，社会关系和健康生活方式的变化与认知功能相关。此外，健康的生活方式可能减轻较差社会关系引起的认知症。基于欧洲人群的队列研究也表明，社交活跃的人随时间进行更多的身体活动，这与之后更健全的认知功能相关。⑤ 社会资源可提供多种信息来源，这些信息可以帮助人们有效利用健康知识，例如，可能有助于增加定期运动或适度饮酒、戒烟。这些积极的健康行为，如体育活动和戒烟，已显示出对认知功能有益。⑥ 此外，积极的社会关系和健康的生活方式有利于形成积极的心理状态，如归属感和意义感，这可能调节了压

---

① PARK S, DOWNER B, NAM S, et al. Association between Social Participation and Cognitive Function in Community-Dwelling Adults [J]. OTJR (Thorofare N J), 2022, 42 (4): 344-352.
② CLAY O J, ROTH D L, WADLEY V G, et al. Changes in Social Support and their Impact on Psychosocial Outcome over a 5-year Period for African American and White Dementia Caregivers [J]. Int J Geriatr Psychiatry, 2008, 23 (8): 857-862.
③ SIETTE J, GEORGIOU A, BRAYNE C, et al. Social Networks and Cognitive Function in Older Adults Receiving Home-and Community-based Aged Care [J]. Arch Gerontol Geriatr, 2020 (89): 104083.
④ FRATIGLIONI L, PAILLARD-BORG S, WINBLAD B. An Active and Socially Integrated Lifestyle in Late Life Might Protect Against Dementia [J]. Lancet Neurol, 2004, 3 (6): 343-353.
⑤ COHN-SCHWARTZ E. Pathways From Social Activities to Cognitive Functioning: The Role of Physical Activity and Mental Health [J]. Innov Aging, 2020, 4 (3): igaa015.
⑥ DHANA K, AGGARWAL N T, RAJAN K B, et al. Impact of the Apolipoprotein E epsilon4 Allele on the Relationship between Healthy Lifestyle and Cognitive Decline: A Population-Based Study [J]. Am J Epidemiol, 2021, 190 (7): 1225-1233.

力的神经内分泌反应。实际上，社会关系和生活方式似乎有共同的途径，而不是特定的机制，这些途径可能在三个主要认知症的病因假设内汇聚：认知储备假设、血管损伤假设和压力缓冲假设。未来关于维持社会关系与认知功能关系的研究可能会从关注不同生活方式方面受益。

研究的结果应在一些研究限制的背景下进行解读。首先，仅通过MMSE评估了认知功能，没有进行临床评估或其他认知测试。MMSE是对整体认知功能的简单测量，可能不足以检测认知功能的变化。其次，社会关系和生活方式因素是通过问卷上的单一问题和自我报告项目评估的。因此，它们可能受合理化偏差和错误分类的影响。CLHLS中缺乏通用和可获得的社会关系量表，可能限制了我们的研究发现。最后，本研究的平均随访时间为4年，相对较短。延长随访时间，可能观察到认知功能与未来社会关系之间更强的关联。

总之，本研究利用全国代表性数据探索了社会关系与认知功能之间的双向关联。研究结果表明，积极的社会关系可能是防止认知下降的重要保护因素，但认知功能对未来社会关系没有显著影响。此外，生活方式因素影响了社会关系与认知功能之间的联系机制。结果表明，以社会关系为基础的认知功能干预策略将受益于考虑生活方式因素。

第三章

认知症老年人照护服务需求特征的分层分析

本章利用中国老年人健康长寿影响因素调查（CLHLS）数据库，对2011—2021年期间认知症老年人照护服务需求的全国性变化趋势、2021年不同人口特征下全国性整体照护服务需求的差异性、2021年区域性照护服务需求和2021年省级地区照护服务需求等问题进行分层分析。

第一节 认知症老年人照护服务需求的全国性变化趋势

认知症老年人的照护服务需求主要体现在医疗护理、日常生活照料、康复锻炼、精神慰藉等方面。蔺金凤通过对天津市认知症老年人的问卷调查发现，认知症老年人的需求最主要包括日间照料服务、配送餐服务、精神文化服务、社区医疗服务、社区健身服务、志愿者上门服务等。[①] 董晓欣等人发现认知症老年人对社区照护服务的需求程度排在前五位的分别为上门看病、防走失穿戴设备、照料护理知识、技能指导、家庭病床和助浴服务。[②] 此外，另有研究发现认知症老年人对记忆问题较重视，78.55%的被调查者认为应在老年人体检中增加记忆力检查，认为若有记忆问题应该进一步检查的占91.35%。[③] 有 Meta 分析显

[①] 蔺金凤. 以需求为导向失能失智老人社区养老服务供给研究 [D]. 天津：天津财经大学，2016.

[②] 董晓欣，屠友杰，杨红英，等. 失智老人居家照护服务现况及其需求研究 [J]. 中国社会医学杂志，2018，35（3）：278-281.

[③] 冯钰惠，陶剑文，黄延焱. 上海郊区中老年居民认知障碍知晓率及记忆门诊需求 [J]. 上海预防医学，2020，32（10）：825-828，834.

示，与城市认知症老年人相比，农村认知症老年人看医生次数更少，住院次数更多但住院时间更短，抗精神病药物用量更高，家庭护理服务使用率更低，疗养院使用率更高。[①] 目前这些调查刻画了认知症老年人短时间内的需求，没有对服务需求进行跟踪性分析，因此，本节对认知症老年人的照护需求进行持续的、系统的跟踪研究，通过对长期数据的分析，以更好地了解认知症老年人在不同阶段的服务需求变化，帮助制定更有效的政策和服务方案。

一、认知症老年人患病率的变化趋势

图 3-1 中的数据表明，从 2011 年到 2021 年，认知症患病率从 23.68% 降低到 18.52%，表明在这 10 年间，认知症患病率有所下降。

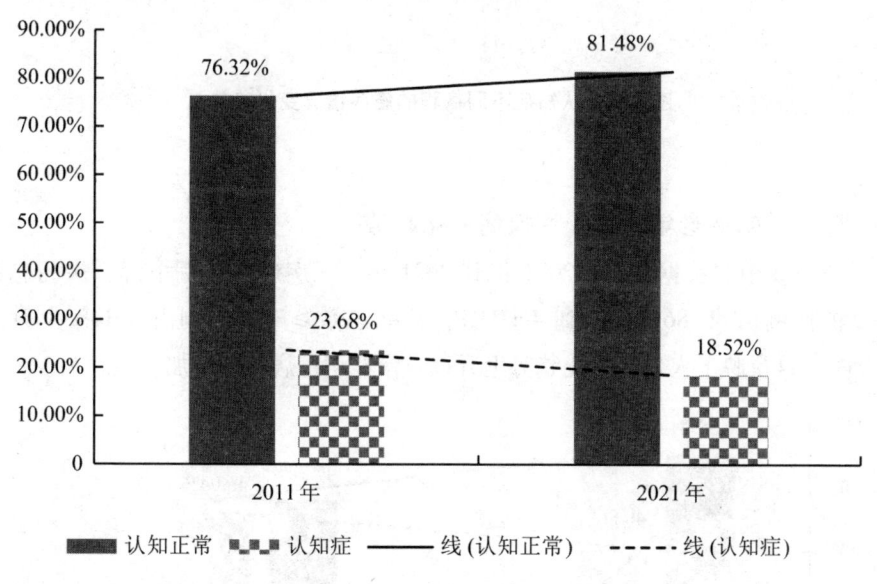

图 3-1　认知症的患病趋势

图 3-2 中的数据显示，从 2011 年到 2021 年，轻度认知症和重度认知症的患病率有所下降，中度认知症的患病率下降更为显著。这可能反映了公共健康措施和医疗干预，提高了认知症的早期识别和治疗水平，从而减缓了病情的进展。

---

① ARSENAULT-LAPIERRE G, BUI T X, BERRE M L, et al. Rural and Urban Differences in Quality of Dementia Care of Persons with Dementia and Caregivers across all Domains: A Systematic Review [J]. BMC Health Serv Res, 2023, 23 (1): 102.

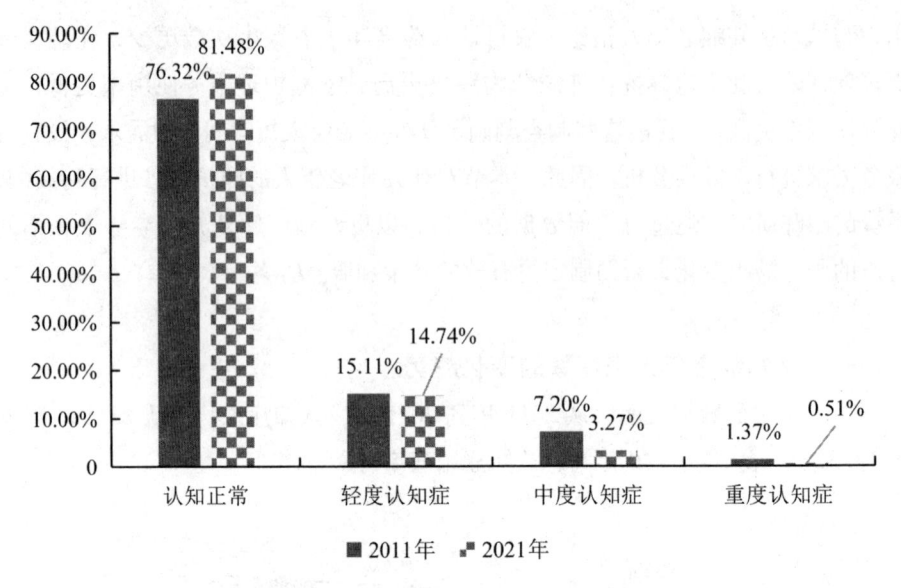

图 3-2 认知症不同病程的患病情况变化趋势

二、认知症老年人的慢性疾病变化趋势

图 3-3 中的数据表示，2011 年到 2021 年，无疾病的比例下降，疾病总数 1~2 的比例由 40.86% 上升到 46.04%，疾病总数 ≥3 的比例由 4.14% 上升到 6.05%。这反映了人口老龄化趋势上升以及慢性病发病率的增加。

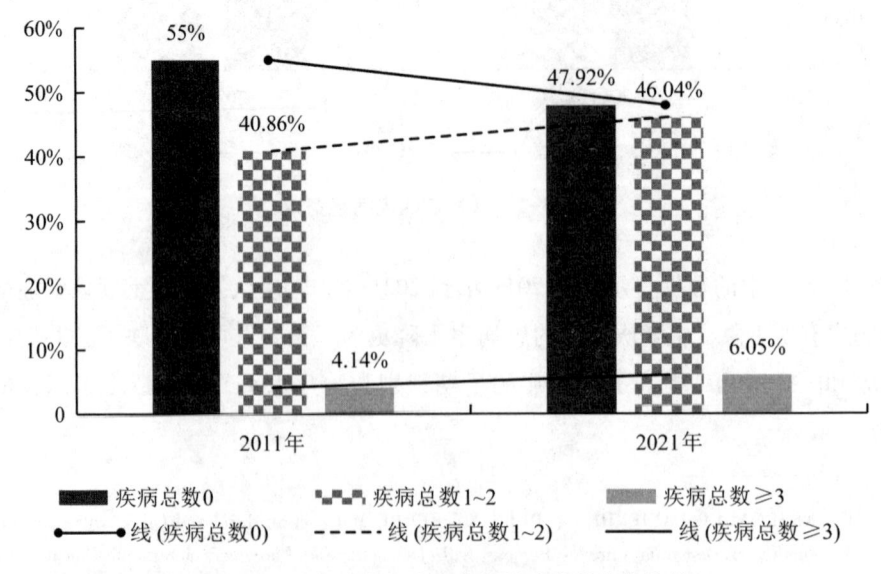

图 3-3 认知症老年人患有慢性疾病的变化趋势

三、认知症老年人的身体功能变化趋势

(一) ADL 功能障碍

图 3-4 中的数据显示,从 2011 年到 2021 年,功能正常的比例显著下降,而轻度失能、中度失能和完全失能的比例均有所上升,表明认知症老年人随着年龄增大其日常生活活动能力在衰减。

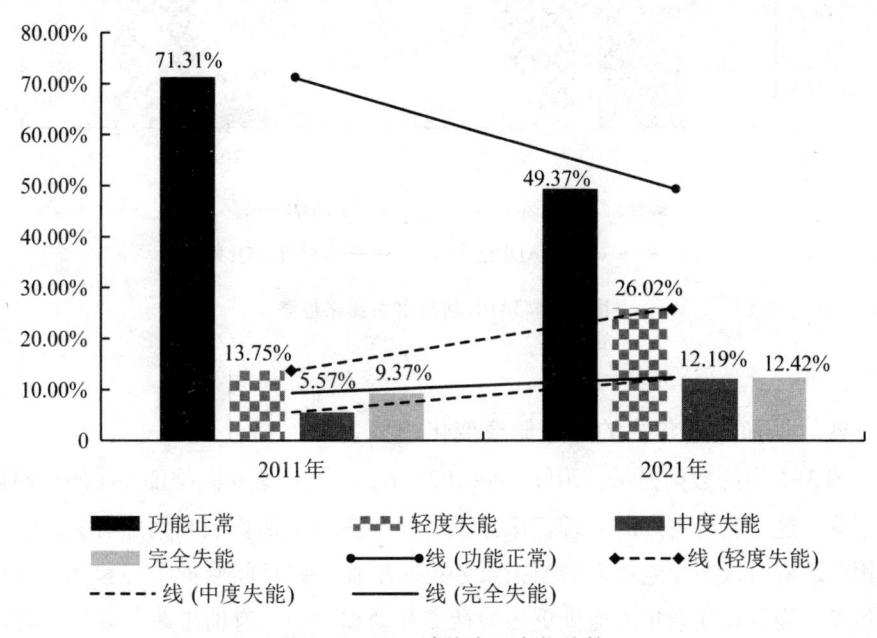

图 3-4 ADL 功能水平变化趋势

(二) IADL 功能障碍

图 3-5 中的数据显示,IADL 正常的比例大幅下降,而 IADL 障碍的比例显著上升,高达 94.41% 的人出现工具性日常活动能力损伤。这反映了认知症老年人在多个关键功能方面的衰减。受影响的 IADL 功能通常包括财务管理、购物、家务、用餐准备、使用电话和交通工具、管理药物和处理家庭维护等任务。认知功能的衰退直接影响了这些活动的执行,因为它们需要较高层次的认知整合、计划和问题解决能力。

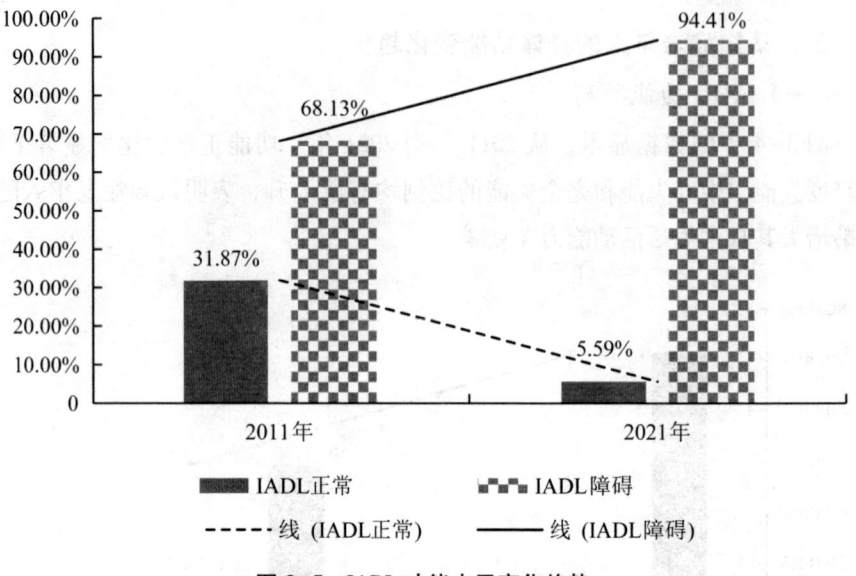

图 3-5 IADL 功能水平变化趋势

四、认知症老年人的心理健康变化趋势

图 3-6 中的数据显示，2011 年到 2021 年，认知症老年人抑郁症状的比例略有下降。这可能与更好的心理健康意识、抑郁症的早期识别和治疗有关，也可能因为政府对认知症老年人的照护服务投入增加，如日间照护中心和社区支持小组等，为认知症老年人提供更多的社交互动和活动，有助于改善老年人心理健康和减轻抑郁症状。

五、认知症老年人的居住意愿选择变化趋势

图 3-7 中的数据显示，在 4 种居住方式中，认知症老年人比较青睐的居住方式首先是与子女居住，其次是独居（或仅与配偶居住），子女最好住在附近。2011 年和 2021 年比较来看，青睐独居（或仅与配偶居住）的比例略有下降，青睐与子女一起居住的比例略有上升，这可能反映了家庭结构的变化和认知症老年人对家庭支持需求的增加。

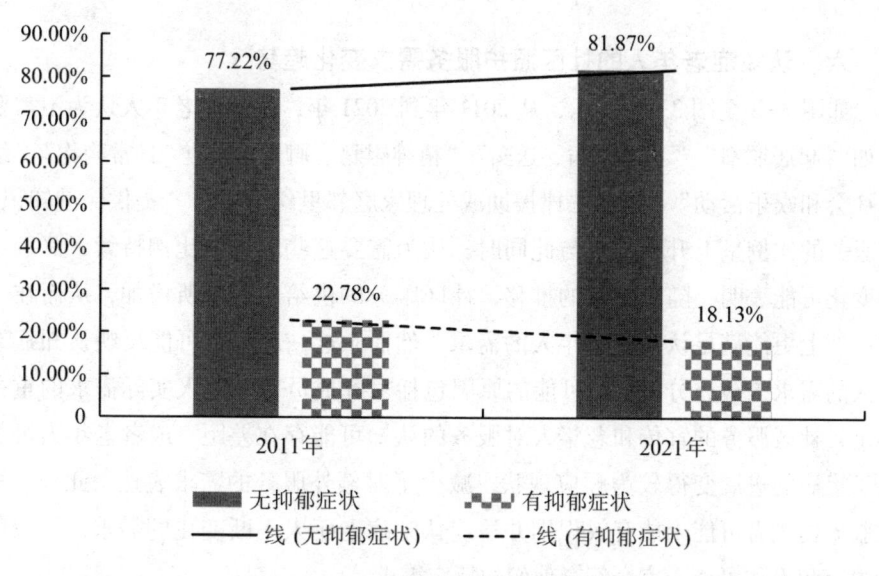

图 3-6　认知症老年人的抑郁变化趋势

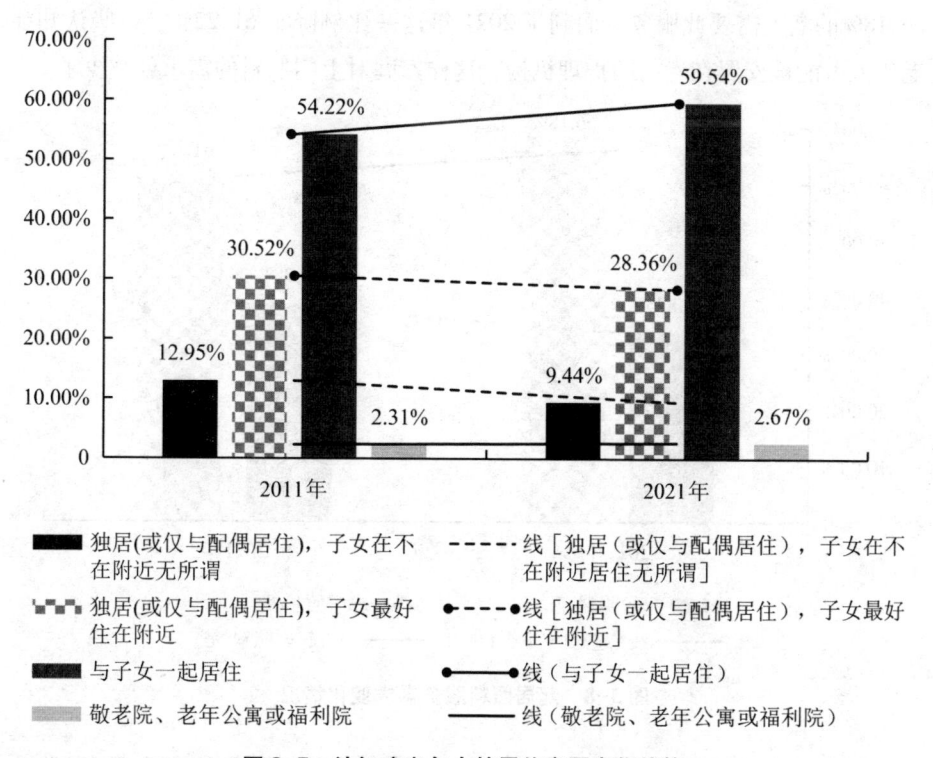

图 3-7　认知症老年人的居住意愿变化趋势

六、认知症老年人的社区照护服务需求变化趋势

如图3-8至图3-14所示,从2011年到2021年,认知症老年人认为不需要诸如"起居照料""上门看病、送药""精神慰藉、聊天解闷""日常购物""组织社会和娱乐活动""提供法律援助或处理家庭邻里纠纷"及"提供保健知识"等服务的比例呈上升趋势。与此同时,认为需要这些服务的比例持续下降。这种变化可能表明,随着时间的推移,社区服务的供给内容有所增加,从而在一定程度上更能满足认知症老年人的需求。然而,这一趋势也可能反映认知症老年人的需求未被充分挖掘。可能的原因包括家庭成员对老年人实际需求的重视不足,社区服务的宣传和老年人对服务的认知可能存在差距,或者老年人可能由于疾病的进展变得较为顺应现状,减少了对额外服务的需求表达。此外,社区服务提供者可能未能有效识别并适应认知症老年人不断变化的需求,导致服务内容和方式可能未完全符合他们的特定需求。

如图3-8所示,认知症老年人对起居照料服务的需求略有下降,2011年有66.18%的老人需要此服务,而到了2021年这一比例降至61.22%。一些认知症老年人可能被安置在专门的护理机构,这样家庭对上门照料的需求就减少了。

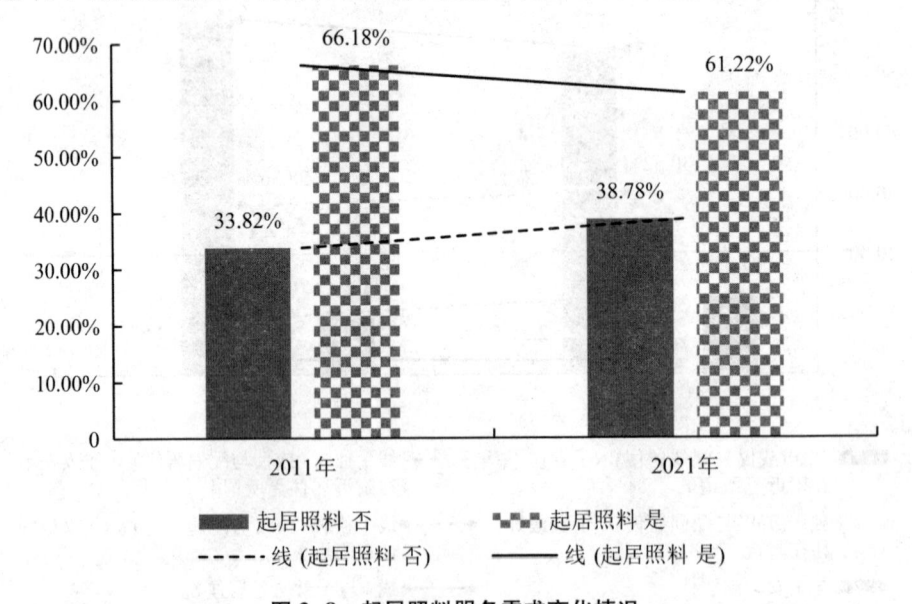

图3-8 起居照料服务需求变化情况

如图3-9所示,认知症老年人对上门看病、送药服务的需求显著减少,2011年有84.87%的老人需要此项服务,而到2021年降为62.74%。随着社区医

第三章 认知症老年人照护服务需求特征的分层分析

疗服务的发展以及互联网医疗的普及，认知症老年人或家属更容易获得所需的医疗服务和药物。

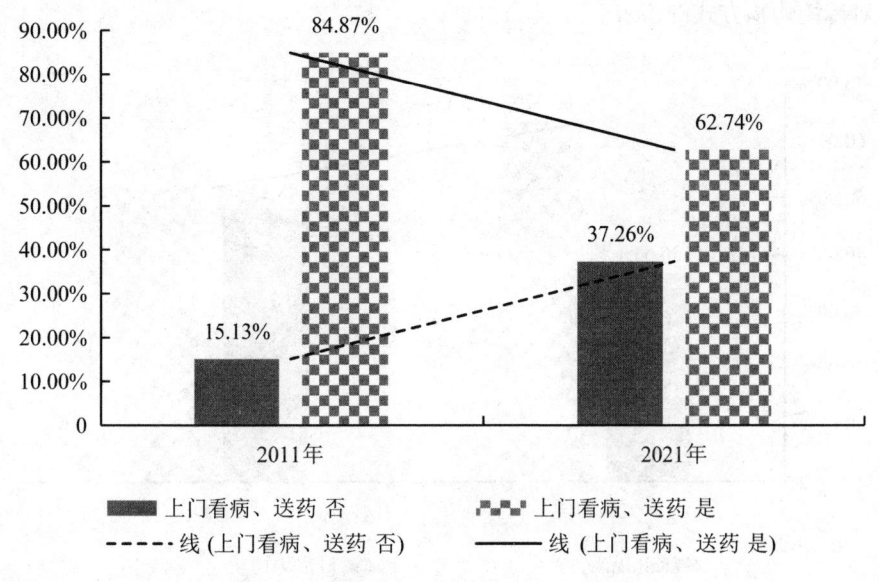

图 3-9 上门看病、送药服务需求变化情况

如图 3-10 所示，认知症老年人对精神慰藉，聊天解闷服务的需求同样有所下降，从 2011 年的 71.42% 减少到 2021 年的 54.73%。

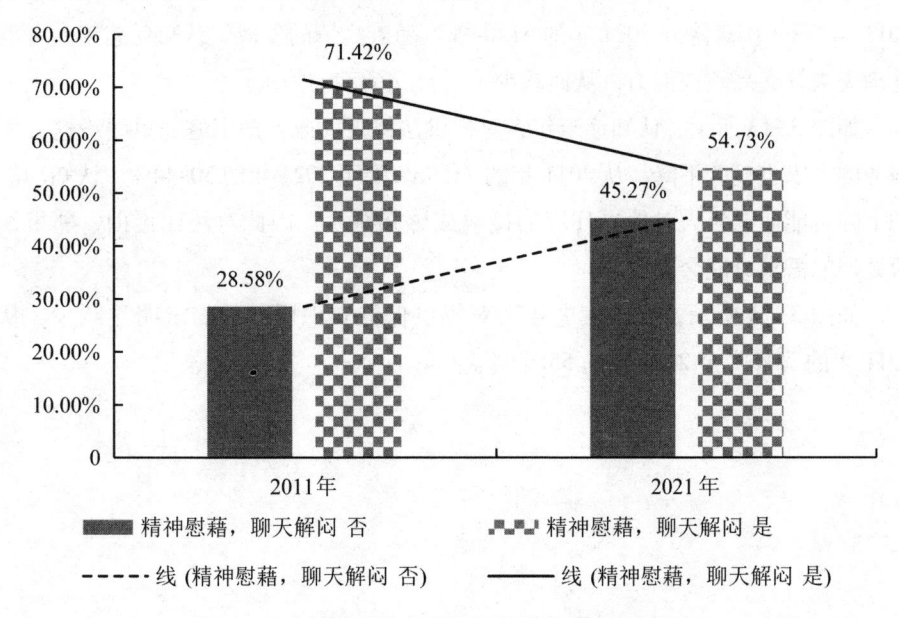

图 3-10 精神慰藉和聊天解闷服务需求变化情况

如图 3-11 所示，认知症老年人对日常购物的需求略有下降，2011 年为 63.37%，2021 年为 51.67%。网络购物的便捷性可能减少了认知症老年人或家属对传统购物方式的需求。

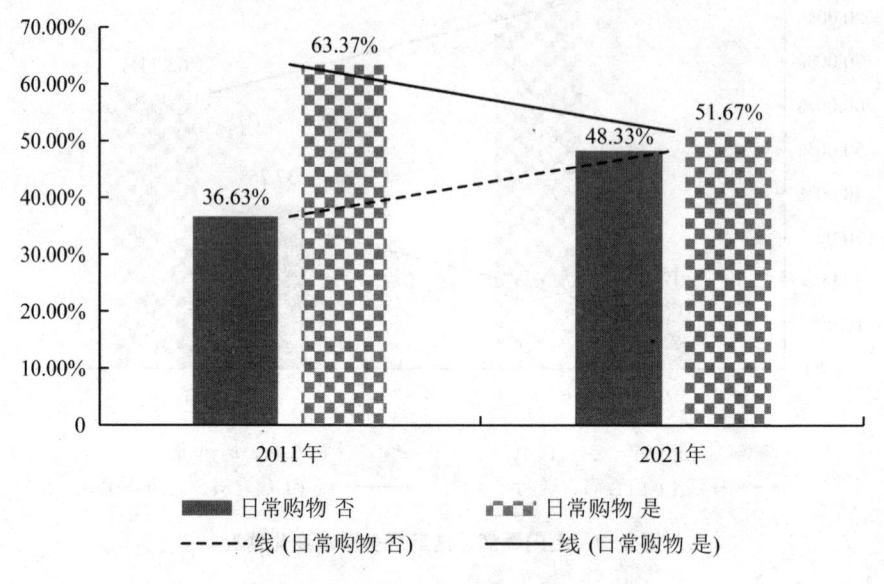

图 3-11　日常购物服务需求变化情况

如图 3-12 所示，认知症老年人对组织社会和娱乐活动的需求显著减少，从 2011 年的 69.01%降到 2021 年的 51.04%。随着病情的发展，认知症老年人可能逐渐失去社交兴趣或能力，从而减少了对社交活动的需求。

如图 3-13 所示，认知症老年人对提供法律援助或处理家庭邻里纠纷这方面服务的需求也显著下降，从 2011 年的 71.56%降至 2021 年的 50.44%。认知功能的下降可能使老年人对外界环境的接触或感知减少，因此对法律援助、邻里纠纷处理的需求可能会减少。

如图 3-14 所示，认知症老年人对提供保健知识服务的需求明显减少，从 2011 年的 78%降至 2021 年的 55.92%。

<<< 第三章 认知症老年人照护服务需求特征的分层分析

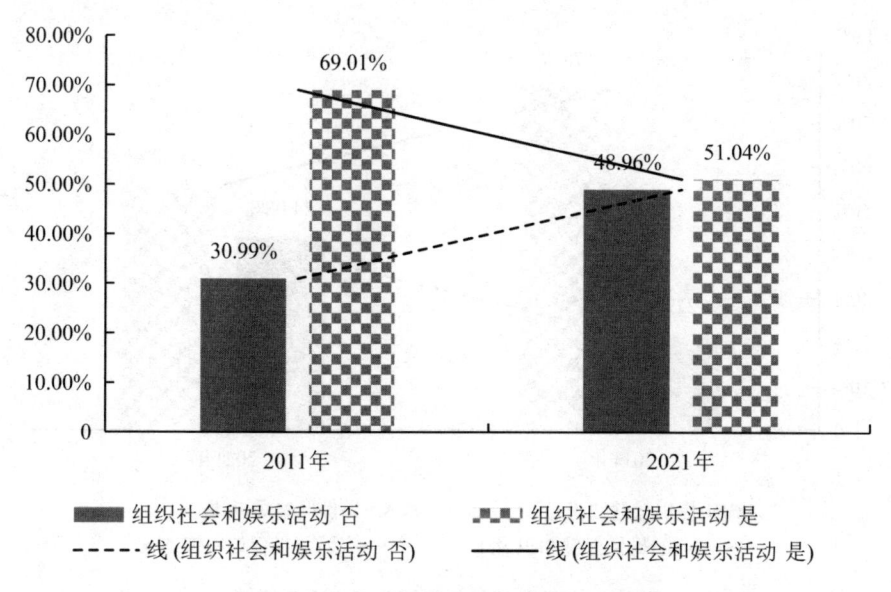

图 3-12 组织社会和娱乐活动需求变化情况

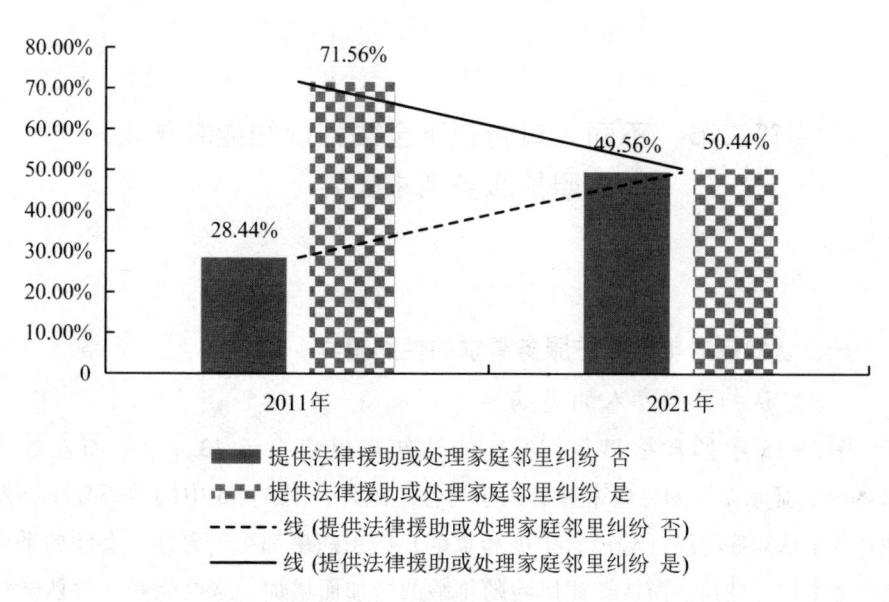

图 3-13 法律援助或处理家庭邻里纠纷服务需求变化情况

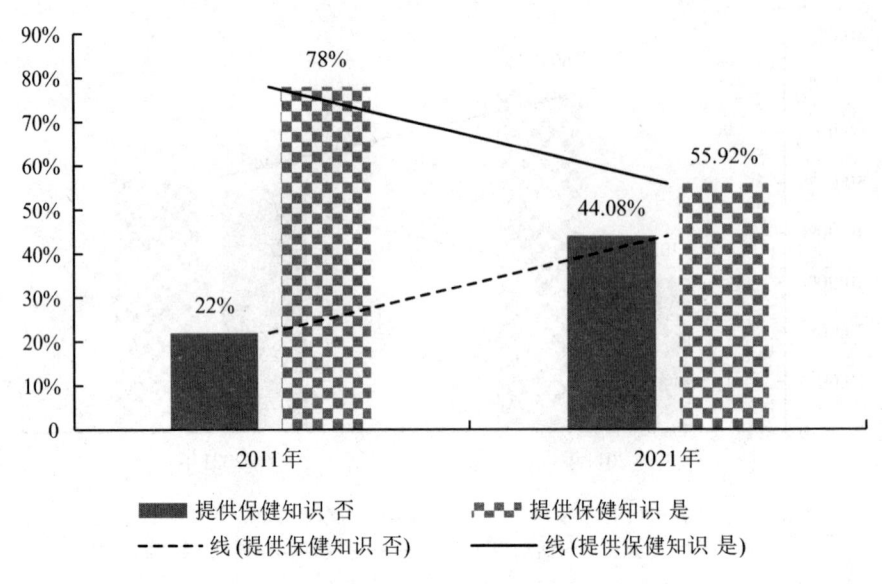

图 3-14 提供保健知识服务需求变化情况

第二节 不同人口特征下全国性认知症老年人照护服务需求差异

一、认知症老年人照护服务需求的性别差异

（一）认知症老年人的患病率

图3-15中的数据显示，男性的认知症患病率为13.47%，而女性为22.86%，显示女性的患病率显著高于男性。此外，图3-16中的数据显示，女性在各个认知症阶段（轻度、中度和重度）的患病率都高于男性。女性的平均寿命通常比男性长，而认知症风险随年龄的增加而增加，这可能是女性认知症患病率更高的部分原因。还有可能是女性可能更有意愿报告认知功能问题和寻求医疗帮助，而男性可能在文化上更不愿意承认和报告这些问题。

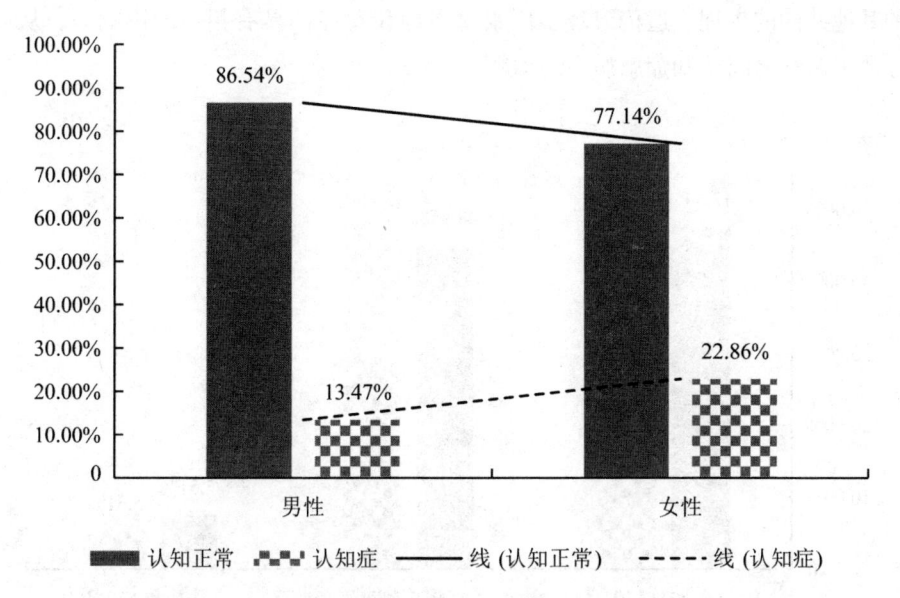

图 3-15 认知症患病率的性别差异

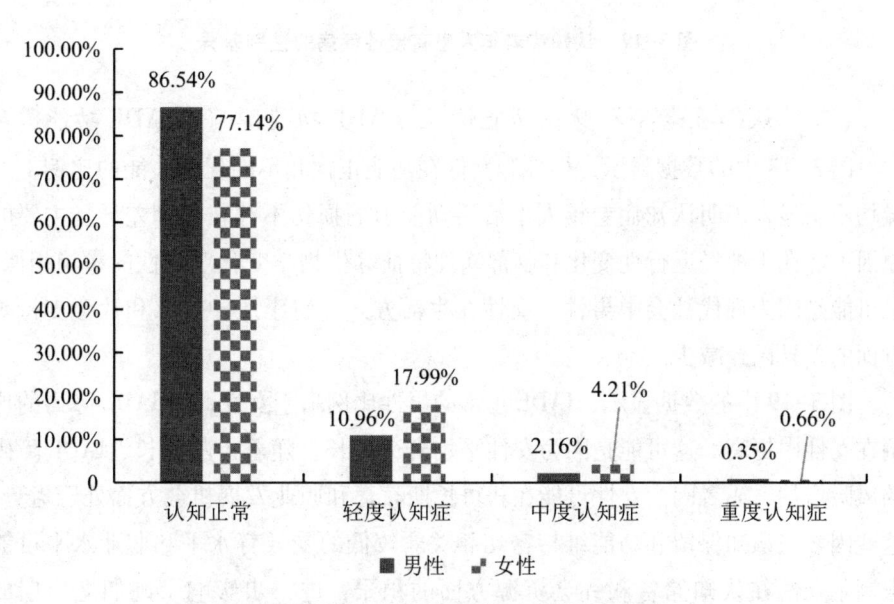

图 3-16 认知症不同病程患病率的性别差异

(二) 认知症老年人慢性疾病情况

图 3-17 中的数据显示，认知症老年人的疾病情况在男性和女性之间差异不大（$p=0.120$），显示出较为均匀的疾病分布。出现这一现象可能因为性别之外

的其他共同的生理、遗传或环境因素对男性和女性都具有相似的影响力,从而导致了两性之间认知症患病率的均衡。

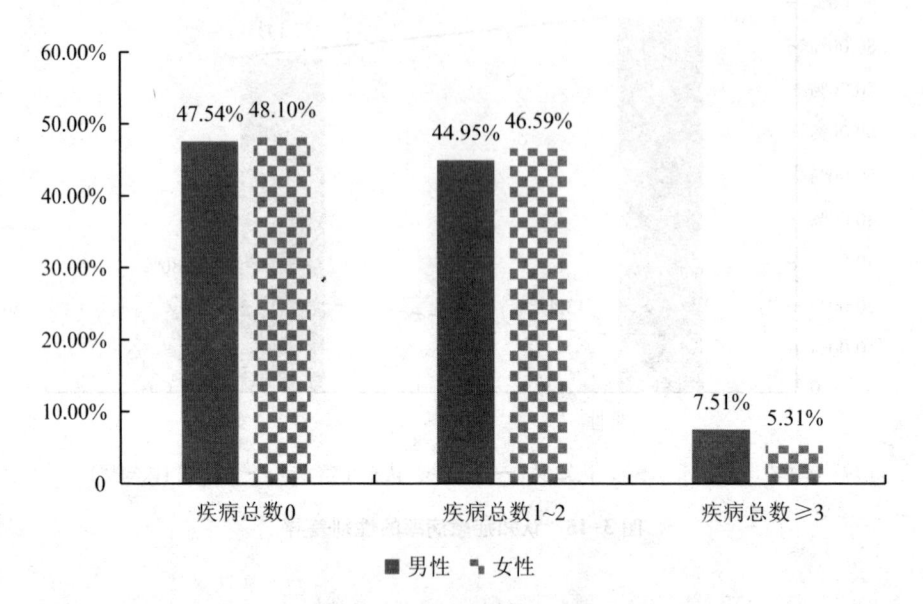

图 3-17 认知症老年人患有慢性疾病的性别差异

（三）认知症老年人身体功能情况（ADL 功能障碍，IADL 功能障碍）

图 3-18 中的数据显示，男性和女性在功能正常和不同程度失能的比例上差异均不明显，表明认知症老年人生活活动能力的损伤不存在性别差异。主要的原因可能在于神经退行性变化和脑部病理特征等生物学变化对两性的影响相似，也可能是因为现代社会中男性、女性在生活方式、健康照护获取和社会支持等方面的差异已经减少。

图 3-19 中的数据显示，IADL 正常的男性比例高于女性，而 IADL 障碍的比例在女性中更高。这可能是因为女性平均寿命更长，随着年龄增长，IADL 障碍的风险增加，或者因为女性可能在获得长期教育和职业发展机会方面处于劣势，这些因素与认知保留和功能维持密切相关。较低的受教育水平和职业水平可能限制了女性在认知储备和社会资源方面的积累，进一步影响了她们老年期的 IADL 表现。

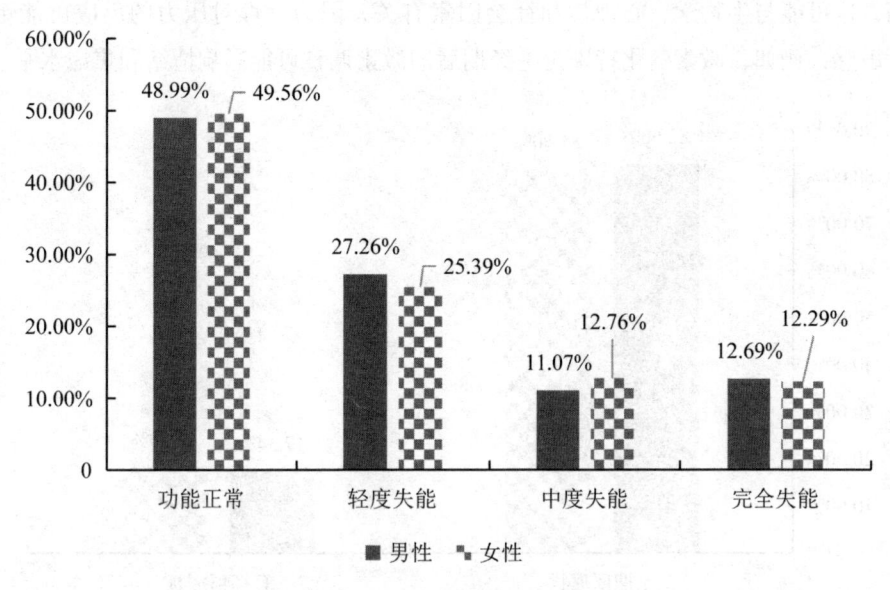

图 3-18 ADL 功能水平的性别差异

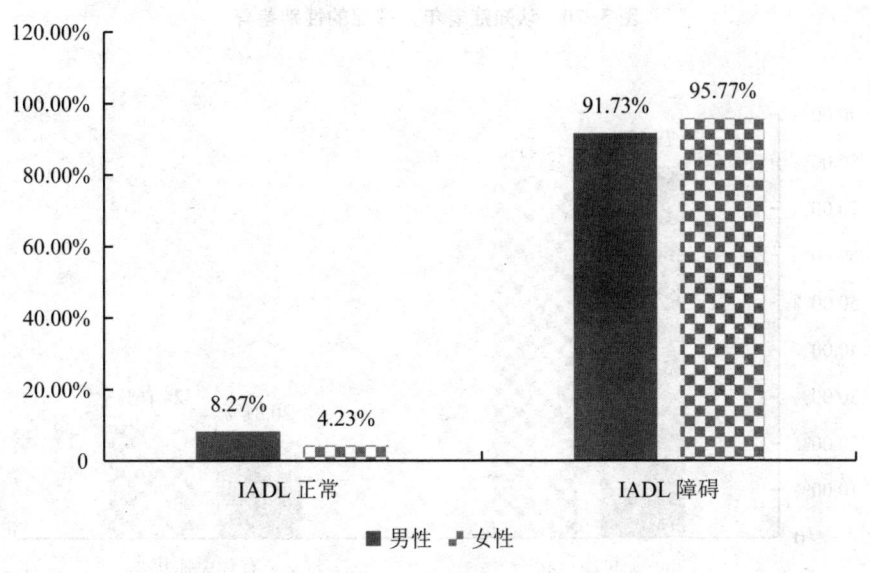

图 3-19 IADL 功能水平的性别差异

(四) 认知症老年人的心理健康

图 3-20 中的数据显示,认知症老年人抑郁症状的比例在性别之间差异不大,但女性略高于男性。图 3-21 中的数据显示,焦虑症状在女性中的比例也略

高，这可能与生物学、心理学和社会因素有关，因为女性对压力的反应可能更为敏感，例如，激素变化特别是绝经期后的激素调整可能影响情绪和焦虑水平。

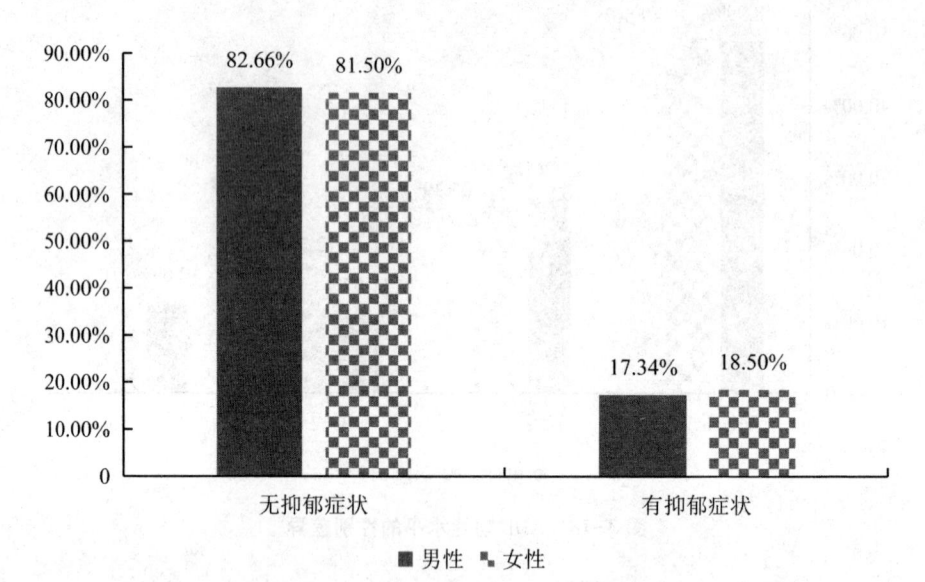

图 3-20 认知症老年人抑郁的性别差异

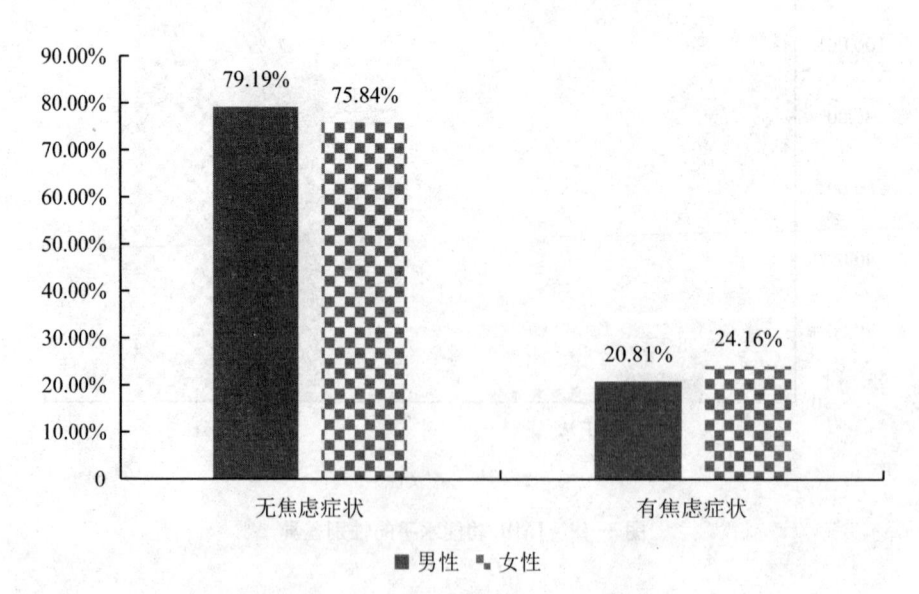

图 3-21 认知症老年人焦虑的性别差异

（五）认知症老年人居住意愿选择

图 3-22 中的数据显示，在认知症老年人中，女性想与子女一起居住的比例高达 62.84%，而男性倾向于独居（或仅与配偶居住），子女住在附近。这可能反映了文化和社会结构上的性别角色差异。这也反映了不同性别在应对老年期孤独和需要照顾时的不同策略。女性往往在家庭中更多扮演照护者角色，因而她们更期望在需要帮助时获得家庭的直接支持和关怀。相比之下，男性可能更倾向于保持独立或依赖配偶，而不愿意选择依赖子女。

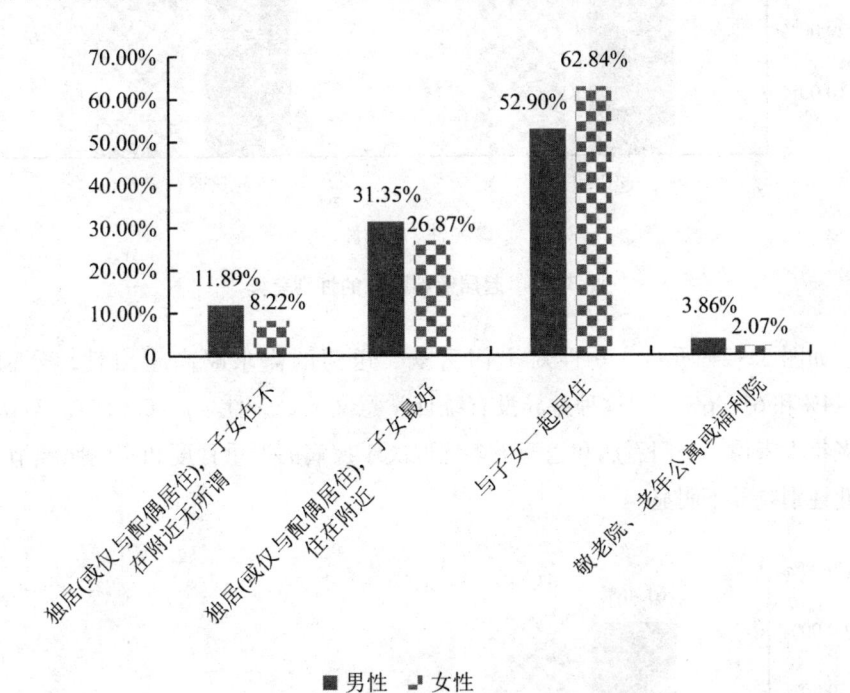

图 3-22 认知症老年人居住意愿的性别差异

（六）认知症老年人社区照护服务需求

如图 3-23 所示，男性和女性对起居照料的需求相近，分别为 61.21% 和 61.23%，没有显著性差异（$p=0.993$）。起居照料包括日常生活中的基础需求，如饮食、洗漱等，这些需求与性别无关，与认知症程度有关。男性和女性在认知症的发展上并无显著差异，因此对起居照料的需求也相近。

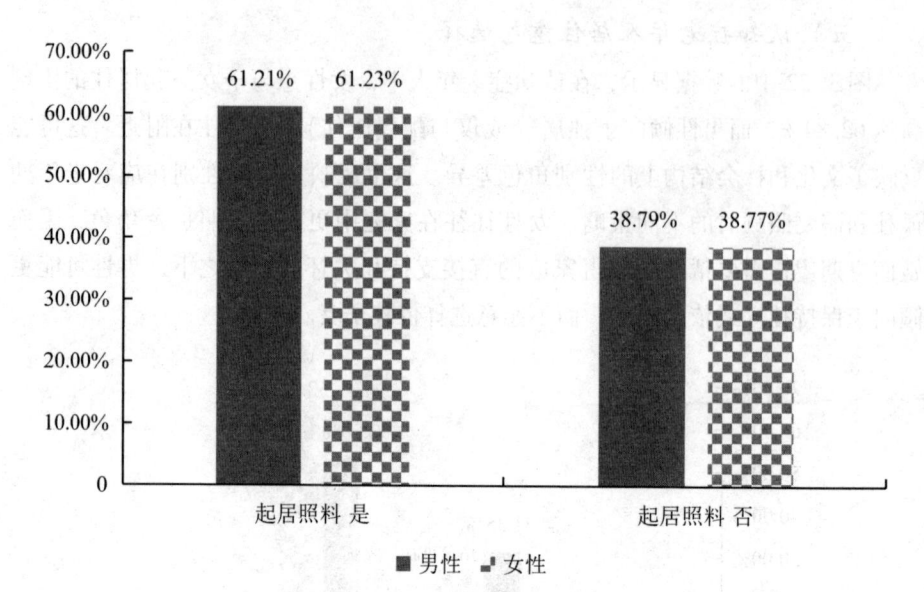

图 3-23 起居照料需求的性别差异

如图 3-24 所示，女性对上门看病、送药的需求略高于男性，分别为 63.44% 和 61.46%，但这种差异没有统计学意义的显著性（$p=0.518$）。对认知症老年人来说，上门看病和送药更多地取决于疾病的严重程度和家庭照顾情况，因此性别差异不明显。

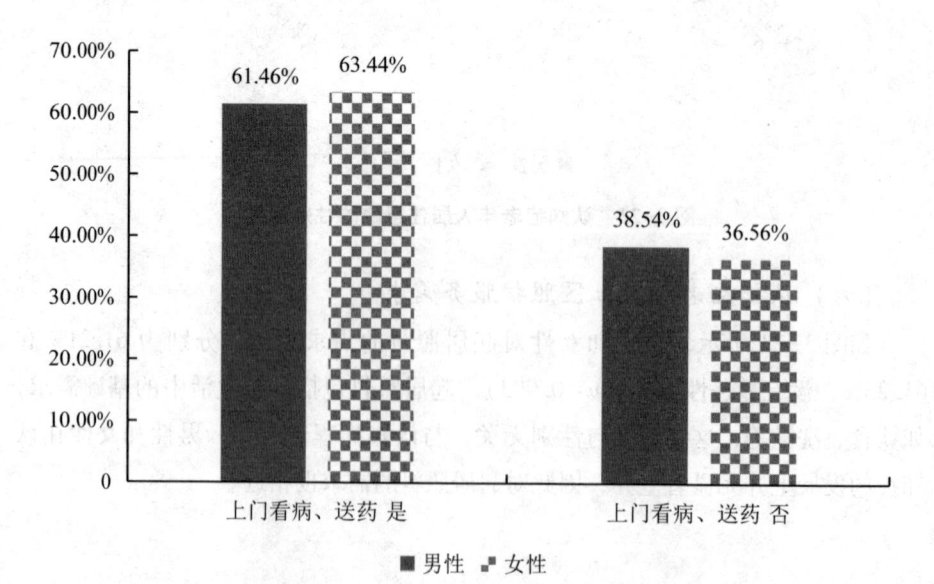

图 3-24 上门看病、送药的性别差异

如图 3-25 所示，女性对精神慰藉，聊天解闷的需求略高于男性，分别为 56.03% 和 52.32%，但这种差异没有统计学意义的显著性（$p=0.182$）。女性通常更注重社交联系和情感交流，因此对精神慰藉的需求可能略高。然而，认知症老年人通常会经历社交能力的下降，这种疾病特性可能使得性别间的需求差异缩小。

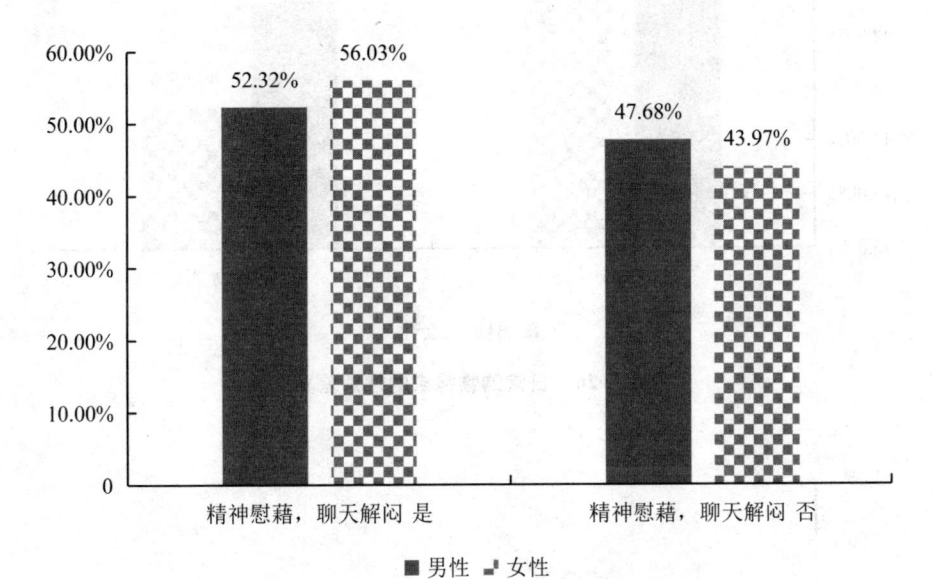

图 3-25 精神慰藉和聊天解闷需求的性别差异

如图 3-26 所示，女性对日常购物的需求略高于男性，分别为 52.35% 和 50.40%，但这种差异没有统计学意义的显著性（$p=0.481$）。女性在日常生活中通常负责家庭购物，因此对购物服务的需求可能略高。但认知症老年人的日常购物需求主要由家庭或护理人员承担，因此性别差异不明显。

如图 3-27 所示，女性对组织社会和娱乐活动服务的需求略高于男性，分别为 51.88% 和 49.52%，但这种差异没有统计学意义的显著性（$p=0.440$）。女性通常比男性更注重社交和娱乐活动，但认知症的发展会削弱认知症老年人的社交能力，导致性别差异不明显。

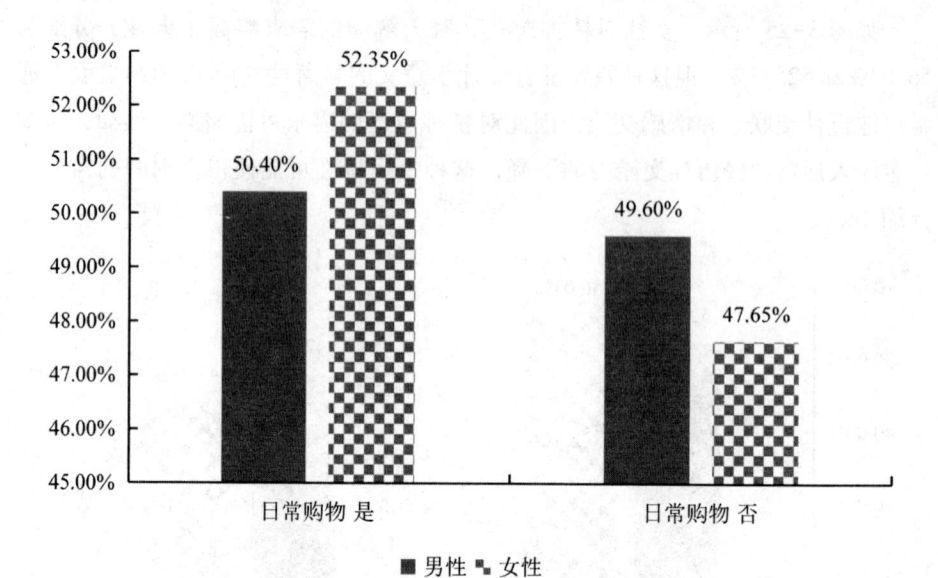

图 3-26 日常购物需求的性别差异

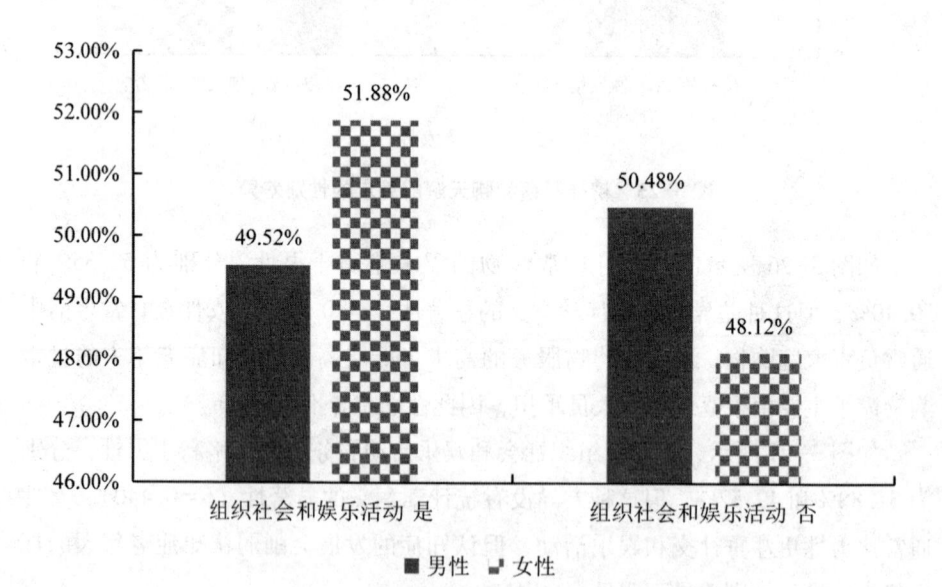

图 3-27 组织社会和娱乐活动需求的性别差异

如图 3-28 所示,男性和女性对法律援助或处理家庭邻里纠纷的需求几乎相同,分别为 50.52% 和 50.39%,没有显著性别差异（$p=0.967$）。这可能是因为法律援助或处理纠纷的需求主要与家庭关系或邻里关系相关,性别在这方面没有显著影响。

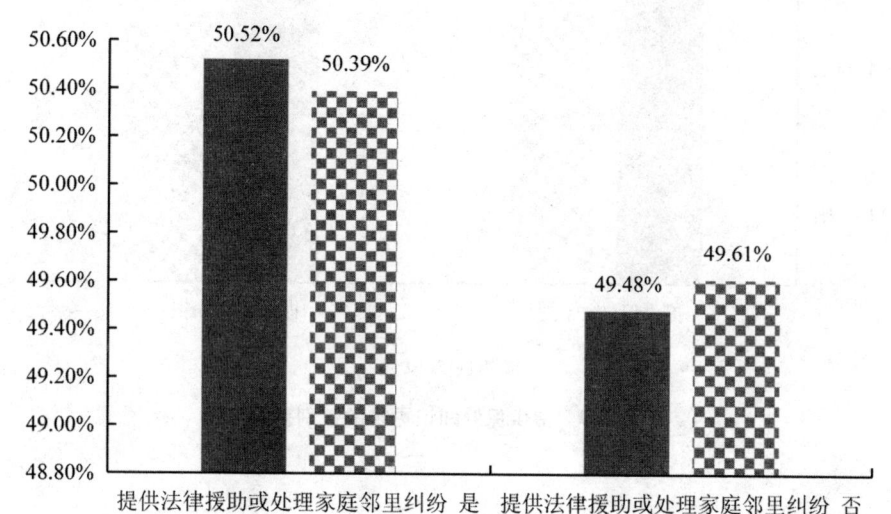

图 3-28 法律援助或处理家庭邻里纠纷需求的性别差异

如图 3-29 所示,男性和女性对提供保健知识的需求相近,分别为 56.59% 和 55.54%,没有显著性别差异（$p=0.758$）。保健知识通常由家庭成员或护理人员获取,因而认知症老年人自身需求与性别无关。

如图 3-30 所示,男性和女性对使用网络服务的需求相近,分别为 45.88% 和 44.72%,没有显著性别差异（$p=0.685$）。无论男性还是女性,认知症老人可能都面临着技术使用上的障碍,如记忆力减退、认知功能下降和学习新事物的困难,因而认知症老年人对使用网络服务需求与性别无关。

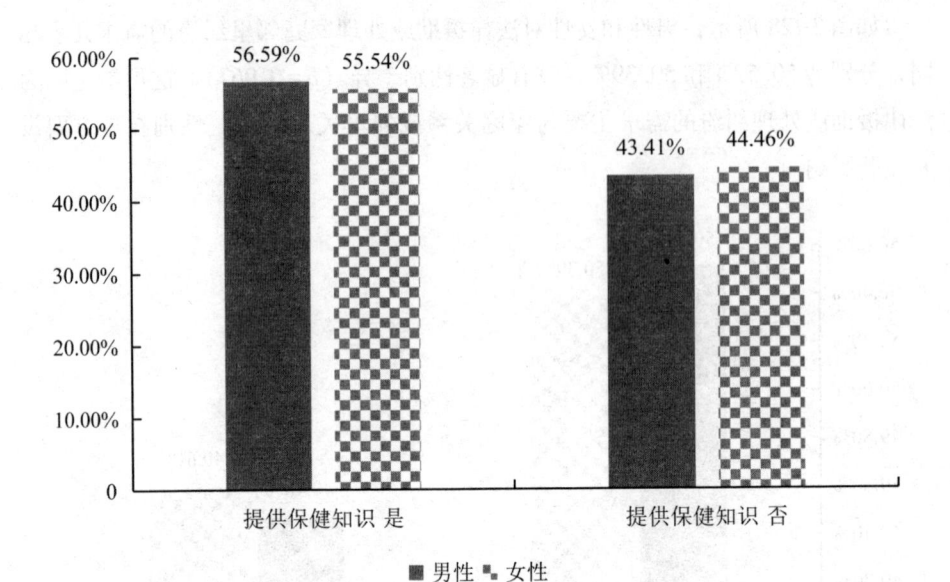

图 3-29　提供保健知识需求的性别差异

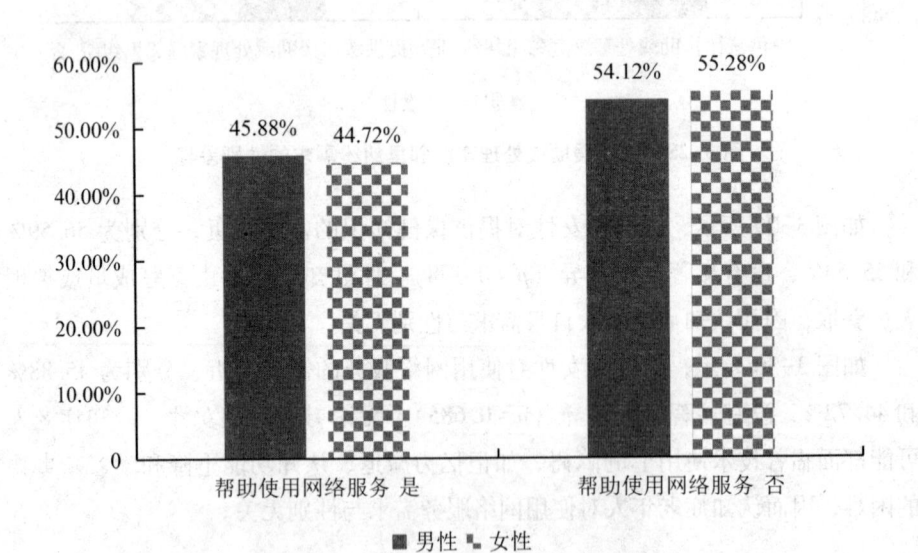

图 3-30　使用网络服务需求的性别差异

二、认知症老年人照护服务需求的年龄差异

（一）认知症老年人的患病率

图 3-31 中的数据显示，随着年龄的增加，认知症患病率显著增加，从 65~

74 岁的 3.40% 增加到 85 岁及以上的 29.88%。图 3-32 中的数据显示，轻度、中度和重度认知症的患病率随着年龄的增长也显著增加。这强调了年龄作为认知症风险因素的重要性，并指出了在老年人口中预防和管理认知症的重要性。

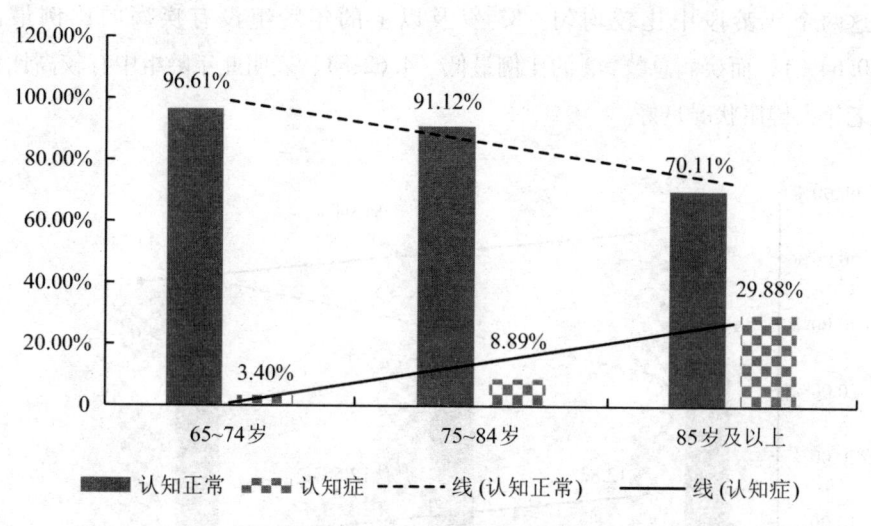

图 3-31 认知症患病率的年龄差异

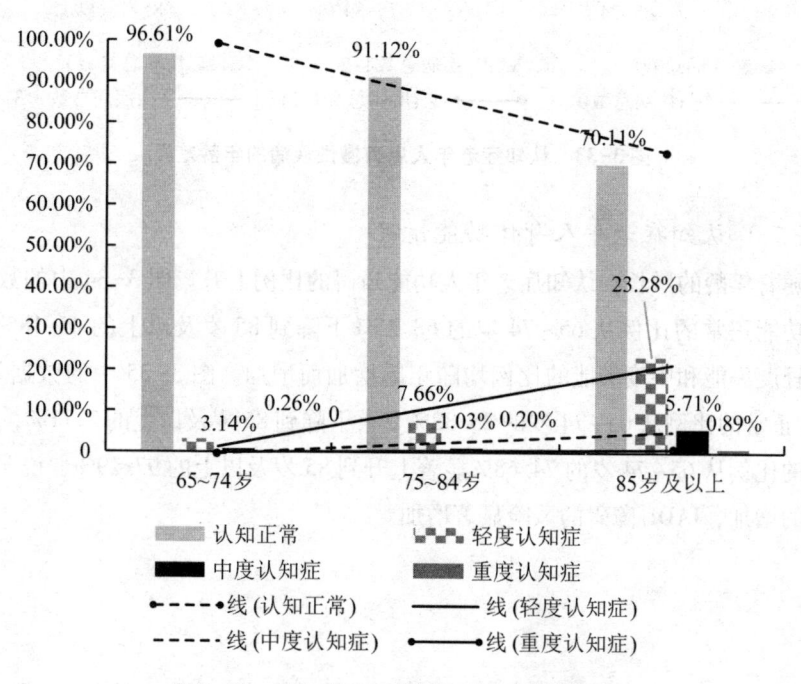

图 3-32 认知症不同病程患病率的年龄差异

（二）认知症老年人慢性疾病情况

图 3-33 中的数据显示，65~74 岁和 75~84 岁年龄组的认知症老年人在疾病总数为 0，疾病总数 1~2 及疾病总数≥3 组间的比例分别接近，显示出疾病负担在这两个年龄段中比较均匀。85 岁及以上的年龄组没有疾病的比例最高（50.64%），而疾病总数≥3 的比例最低（4.62%），表明此年龄组中有较高比例的老年人健康状况良好。

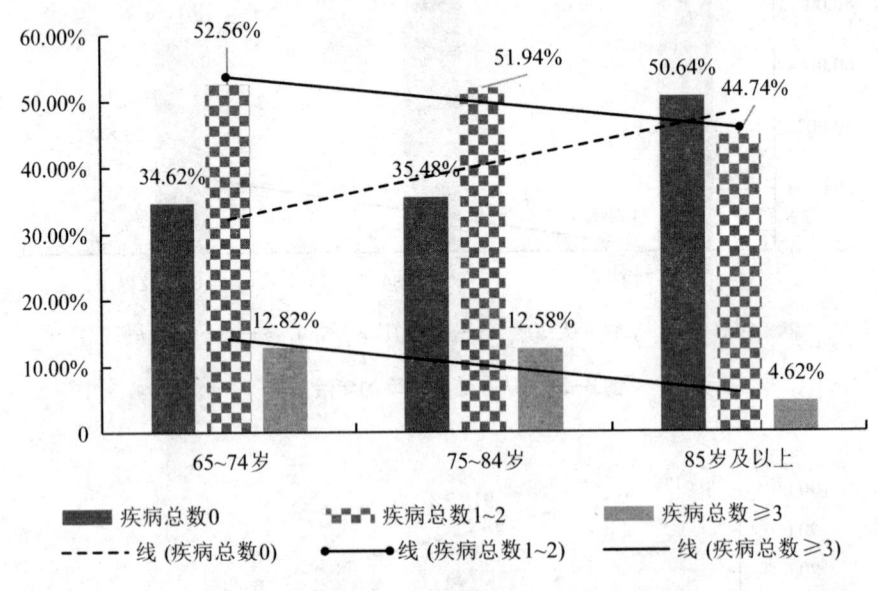

图 3-33 认知症老年人患有慢性疾病的年龄差异

（三）认知症老年人身体功能情况

随着年龄的增长，认知症老年人功能障碍的比例上升。图 3-34 中的数据显示，功能正常的比例从 65~74 岁的 68.35%下降到 85 岁及以上的 45.18%。同时，轻度失能和中度失能的比例均随年龄增加而增加。图 3-35 中的数据显示，IADL 正常的比例从 65~74 岁的 25.32%显著下降到 85 岁及以上的 2.71%，IADL 障碍的比例从 65~74 岁的 74.68%显著上升到 85 岁及以上的 97.29%，说明随着年龄的增加，IADL 障碍的风险显著增加。

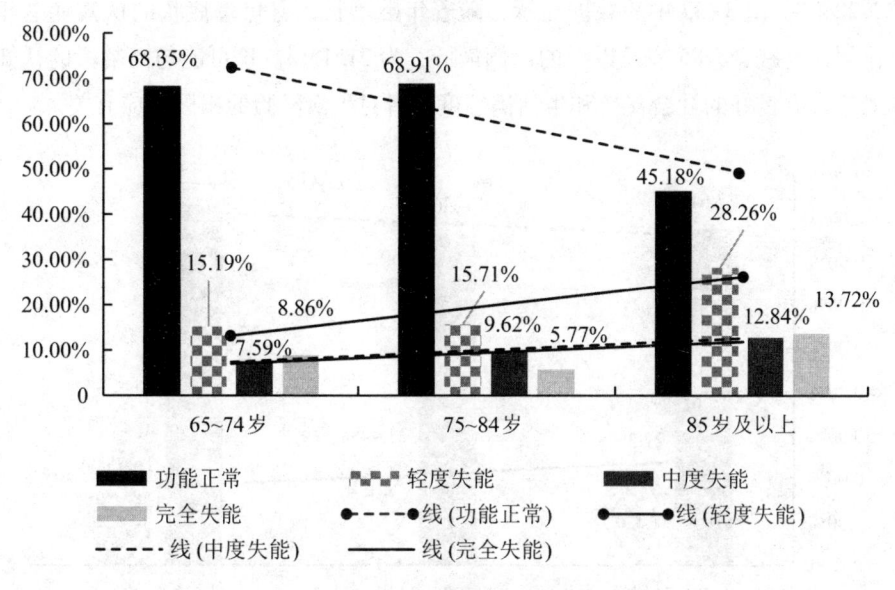

图 3-34 ADL 功能水平的年龄差异

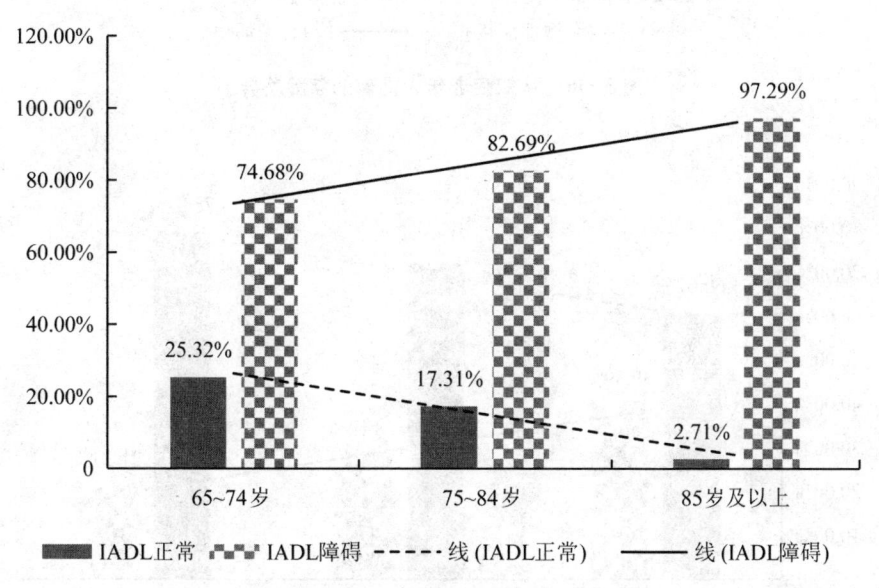

图 3-35 IADL 功能水平的年龄差异

（四）认知症老年人的心理健康

图 3-36 中的数据显示，65~74 岁和 75~84 岁的年龄组中，认知症老年人有抑郁症状的比例类似，但 85 岁及以上的年龄组中，无抑郁症状的比例最高

(83.22%)。图 3-37 中的数据显示，随着年龄增长，有焦虑症状的认知症老年人比例显著减少，85 岁及以上的比例最低，为 21.13%。这可能与高龄段的认知症老年人有良好的社会支持和生活满意度或者对生活经验的积极适应有关。

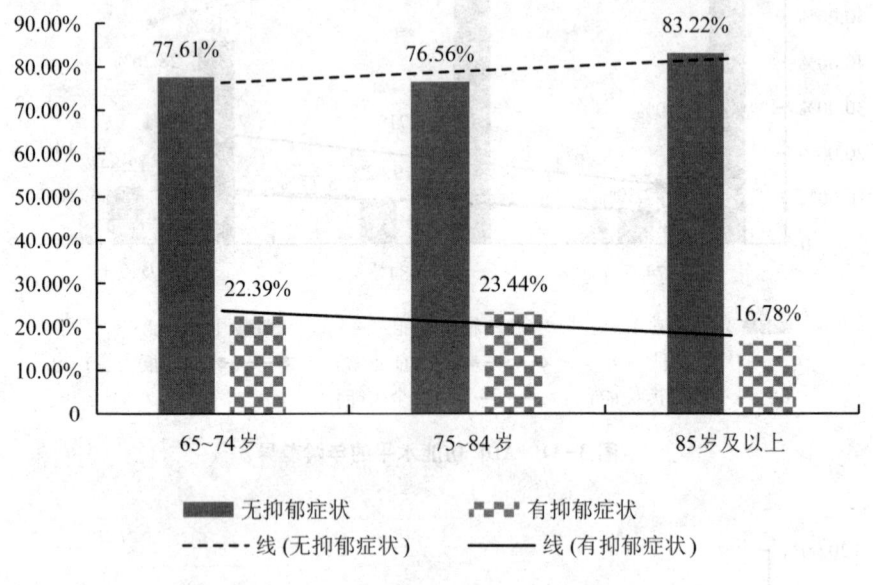

图 3-36 认知症老年人抑郁的年龄差异

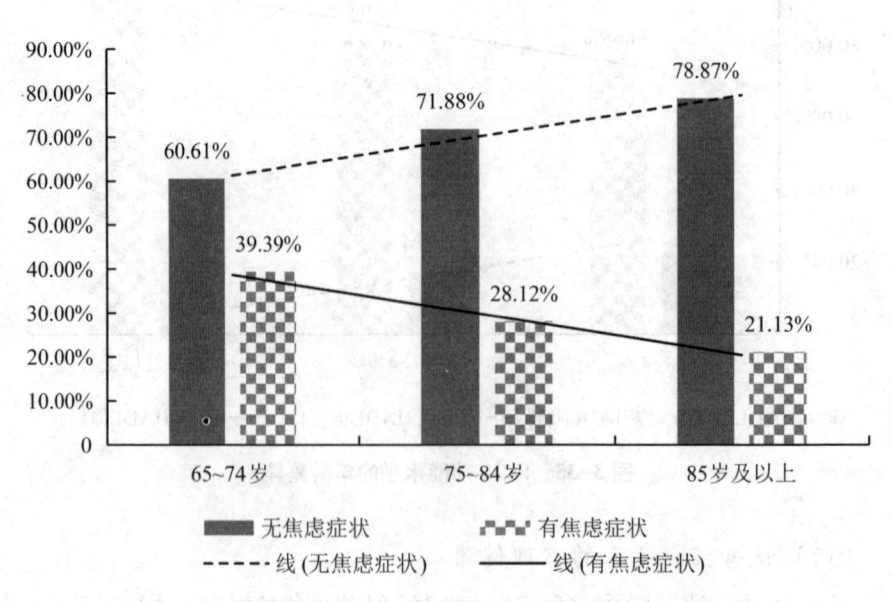

图 3-37 认知症老年人焦虑的年龄差异

（五）认知症老年人居住意愿选择

图 3-38 中的数据显示，随着年龄的增加，认知症老年人中选择独居（或仅与配偶居住），子女在不在附近无所谓的意愿的比例下降。选择与子女一起居住的意愿的比例从 65~74 岁的 44.44%上升到 85 岁及以上的 63.28%，表明随着年龄的增加，老人更依赖子女的照料。在不同年龄段间，选择在敬老院、老年公寓或福利院居住的认知症老年人比例无显著的组间差异。

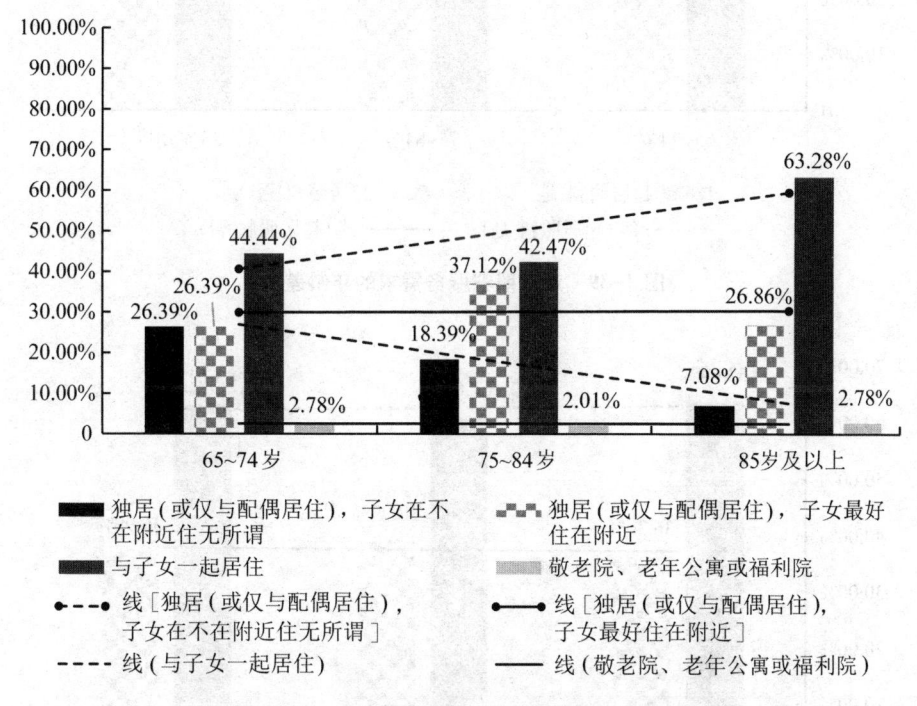

图 3-38 认知症老年人居住意愿的年龄差异

（六）认知症老年人社区照护服务需求

图 3-39 中的数据显示，随着年龄增长，认知症老年人对起居照料的需求呈现小幅波动，65~74 岁组为 57.89%，75~84 岁组为 61.84%，85 岁及以上为 61.28%（$p=0.861$），表明起居照料是各年龄段认知症老年人普遍需要的服务。

图 3-40 中的数据显示，在上门看病、送药的需求方面，65~74 岁组对这一服务的需求最高（63.64%），75~84 岁组稍低（61.01%），85 岁及以上略有上升（63.01%）。随着年龄的增长，认知症老年人对医疗服务的需求整体上升，但中间年龄组的需求略降可能与身体健康状况和慢性疾病管理的稳定有关。

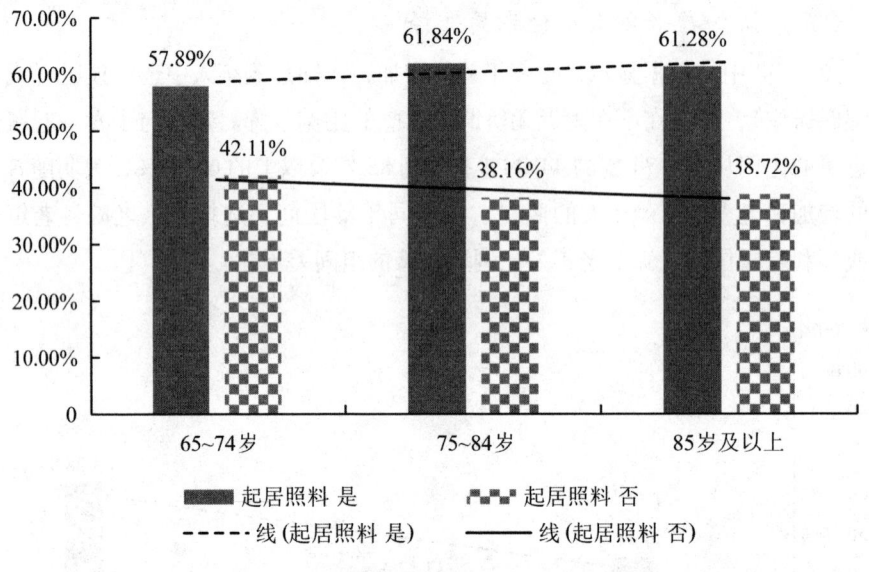

图 3-39　起居照料服务需求的年龄差异

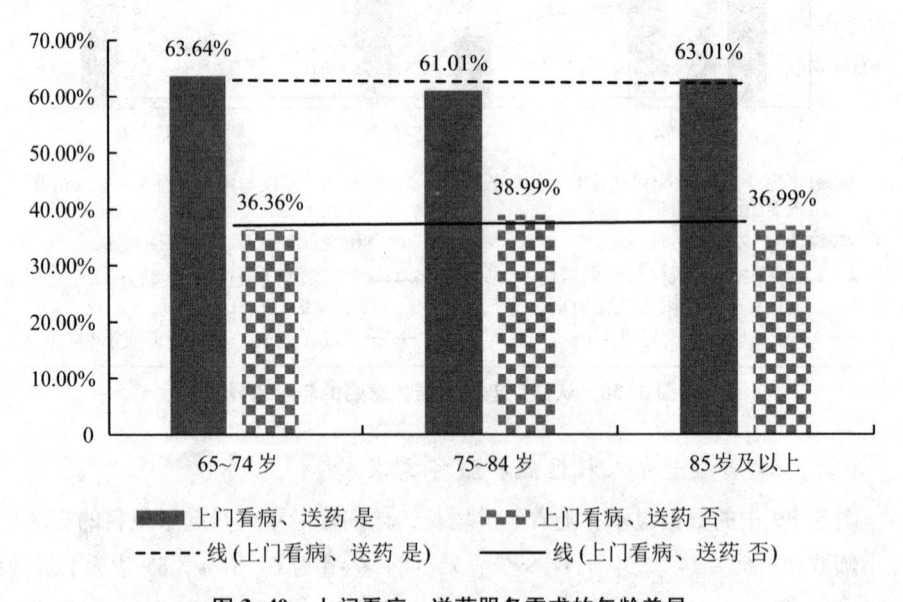

图 3-40　上门看病、送药服务需求的年龄差异

图 3-41 中的数据显示，认知症老年人对精神慰藉，聊天解闷服务的需求呈递减的趋势，65~74 岁组需求最高为 60.66%，随着年龄增加需求逐渐降低，至 85 岁及以上组为 53.97%。年龄相对较低的老年人可能社交网络更广，社交需求更强。随着年龄的增长，社交活动可能减少，对精神慰藉的需求也相应减少。

<<< 第三章 认知症老年人照护服务需求特征的分层分析

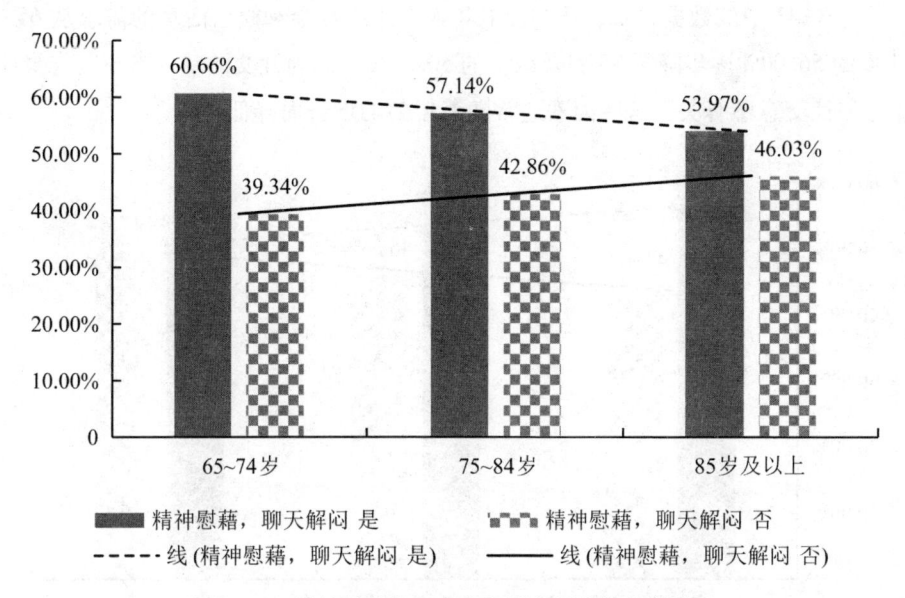

图3-41 精神慰藉和聊天解闷服务需求的年龄差异

图3-42中的数据显示，日常购物服务需求在各年龄组间波动较小，65~74岁为52.54%，75~84岁为53.59%，85岁及以上为51.28%。这可能因为日常购物需求与个体的生活自理能力紧密相关，因个体差异而在不同年龄段内显示出小幅波动。

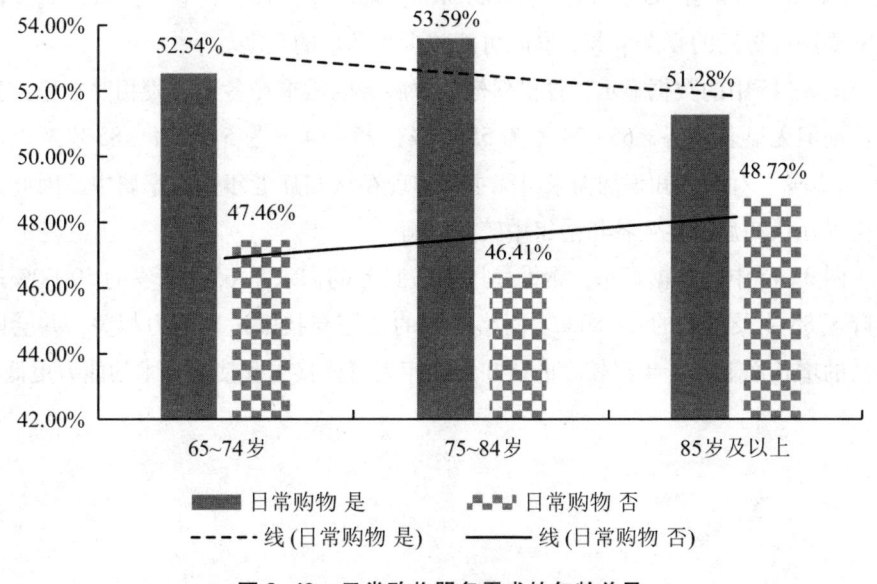

图3-42 日常购物服务需求的年龄差异

图 3-43 中的数据显示，认知症老年人对组织社会和娱乐活动的需求从 65～74 岁的 56.00%逐步降至 85 岁及以上的 50.27%。因为社交活动的参与度与身体能力和社交意愿有关，这些因素通常随着年龄的增长而降低。

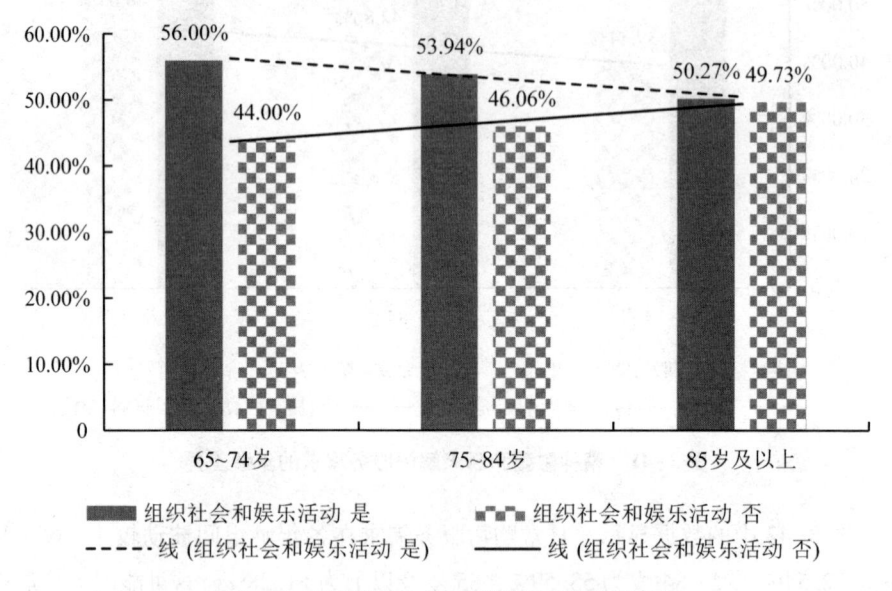

图 3-43　组织社会和娱乐活动需求的年龄差异

图 3-44 中的数据显示，法律援助或处理家庭邻里纠纷服务需求从 65～74 岁的 56.10%逐渐降至 85 岁及以上的 49.52%。随着年龄增长，老年人可能更少涉及需要法律援助的复杂事务，同时可能减少与邻里的互动。

图 3-45 中的数据显示，提供保健知识服务的需求在各年龄段相对平稳，稍有波动但无显著趋势，65～74 岁为 55.56%，75～84 岁为 54.01%，85 岁及以上为 56.28%。对保健知识的需求可能主要体现在认知症老年人的家属中，因此这种需求在认知症老年人各年龄组中较为均衡。

图 3-46 中的数据显示，帮助使用网络服务的需求从 65～74 岁的 50.00%逐步降至 85 岁及以上的 44.83%。网络服务的使用与技术适应能力相关，并会随年龄的增长而下降。年纪较大的认知症老年人可能接受和使用技术的能力更低。

第三章 认知症老年人照护服务需求特征的分层分析

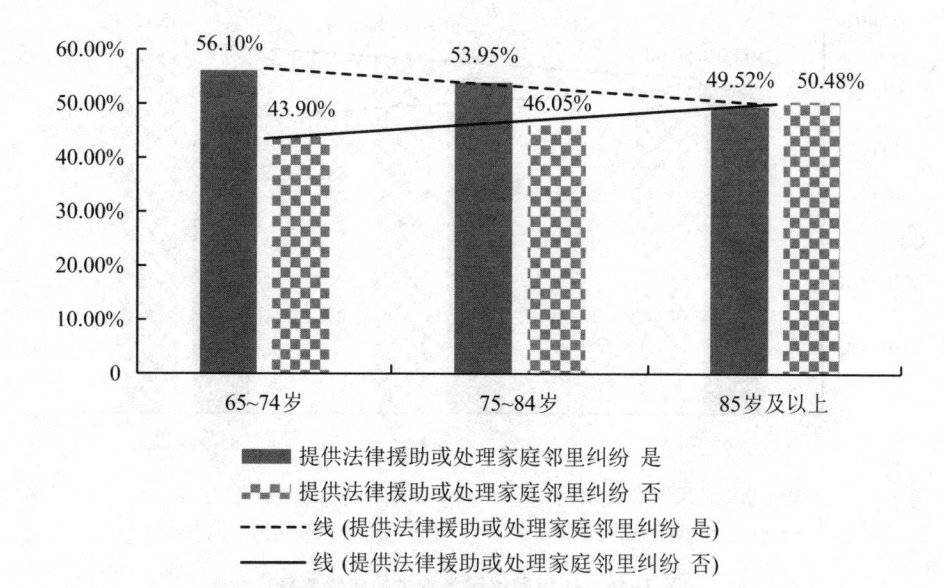

图 3-44 法律援助或处理家庭邻里纠纷服务需求的年龄差异

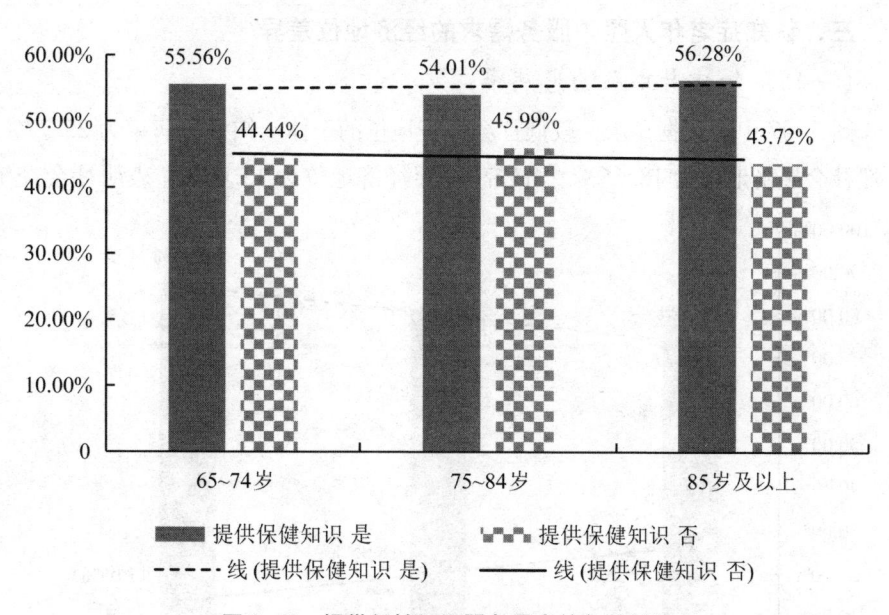

图 3-45 提供保健知识服务需求的年龄差异

111

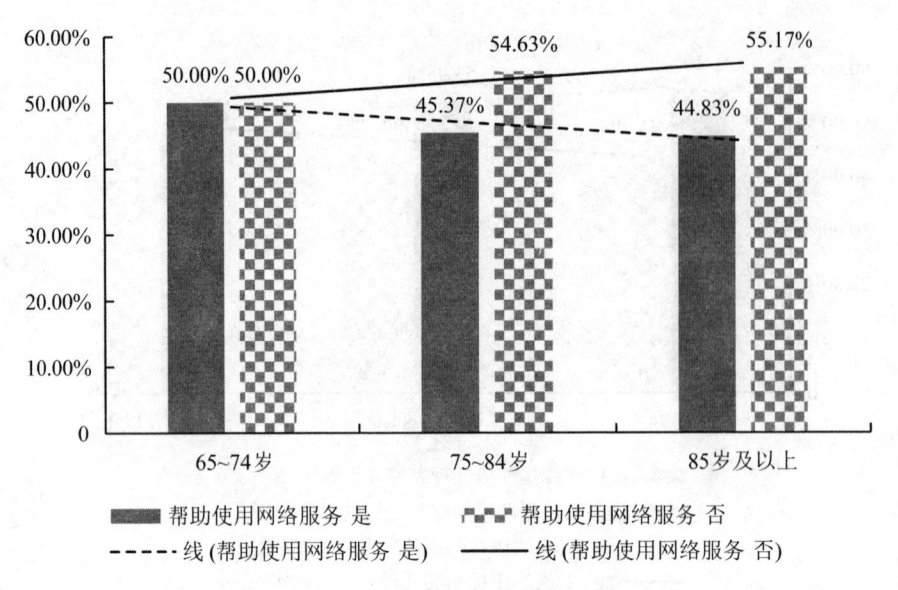

图 3-46 使用网络服务需求的年龄差异

三、认知症老年人照护服务需求的经济地位差异

（一）认知症老年人的患病率

图 3-47 中的数据显示，较低社会经济地位的个体认知症患病率为 25.77%，一般社会经济地位为 18.65%，而较高社会经济地位为 13.05%，表明社会经济

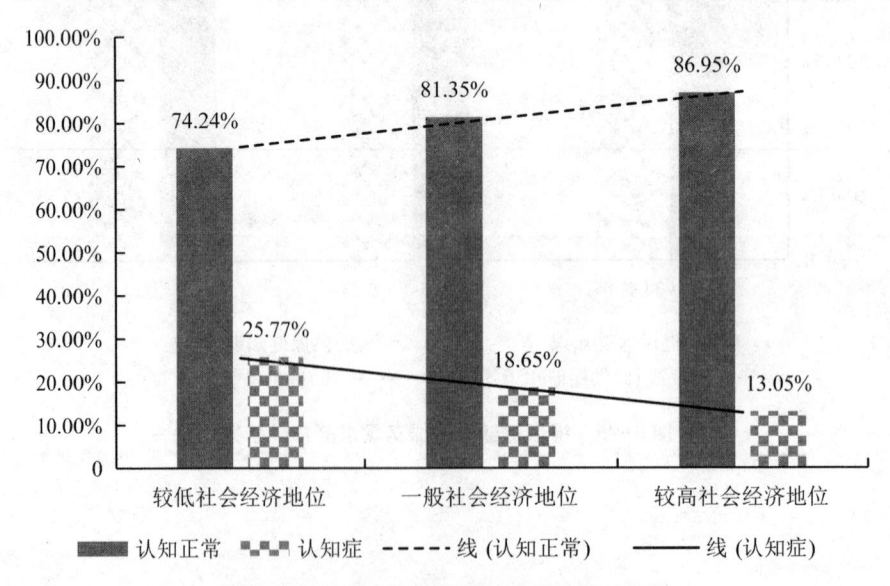

图 3-47 认知症患病率的社会经济地位差异

地位较高的个体认知症患病率较低。较高社会经济地位的个体可能更容易采取健康的生活方式，更容易获得更好的医疗保健服务，包括认知症的早期诊断和治疗。社会经济地位较低的群体在所有认知症阶段的患病率都较高。这可能反映了社会经济地位较低的群体面临的健康不平等，包括健康行为的差异、健康知识的获取差异以及医疗资源的可及性。

（二）认知症老年人慢性疾病情况

图 3-48 中的数据显示，随着社会经济地位的提高，无疾病的比例略有增加，从较低社会经济地位的 43.14% 上升到较高社会经济地位的 48.39%。同时，疾病总数≥3 的比例随社会经济地位的提高而降低。这反映了较高社会经济地位的个体更有可能获得更好的医疗服务和健康资源，从而减少疾病发生。

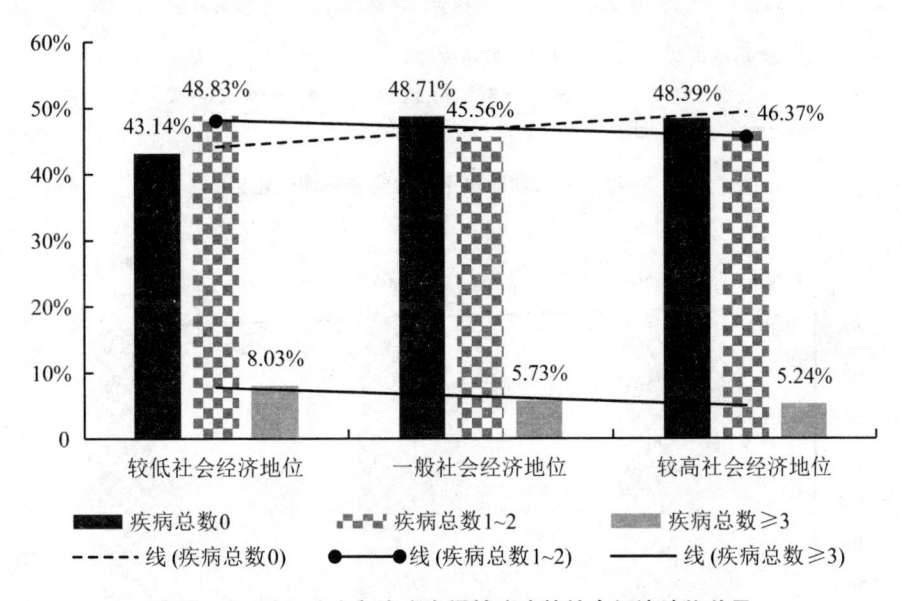

图 3-48 认知症老年人患有慢性疾病的社会经济地位差异

（三）认知症老年人身体功能情况

图 3-49 中的数据显示，认知症老年人中，功能正常的比例在一般社会经济地位群体中较高，而完全失能的比例在较低社会经济地位群体中最高，但在较高社会经济地位群体中最低。这可能是因为较高社会经济地位的个体有更好的条件维持健康的生活方式，以及有更多资源应对健康问题。图 3-50 中的数据显示，IADL 障碍的比例随着社会经济地位的提高而减少，从较低社会经济地位的 94.39% 减少到较高社会经济地位的 90.76%。这表明较高社会经济地位的个体

可能拥有更多支持其独立生活的资源。

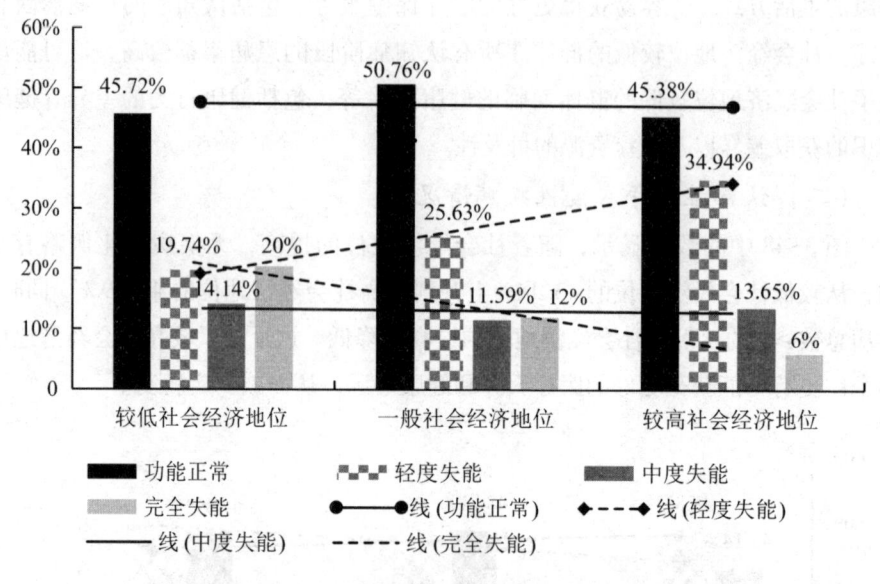

图 3-49 ADL 功能水平的社会经济地位差异

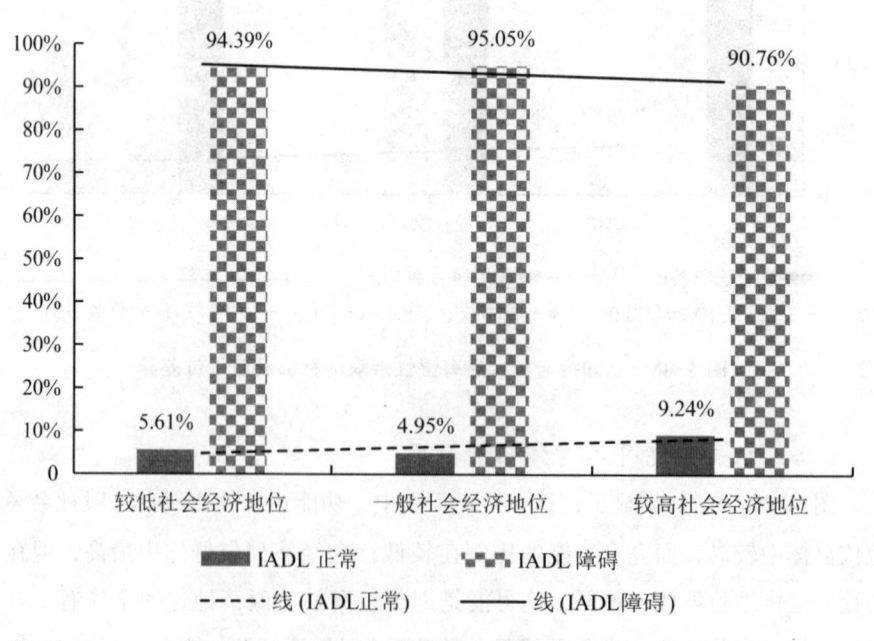

图 3-50 IADL 功能水平的社会经济地位差异

（四）认知症老年人的心理健康

图 3-51 和图 3-52 中的数据分别显示，较低社会经济地位的认知症老年人其抑郁症状和焦虑症状都是最高的，抑郁症状和焦虑症状的比例随着社会经济地位的提高而显著降低。这可能与较低社会经济地位的个体拥有更低的生活条件、较高的生活压力和更少的社会支持有关。

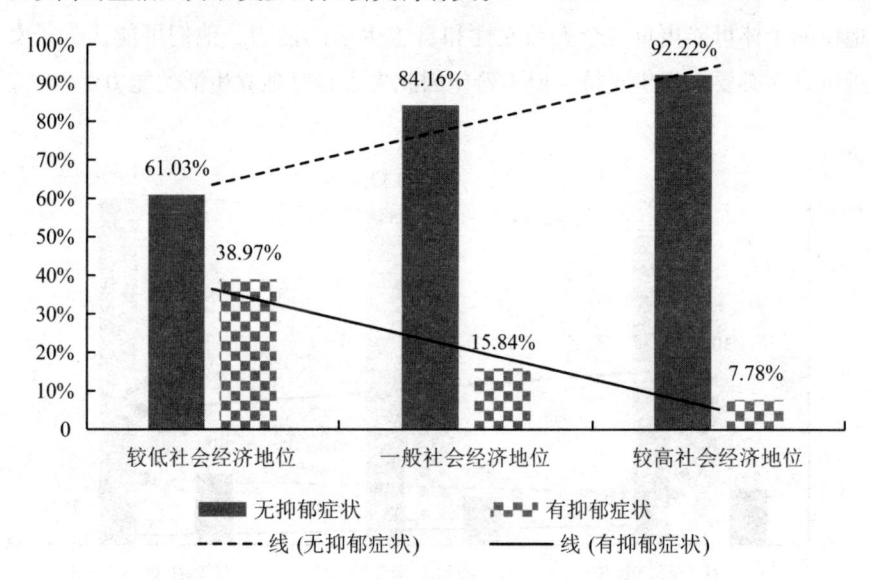

图 3-51　认知症老年人抑郁的社会经济地位差异

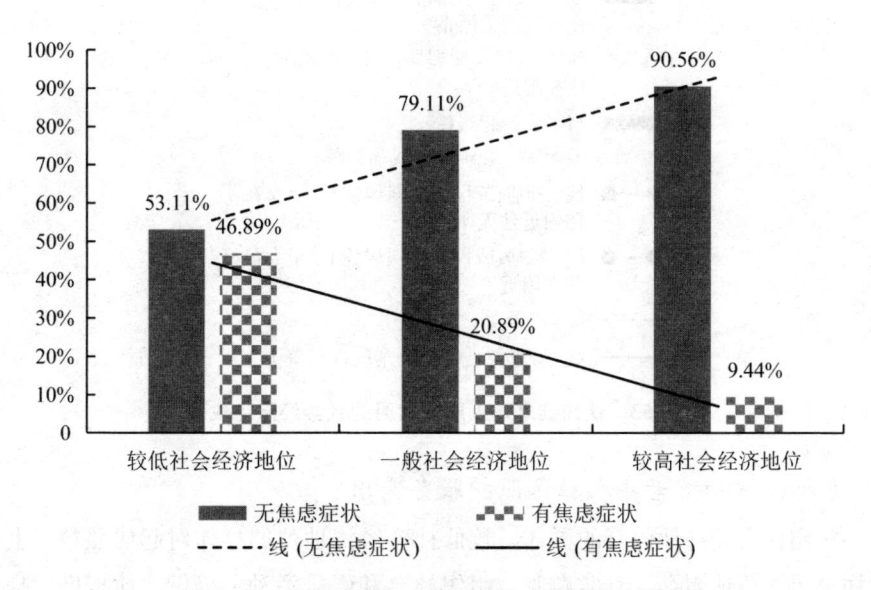

较低社会经济地位：无抑郁症状 61.03%，有抑郁症状 38.97%
一般社会经济地位：无抑郁症状 84.16%，有抑郁症状 15.84%
较高社会经济地位：无抑郁症状 92.22%，有抑郁症状 7.78%

图 3-52　认知症老年人焦虑的社会经济地位差异

较低社会经济地位：无焦虑症状 53.11%，有焦虑症状 46.89%
一般社会经济地位：无焦虑症状 79.11%，有焦虑症状 20.89%
较高社会经济地位：无焦虑症状 90.56%，有焦虑症状 9.44%

(五）认知症老年人居住意愿选择

图 3-53 中的数据显示，在所有社会经济地位中，独居（或仅与配偶居住），子女在不在附近无所谓的比例较为接近，但较低社会经济地位的人更希望子女最好在附近。这可能是因为较低社会经济地位的个体因为资源有限，更多依赖家庭网络提供日常生活的帮助和支持，因此更希望子女住在附近。较高社会经济地位的个体可能更重视个人独立性和自主生活的能力，他们可能认为子女住得近可以在必要时提供支持，但不希望因此失去自己独立生活的能力。

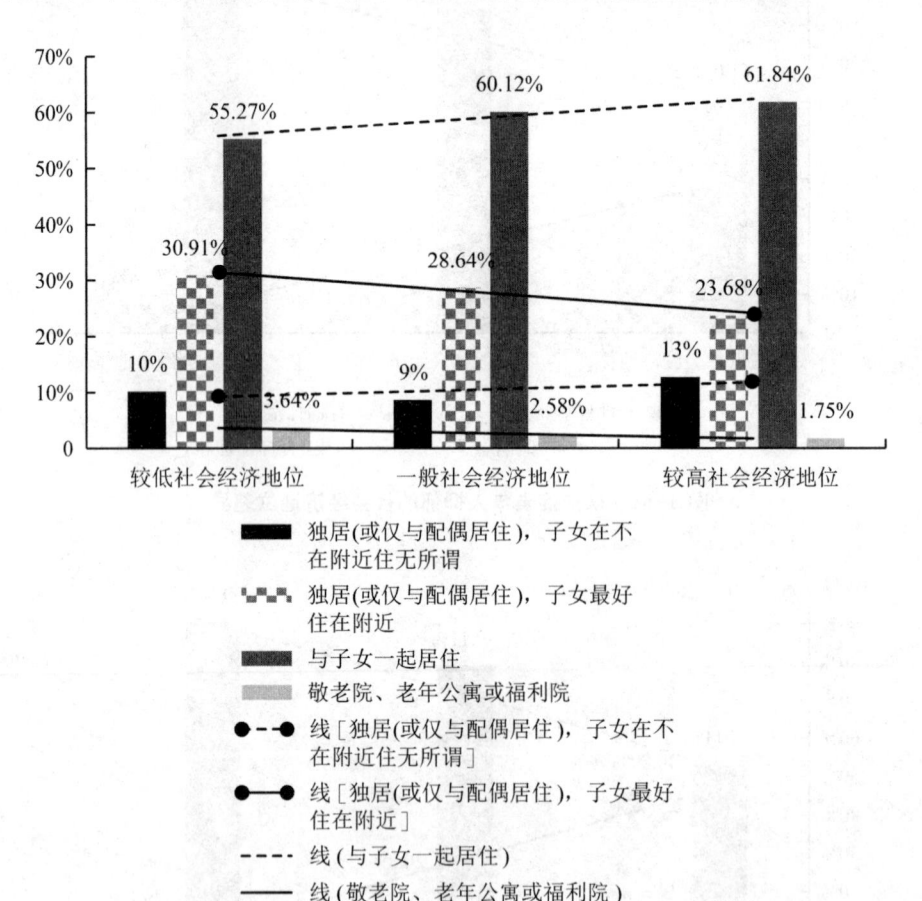

图 3-53 认知症老年人居住意愿的社会经济地位差异

（六）认知症老年人社区照护服务需求

相比社会经济地位高的群体，较低社会经济地位的群体对起居照料、上门看病送药、精神慰藉、日常购物、组织社会和娱乐活动、提供法律援助、提供保健知识和帮助使用网络服务的需求普遍较高。其中，较低社会经济地位群体对起居照料的需求最大（73.22%），其次是上门看病、送药（72.79%），对帮助使用网络服务的需求最小（47.67%）。社会经济地位高的群体也有同样的现象。一般社会经济地位的认知症老年人需求最大的是上门看病、送药（63.40%）。这表明基础医疗服务和日常生活支持对这些群体来说是迫切需要解决的问题，具体情况如下。

如图 3-54 所示，对于起居照料需求，较低社会经济地位的认知症老年人需求最高（73.22%），较高社会经济地位的需求最低（53.06%）。经济条件较差的认知症老年人可能没有足够资源聘请私人照护或进入养老机构，因此更依赖基础的起居照料服务。

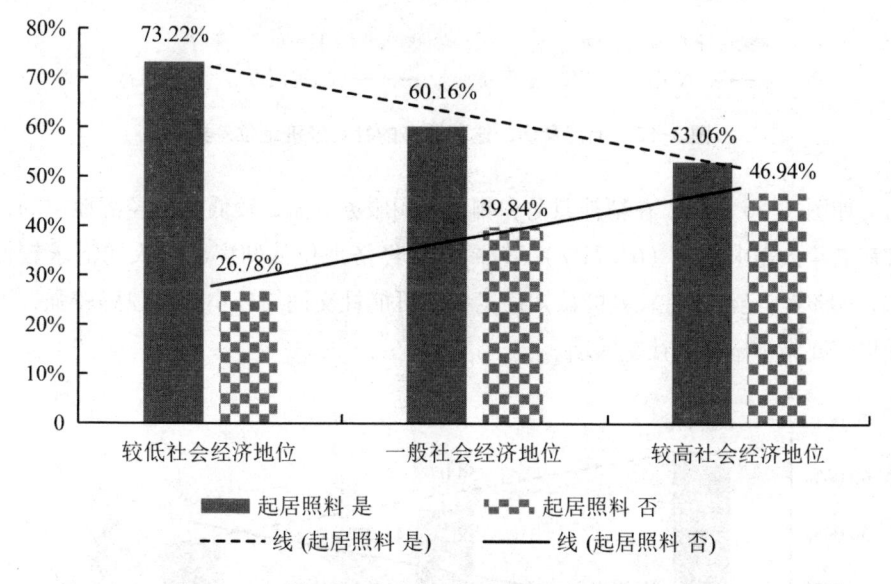

图 3-54　认知症老年人起居照料的社会经济地位差异

如图 3-55 所示，在上门看病、送药服务方面，较低社会经济地位的认知症老年人需求最高（72.79%），较高社会经济地位认知症老年人的需求显著较低（48.84%）。较低社会经济地位的认知症老年人可能因交通不便、医疗资源不足等原因，更依赖上门服务。相反，较高社会经济地位的认知症老年人可能更容易获得高质量的医疗服务。

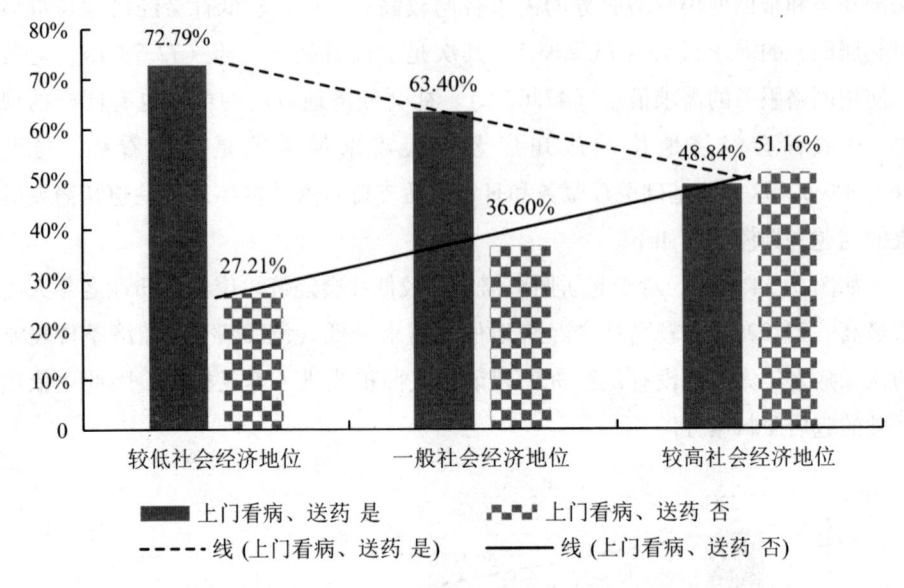

图 3-55 上门看病、送药服务的社会经济地位差异

如图 3-56 所示，在精神慰藉和聊天解闷服务方面，较低社会经济地位的认知症老年人需求最高（64.71%），较高社会经济地位认知症老年人的需求较低（47.90%）。经济条件较差的认知症老年人可能社交网络较小，孤独感较强，因此更需要精神慰藉和社交活动。

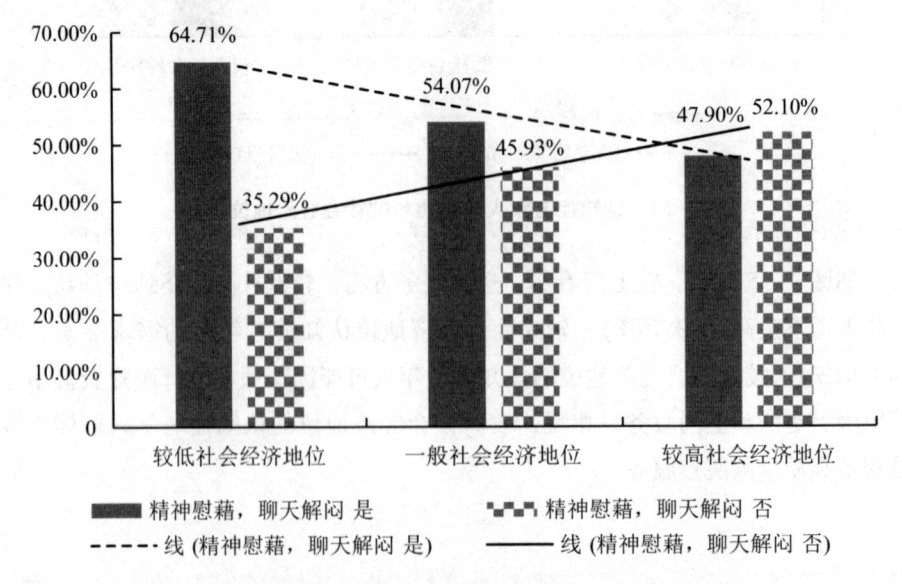

图 3-56 精神慰藉和聊天解闷服务需求的社会经济地位差异

<<< 第三章 认知症老年人照护服务需求特征的分层分析

如图 3-57 所示，在日常购物服务方面，较低社会经济地位的认知症老年人需求最高（62.50%），较高社会经济地位认知症老年人的需求较低（43.53%）。较低社会经济地位的认知症老年人可能缺乏交通工具和网络购物的资源，更需要相应支持进行日常购物。

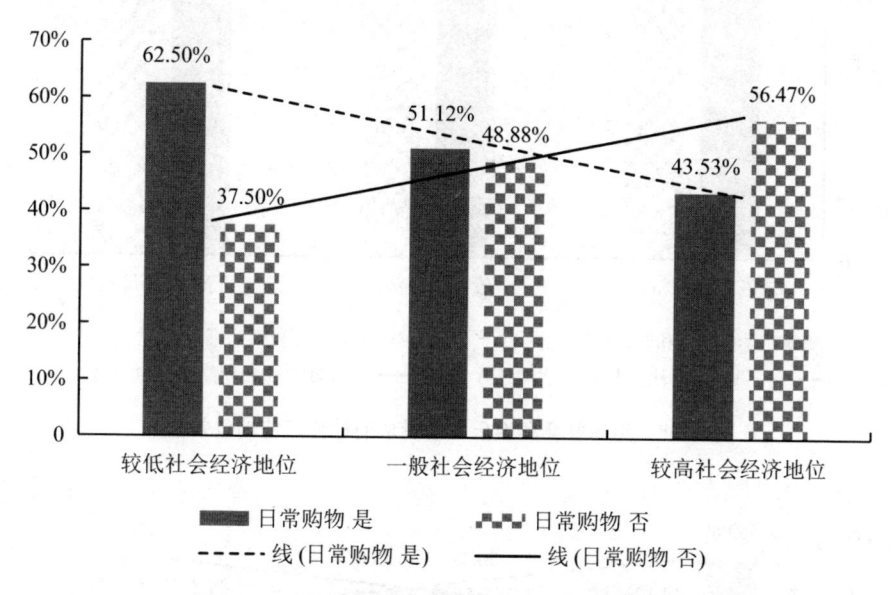

图 3-57　日常购物服务需求的社会经济地位差异

如图 3-58 所示，在组织社会和娱乐活动方面，较低社会经济地位的认知症老年人需求相对较高（56.58%），较高社会经济地位认知症老年人的需求相对较低（43.31%）。经济条件较好的认知症老年人可能有更多机会参与私人或更高质量的娱乐活动，而不依赖外部组织的服务。

如图 3-59 所示，在法律援助或处理家庭邻里纠纷服务方面，需求随经济地位的降低而逐渐增加。这意味着较低社会经济地位的群体可能更频繁地面临法律问题或邻里纠纷，且缺乏处理这些问题的资源。

如图 3-60 所示，在提供保健知识服务方面，较低社会经济地位的认知症老年人需求最高（66.93%），较高社会经济地位认知症老年人的需求最低（45.10%）。经济条件较差的认知症老年人可能缺乏获取保健信息的途径，更依赖外部的提供。

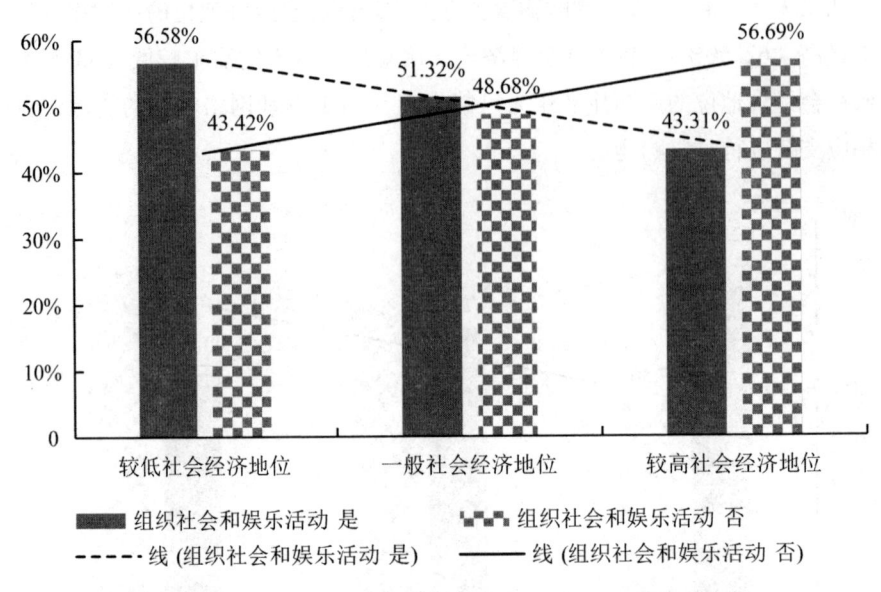

图 3-58 组织社会和娱乐活动需求的社会经济地位差异

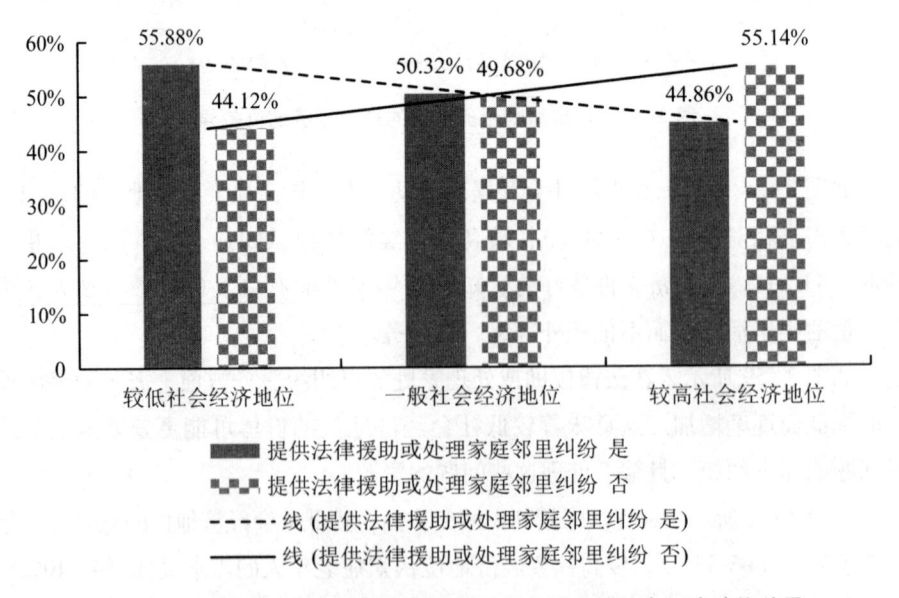

图 3-59 法律援助或处理家庭邻里纠纷服务需求的社会经济地位差异

第三章 认知症老年人照护服务需求特征的分层分析

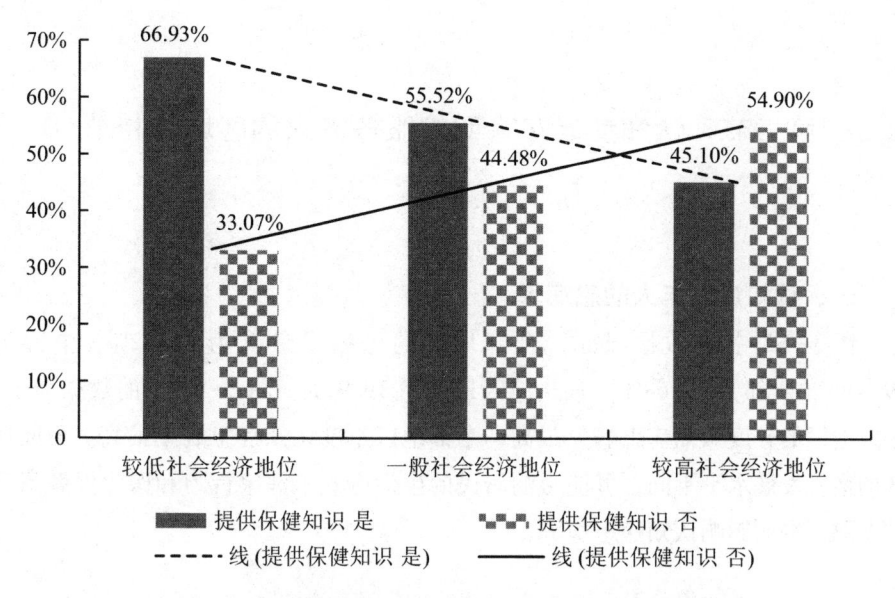

图 3-60 提供保健知识服务需求的社会经济地位差异

如图 3-61 所示,在使用网络服务方面,较低社会经济地位的认知症老年人需求相对较高 (47.67%),较高社会经济地位认知症老年人的需求相对较低 (37.33%)。较高社会经济地位的认知症老年人可能拥有更好的教育背景和技术适应能力,更少需要外部帮助使用网络。

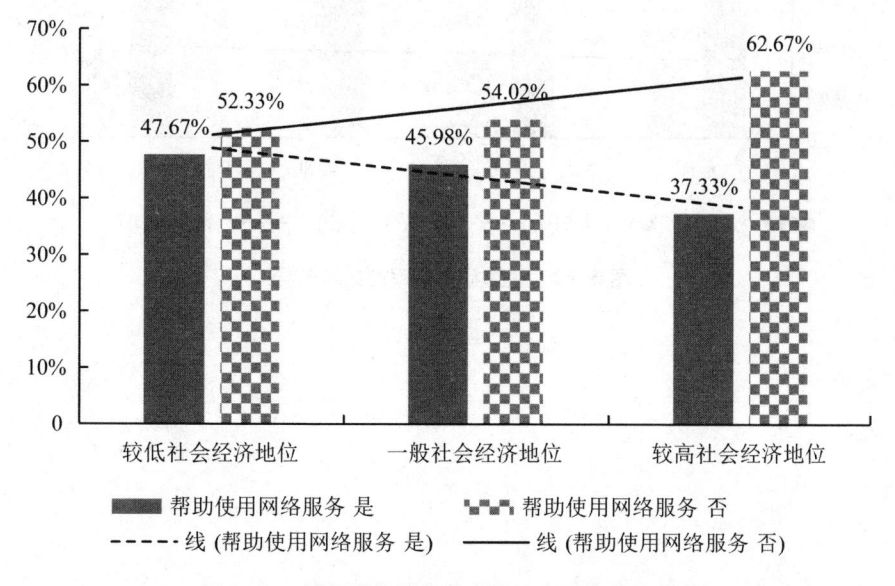

图 3-61 使用网络服务需求的社会经济地位差异

第三节 认知症老年人照护服务需求的区域性特征

一、认知症老年人的患病率

图 3-62 中的数据显示，东部地区的患病率最低为 16.82%，中部为 19.44%，西部为 19.68%，东北地区最高为 19.97%。图 3-63 中的数据显示，东北地区的轻度认知症患病率最高，东部地区重度认知症患病率最高。不同地区的经济发展水平不同，可能影响居民的生活方式、健康行为和医疗保健资源的获取，进而影响认知症患病率。

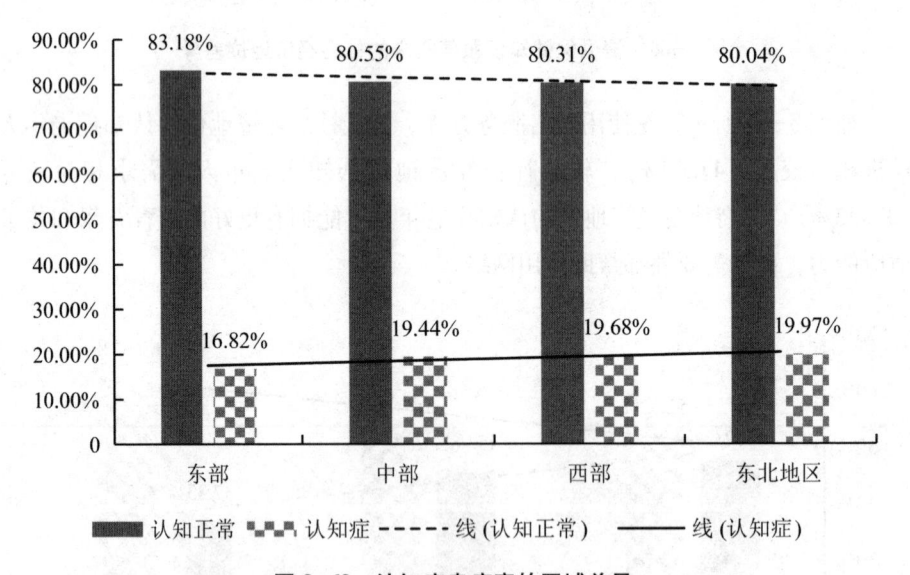

图 3-62 认知症患病率的区域差异

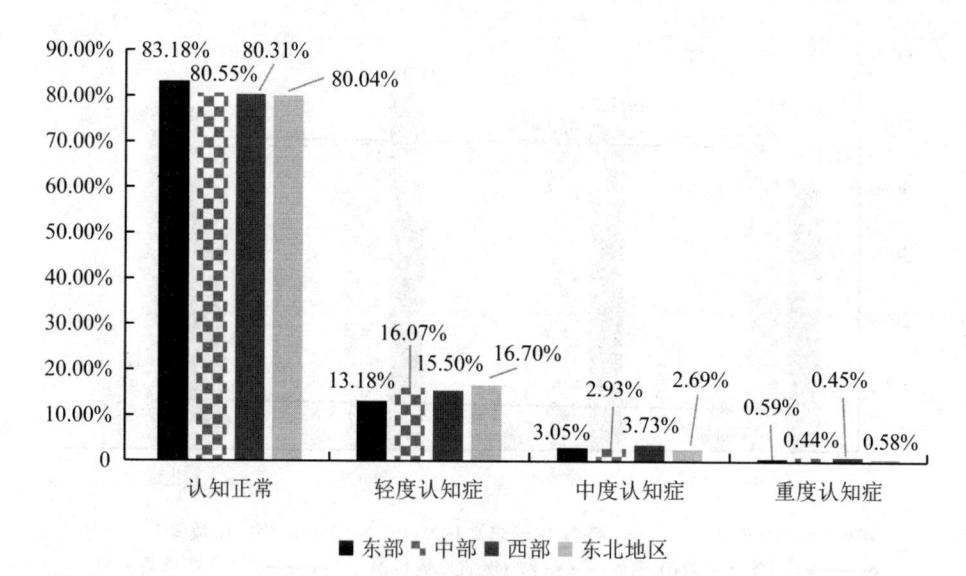

图 3-63 认知症不同病程患病率的区域差异

二、认知症老年人的慢性疾病情况

图 3-64 中的数据显示，西部地区的认知症老年人中无疾病的比例最高，为 53.97%。东部地区的认知症老年人中疾病总数 1~2 的比例最高，为 49.75%。东北地区的认知症老年人中疾病总数≥3 的比例最高，为 10.58%。这可能反映了不同区域环境、生活方式以及医疗资源分布的差异。

三、认知症老年人的身体功能情况

图 3-65 中的数据显示，西部地区的认知症老年人中功能正常的比例最高，中度失能和完全失能的比例最低，这表明西部地区的认知症老年人可能享有更好的健康状况。而东北地区可能面临更多的健康挑战，该地区的认知症老年人轻度失能和中度失能的比例最高。此外，图 3-66 中的数据显示，西部地区认知症老年人 IADL 障碍的比例最低（91.70%），东北地区最高（97.12%）。

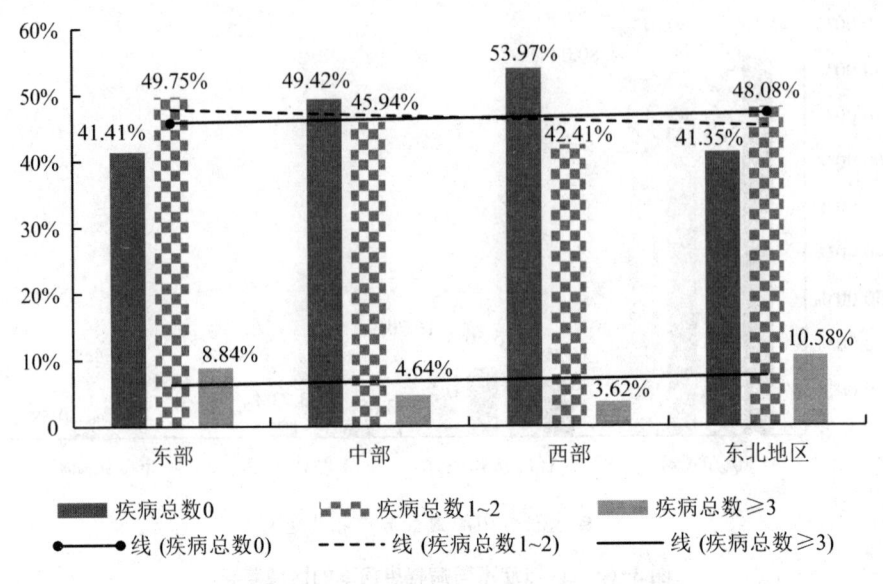

图 3-64 认知症老年人患有慢性疾病的区域差异

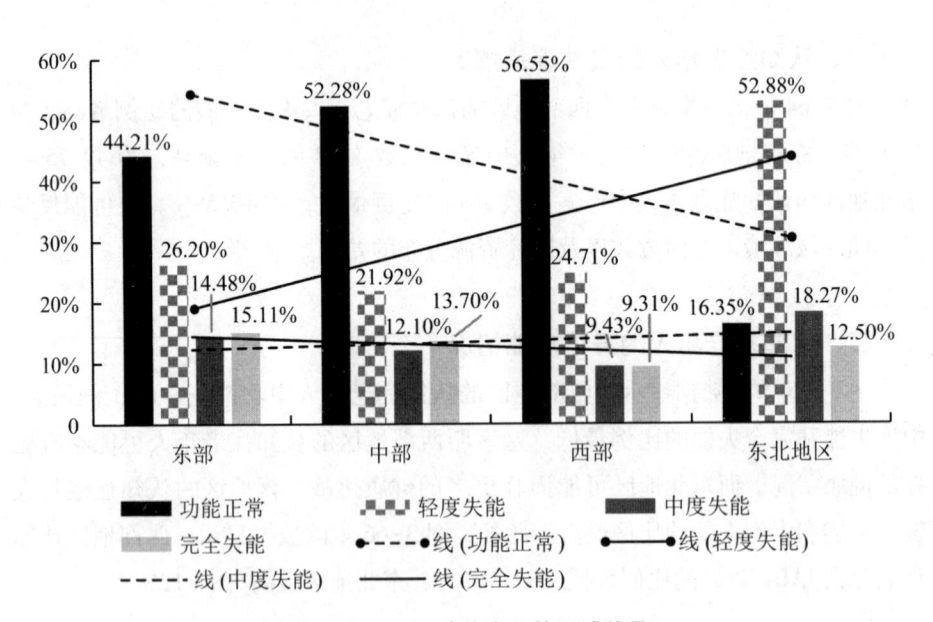

图 3-65 ADL 功能水平的区域差异

<<< 第三章 认知症老年人照护服务需求特征的分层分析

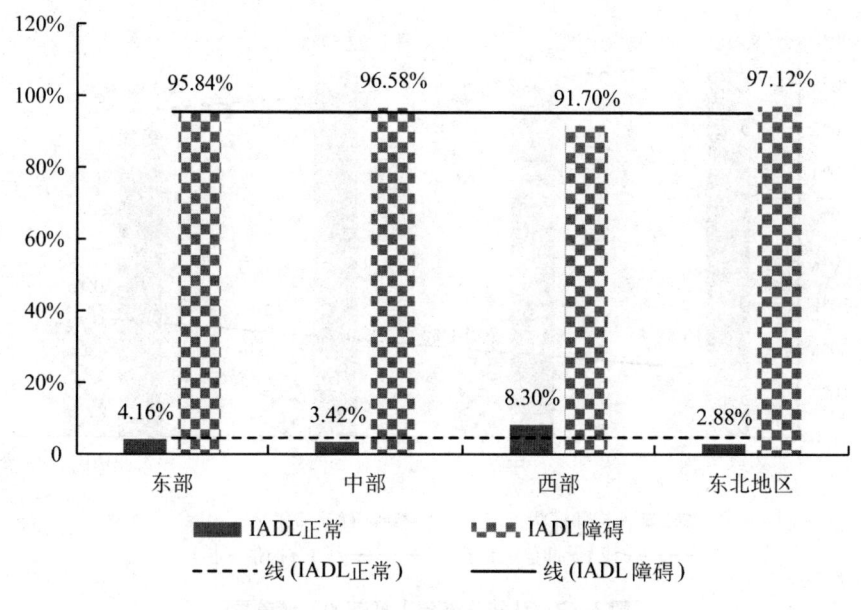

图 3-66 IADL 功能水平的区域差异

四、认知症老年人的心理健康

图 3-67 中的数据显示，东北地区的认知症老年人有抑郁症状的比例最高，为 30.16%，可能与该地区的气候条件、社会经济状态有关。东部地区的认知症老年人有抑郁症状的比例最低，为 16.88%。图 3-68 中的数据显示，焦虑症状的分布在不同区域间没有显著差异（$p=0.359$）。

五、认知症老年人的居住意愿选择

图 3-69 中的数据显示，与子女一起居住的比例在东北地区最高，西部其次，这可能反映了东北和西部地区更强的家庭联系和社会文化倾向。独居（或仅与配偶居住），子女最好住在附近的需求，在中部地区较高，可能与该地区的家庭支持系统和老年人对安全感的需求有关。东部地区的在敬老院和老年公寓或福利院居住意愿的比例高于其他地区。

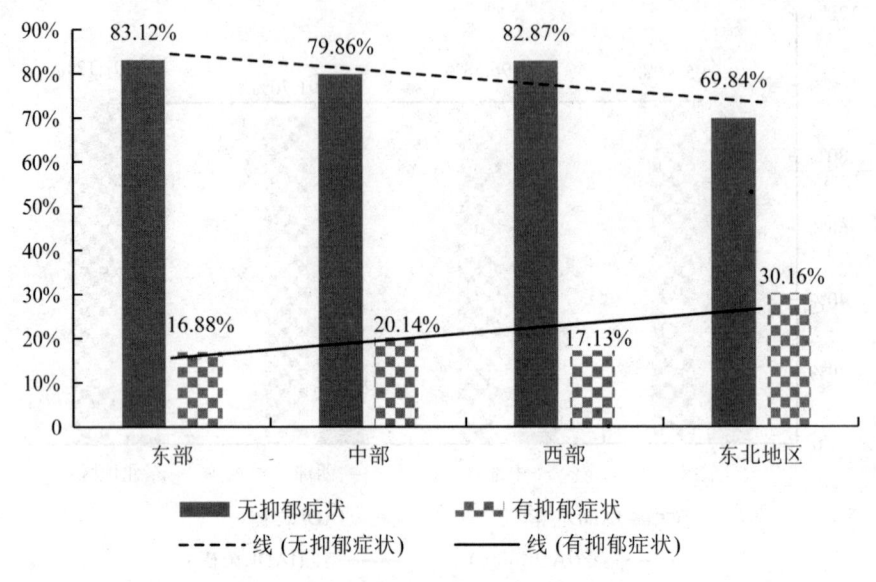

图 3-67　认知症老年人抑郁的区域差异

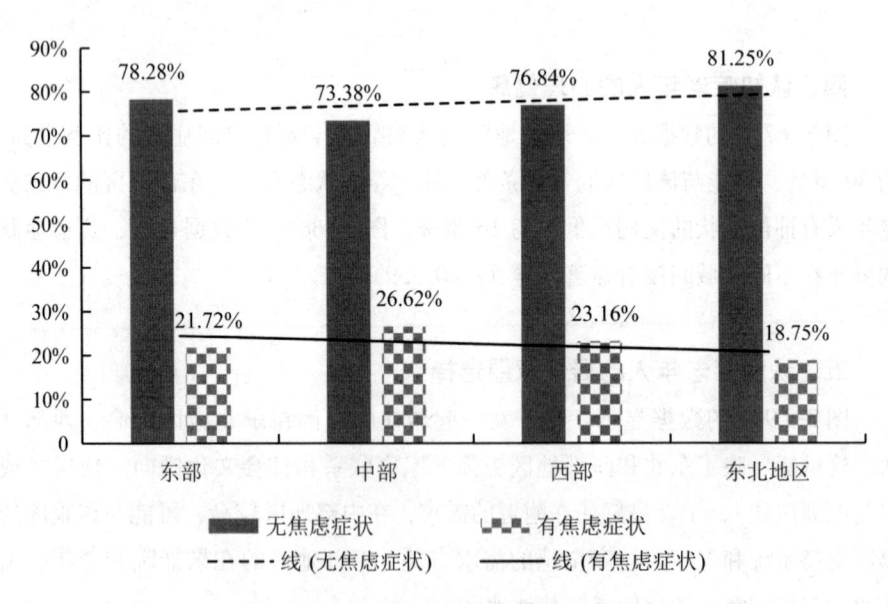

图 3-68　认知症老年人焦虑的区域差异

<<< 第三章　认知症老年人照护服务需求特征的分层分析

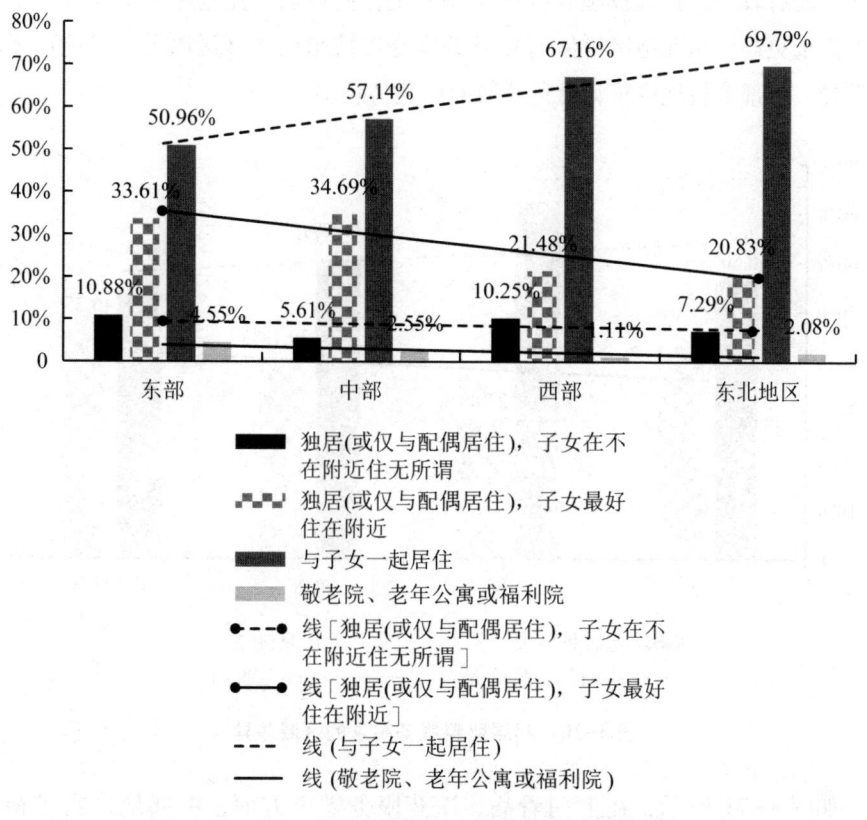

图 3-69　认知症老年人居住意愿的区域差异

六、认知症老年人的社区照护服务需求

如图 3-70 至图 3-77 所示，起居照料和上门看病、送药服务的需求在中部地区最高，这可能反映了中部地区认知症老年人对基础健康照护和生活支持需求较大。精神慰藉、聊天解闷以及日常购物服务的需求在中部地区同样较高，暗示该地区认知症老年人可能面临更多的社交隔离和日常生活需求。组织社会和娱乐活动、提供法律援助或处理家庭邻里纠纷服务的需求在中部和西部地区较高，这可能与这些地区认知症老年人社会参与和对法律支持需求有较大关系。提供保健知识和帮助使用网络服务的需求在中部地区最高，反映了该地区认知症老年人对健康信息和现代通信技术接入的需求，具体情况如下。

如图 3-70 所示，在起居照料服务需求方面，中部地区需求最高（72.51%），东北地区最低（53.75%）。西部地区的需求率为 60.82%，属于中等水平。中部

127

地区可能有较少的护理设施或社区支持系统，使得认知症老年人对个人照护服务的需求更高。东北地区可能有更好的家庭支持结构或社区服务。可能由于城乡差异，西部乡村地区依赖社区或政府的支持较多。

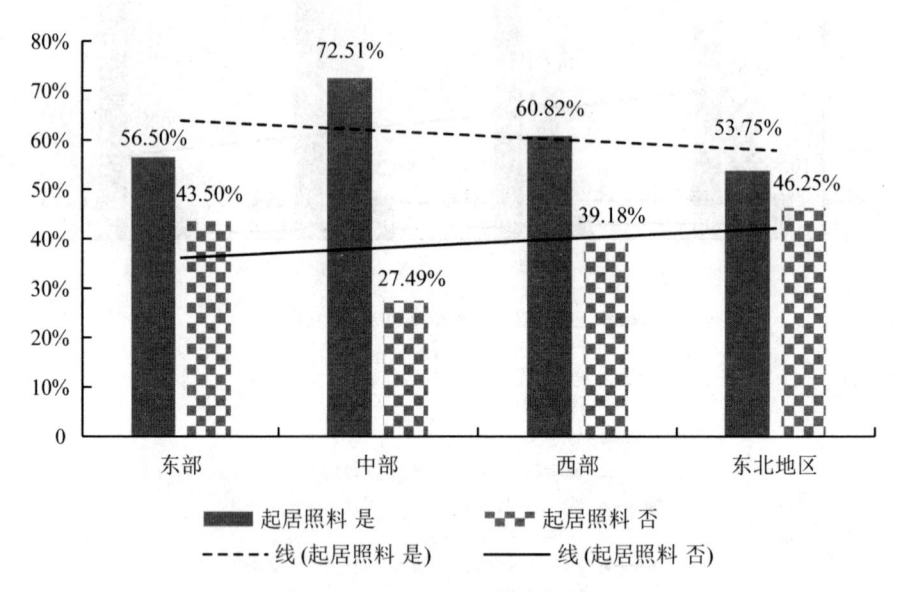

图 3-70　起居照料服务需求的区域差异

如图 3-71 所示，在上门看病、送药服务需求方面，中部地区需求最高（75.80%），西部地区的需求相对较高（66.50%），东北地区的需求较低（57.75%），东部地区的需求最低（55.56%）。中部和西部可能存在医疗资源分布不均或交通不便的问题，增加了对上门医疗服务的需求。东部可能拥有更好的医疗设施和更容易的医疗访问。

如图 3-72 所示，在精神慰藉和聊天解闷服务需求方面，中部地区需求最高（64.96%），东北地区需求为中等水平（50.00%），东部地区最低（47.22%）。中部的认知症老年人可能因为文化水平低或社交活动较少，增加了对社交和精神支持的需求。东部地区可能社交网络更发达，老人的社交需求容易得到更好的满足。东北地区的社区活动丰富且家庭支持较好，较少依赖外部精神慰藉。

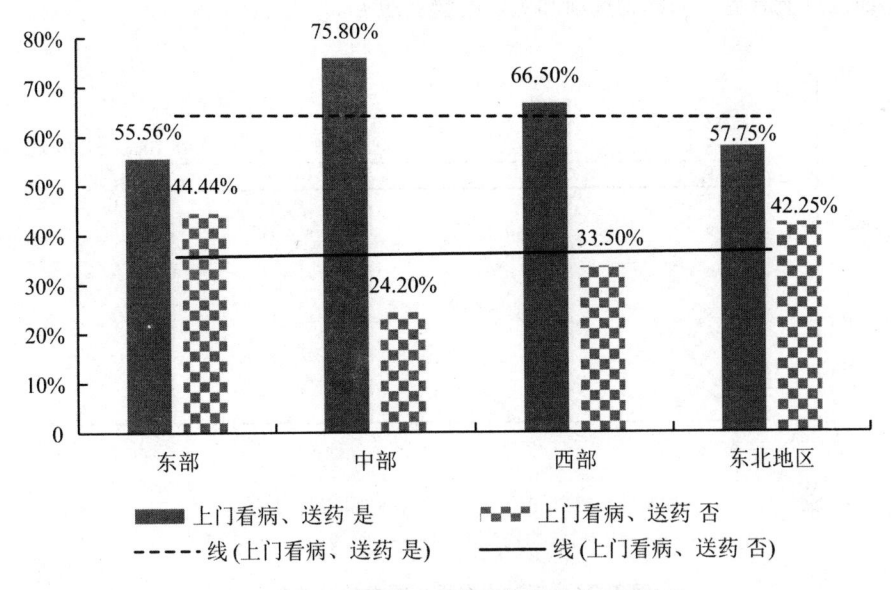

图 3-71 上门看病、送药服务需求的区域差异

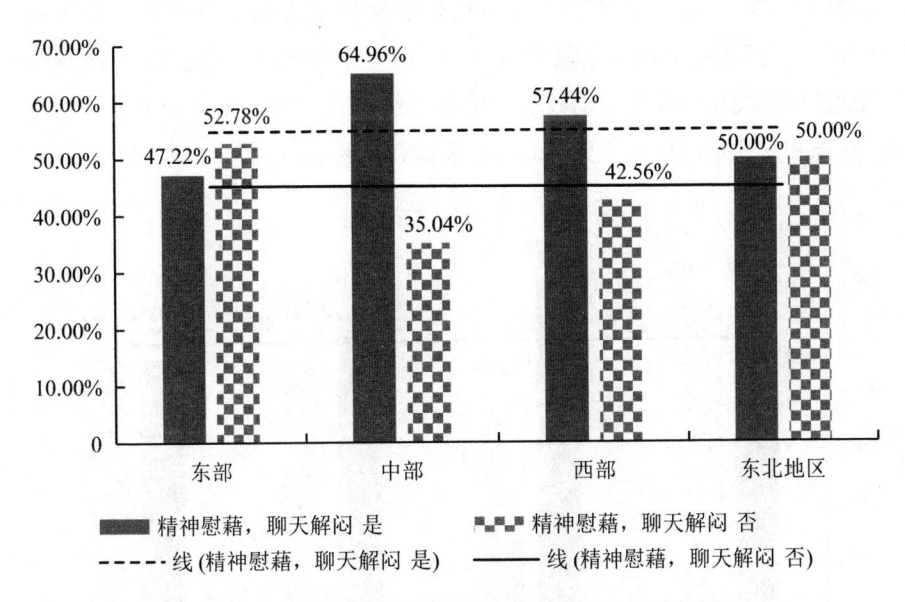

图 3-72 精神慰藉和聊天解闷服务需求的区域差异

如图 3-73 所示,在日常购物服务需求方面,中部地区需求最高(65.18%),东部地区需求最低(44.05%)。东北地区为 48.10%,相对较低。中部地区可能因交通不便,或缺少容易到达的购物场所,增加了对日常购物服务的需求。东

部地区可能有更多的购物选项和更好的物流服务。

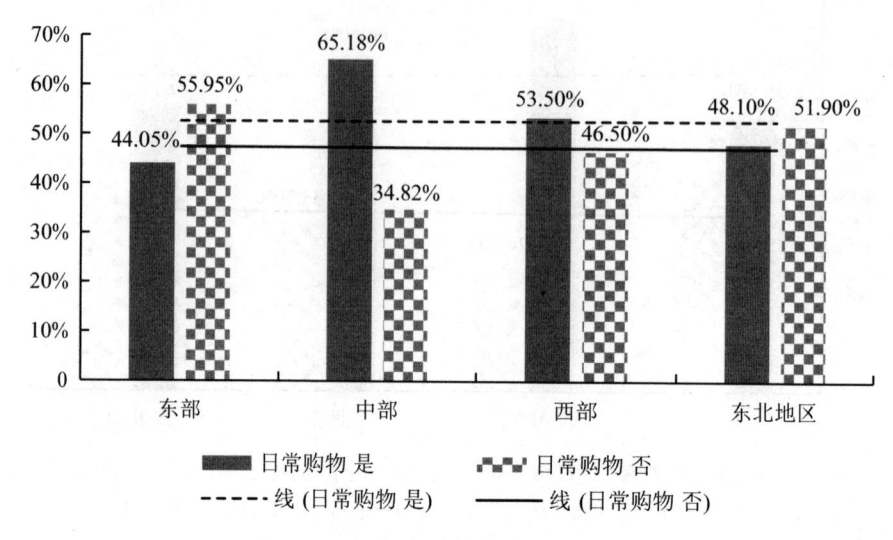

图 3-73 日常购物服务需求的区域差异

如图 3-74 所示，在组织社会和娱乐活动需求方面，中部地区需求最高（60.68%），西部地区的需求居中（54.19%），东部地区需求最低（43.00%）。中部地区可能文化和娱乐活动较少，使得对组织社会和娱乐活动的需求更为迫切。东部和东北地区可能有更多的娱乐选择和社区活动。

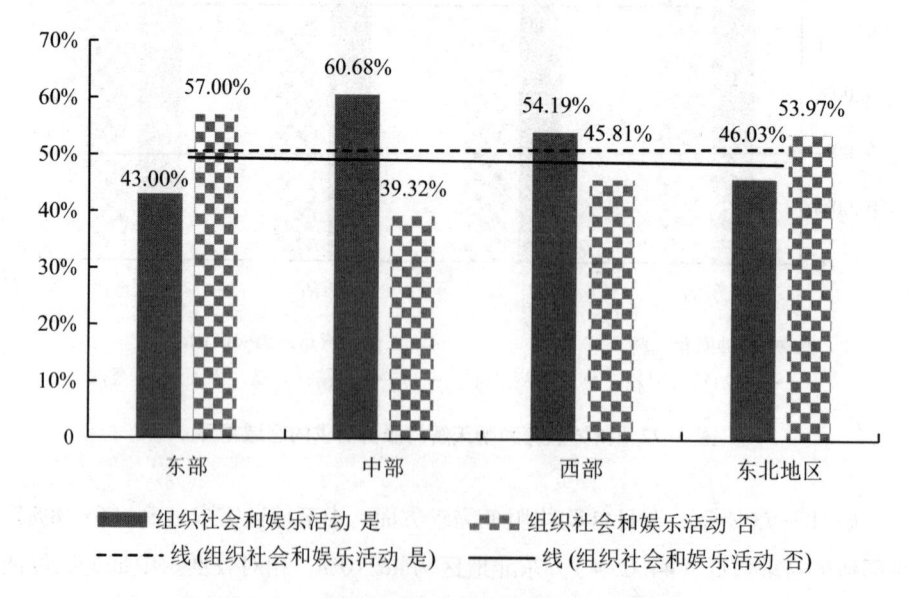

图 3-74 组织社会和娱乐活动需求的区域差异

如图 3-75 所示，在法律援助或处理家庭邻里纠纷服务需求方面，中部地区需求最高（59.55%），东部地区最低（42.23%）。中部可能因社区支持不足，法律和邻里问题更频繁，需求更高。东部社区支持可能更稳定，法律服务和社区调解资源更丰富。

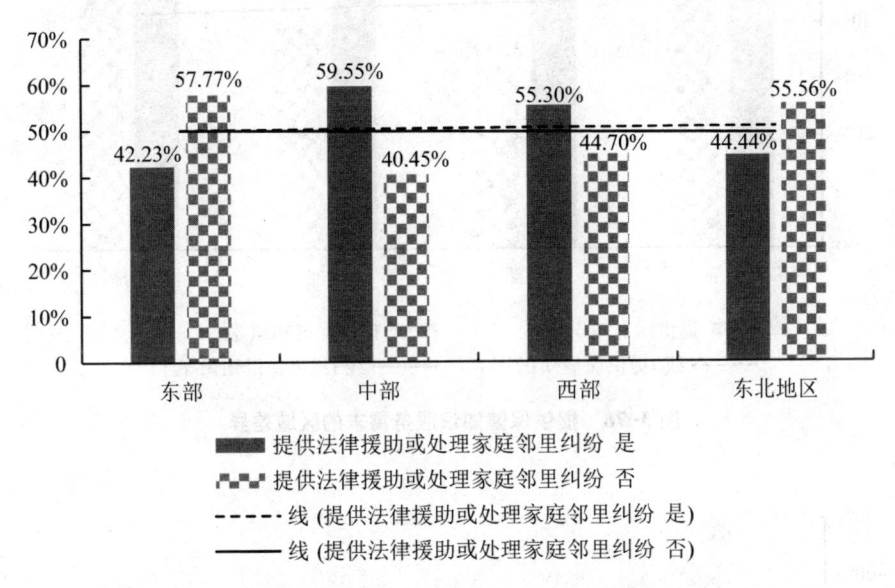

图 3-75　法律援助或处理家庭邻里纠纷服务需求的区域差异

如图 3-76 所示，在提供保健知识服务需求方面，中部地区需求最高（67.61%），西部地区的需求较高（60.83%），东部地区最低（46.88%）。中部和西部可能因为健康意识较低和医疗信息不足，导致认知症老年人对保健知识的需求更高。东部可能医疗信息更普及，居民健康意识更高。

如图 3-77 所示，在使用网络服务需求方面，中部地区需求最高（56.19%），东部地区最低（36.64%）。中部地区的认知症老年人可能普遍技术接受度低，网络基础设施不足，需要更多帮助。东部技术更发达，认知症老年人可能更熟悉或更容易获得技术帮助。

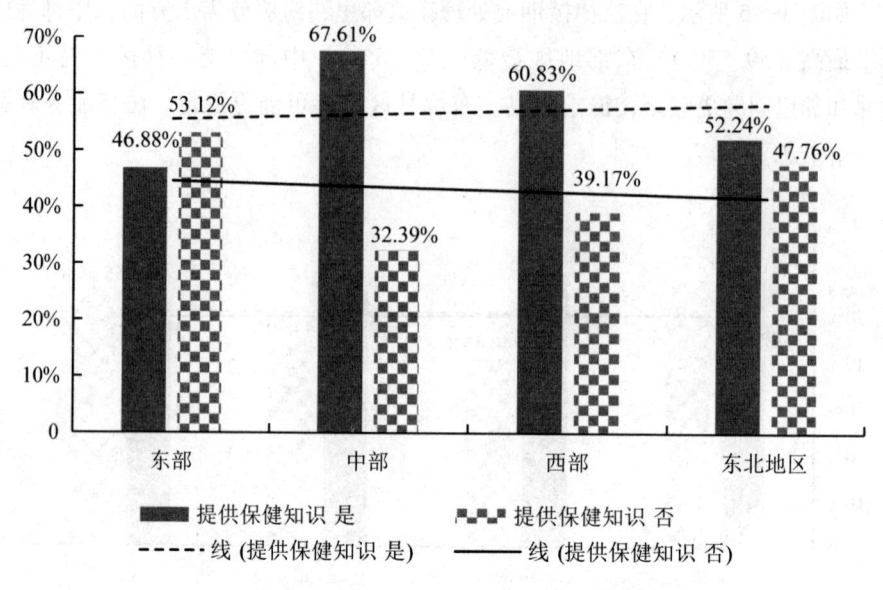

图 3-76 提供保健知识服务需求的区域差异

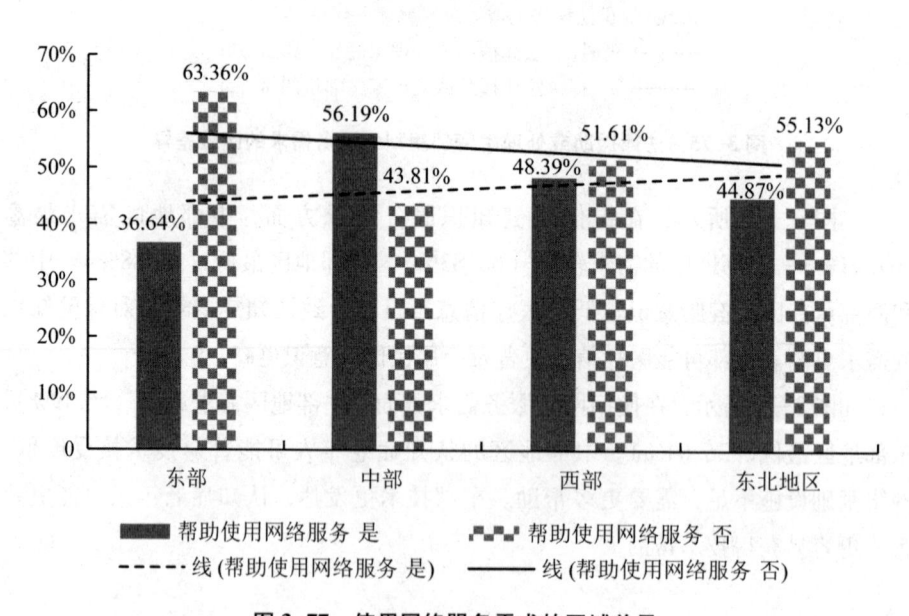

图 3-77 使用网络服务需求的区域差异

第四节 认知症老年人照护服务需求的省级特征

一、认知症老年人的患病率

图 3-78 中的数据显示，各省（自治区、直辖市）之间认知症患病率存在差异，其中北京的患病率最低（11.33%），甘肃最高（26.50%）。这可能与各省（自治区、直辖市）的经济发展水平、医疗资源和居民健康意识等因素有关。经济较发达地区的认知症患病率通常较低。在医疗资源较为匮乏的地区，认知症老年人可能难以获得必要的医疗支持和照护服务，导致患病率较高。这种情况在经济较不发达和医疗资源分布不均的地区更为明显。

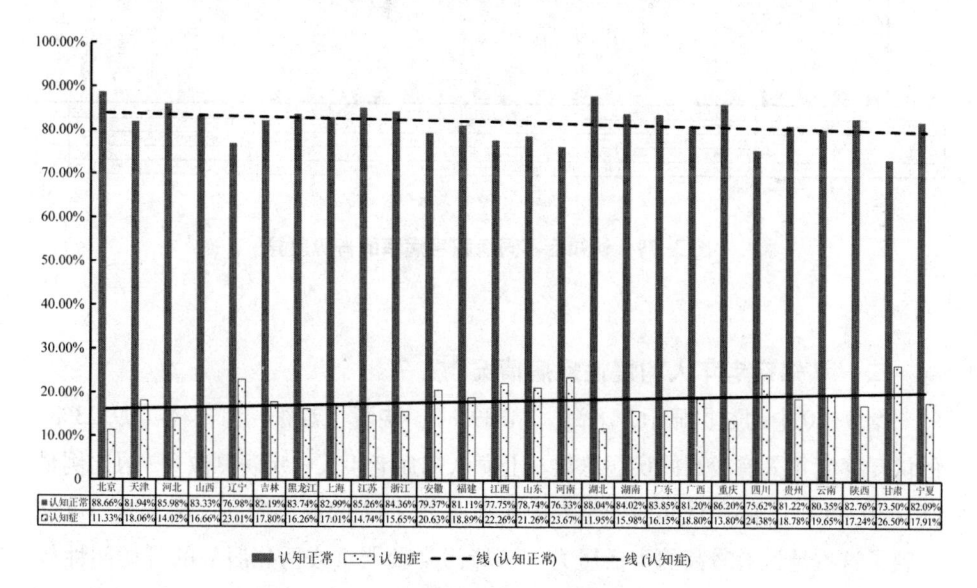

图 3-78 认知症患病率的省级差异

图 3-79 中的数据显示，北京、湖北和重庆认知正常的比率较高，同时轻度和中度认知症的比率较低，这可能与这些省（自治区、直辖市）丰富的医疗资源和较高的健康意识有关，医疗资源充足，有专业的神经科和老年病科医生，有助于及早发现和管理认知症状。相反，四川和河南显示出较高的轻度认知症患病率，且甘肃省中度认知症的比率达到 8%，这在所有省（自治区、直辖市）

中是最高的。在资源较少的地区，专业医疗服务可能不足，影响了认知症的早期诊断和有效管理。

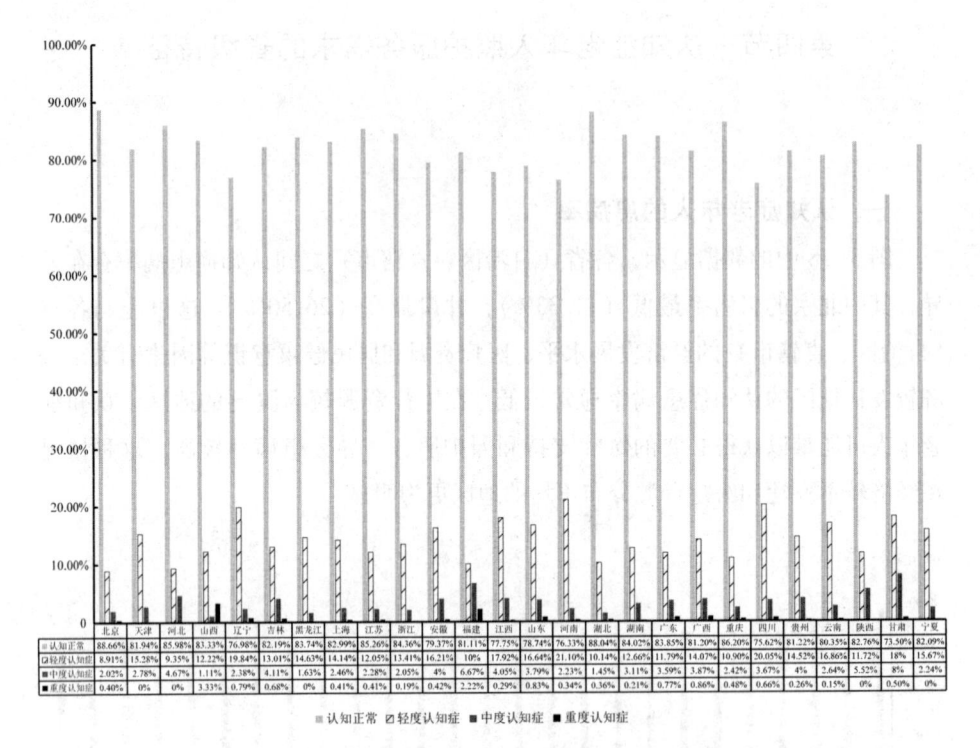

图 3-79 认知症不同病程患病率的省级差异

二、认知症老年人的慢性疾病情况

图 3-80 中的数据显示，上海（74.39%）、陕西（72%）和吉林（69.23%）的认知症老年人有较高的疾病总数。上海认知症老年人中疾病总数≥3 的比例最高（30.49%），陕西认知症老年人中疾病总数 1~2 的比例最高（68.0%）可能反映了这些地区有较高的生活压力、环境污染较严重或医疗服务的可访问性较差。相较之下，福建和广西无疾病的比例较高（分别为 64.71%和 62.57%），这可能与较好的生活环境和健康的生活方式有关。

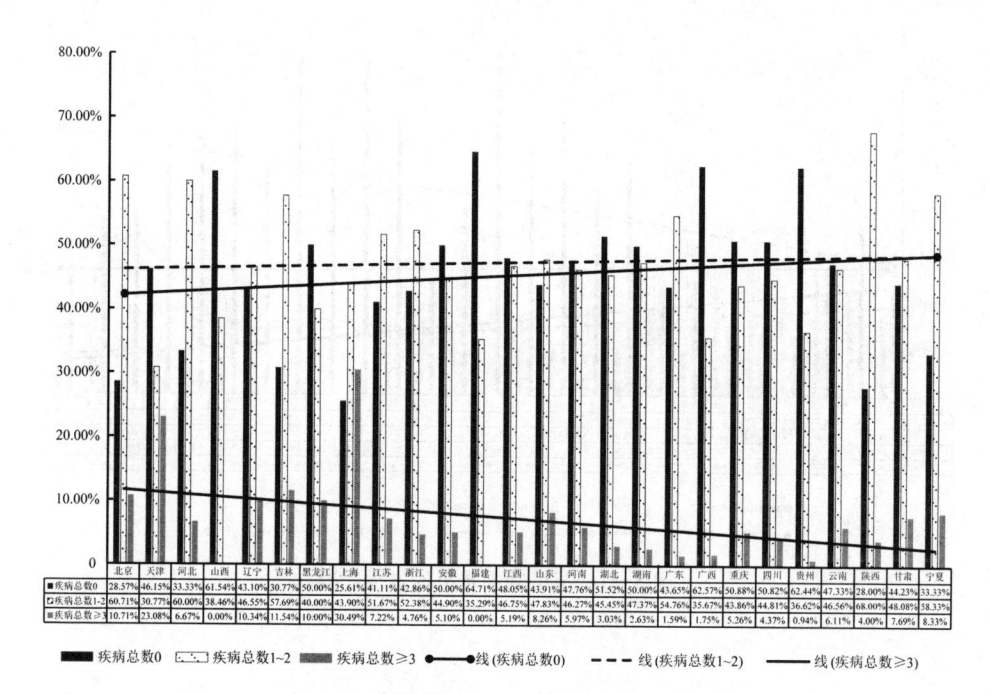

图 3-80 认知症老年人患有慢性疾病的省级差异

三、认知症老年人的身体功能情况

图 3-81 中的数据显示，山西是认知症老年人功能障碍比例最高的省份，其失能总数占比为 86.66%，完全失能比例最高（53.33%）。其次是辽宁，其失能总数占比为 86.21%。江西是认知症老年人功能障碍比例最低的省份，失能总数占比为 25.97%。图 3-82 中的数据显示，几乎所有省（自治区、直辖市）老年人 IADL 障碍比例普遍较高，尤其是天津、河北、山西、吉林、湖北、宁夏，这反映出认知症老年人在工具性日常生活活动方面普遍存在困难。

四、认知症老年人的心理健康

图 3-83 中的数据显示，宁夏的认知症老年人中有抑郁症状的比例达到 50%，远高于其他省（自治区、直辖市），其次是辽宁。图 3-84 中的数据显示，福建、宁夏和云南认知症老年人的焦虑症状比例较高，分别为 47.83%、36.84% 和 36.67%。

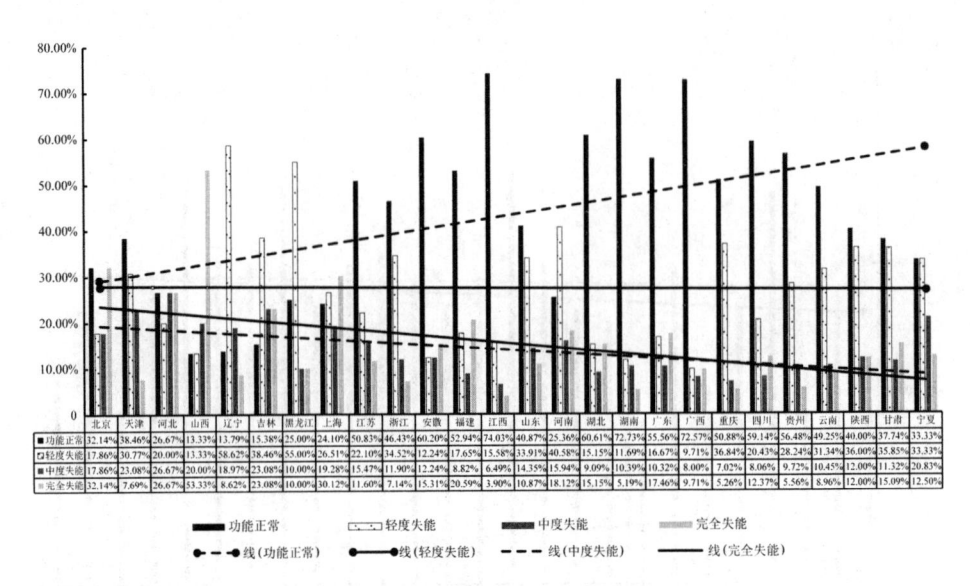

图 3-81 ADL 功能水平的省级差异

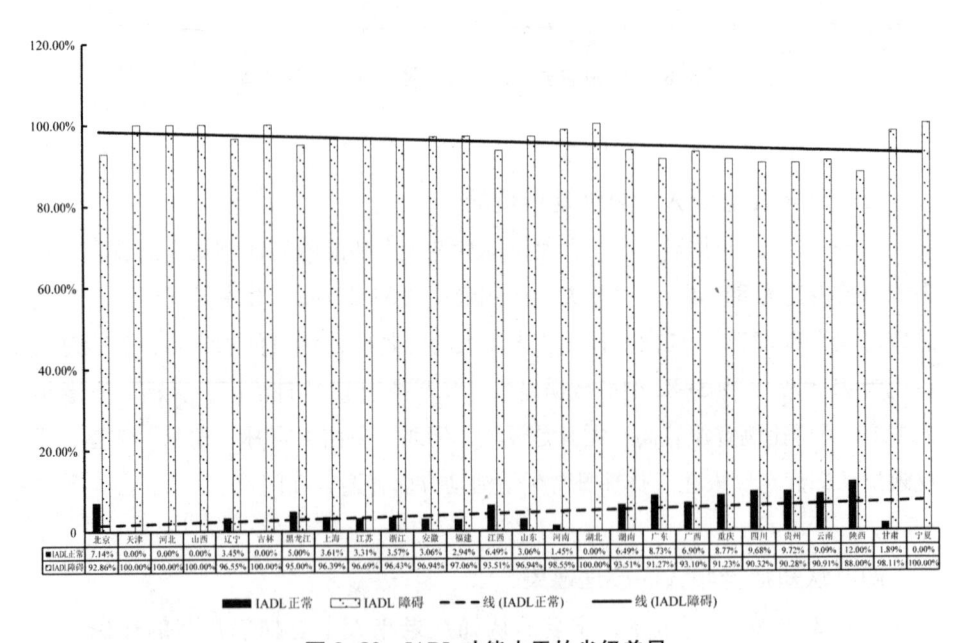

图 3-82 IADL 功能水平的省级差异

<<< 第三章 认知症老年人照护服务需求特征的分层分析

图 3-83 认知症老年人抑郁的省级差异

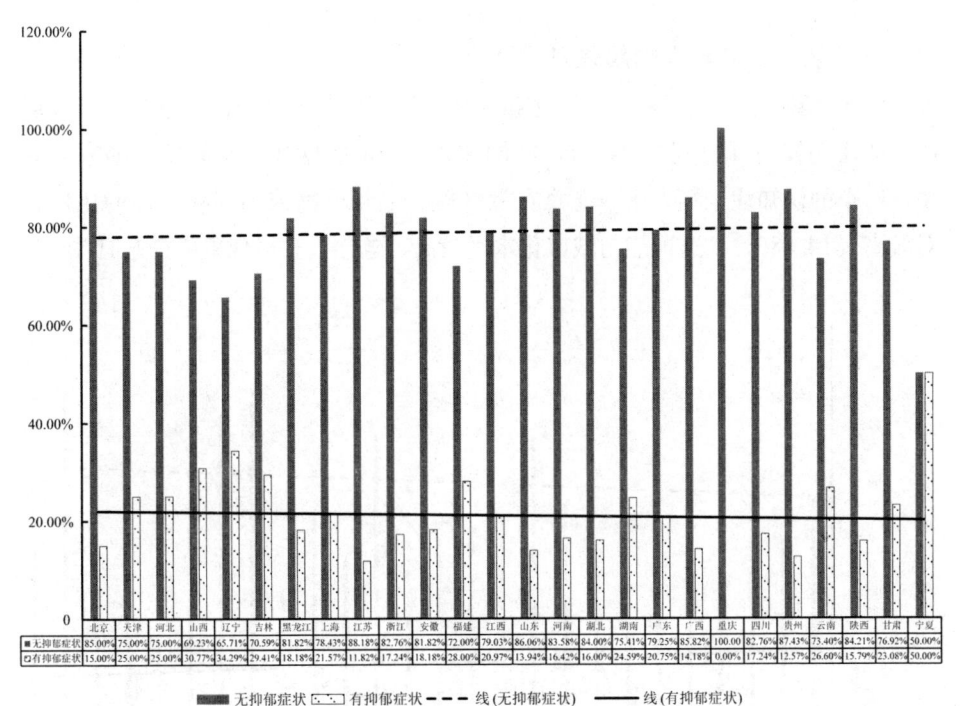

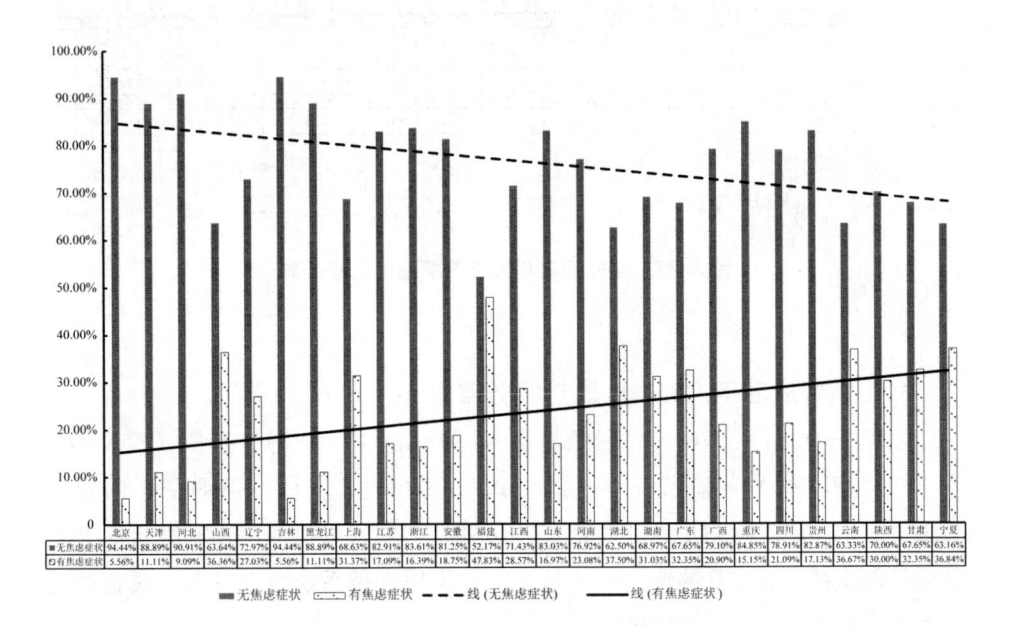

图 3-84 认知症老年人焦虑的省级差异

五、认知症老年人的居住意愿选择

图3-85中的数据显示，在河北和吉林的认知症老年人中，愿意与子女一起居住的比例较高（分别为84.62%和84.00%），可能反映出其有较强的家庭联系。广东的认知症老年人中，愿意在敬老院、老年公寓或福利院居住的比例相对较高（14.88%），这可能与城市化水平较高、老年人独居现象更普遍有关。

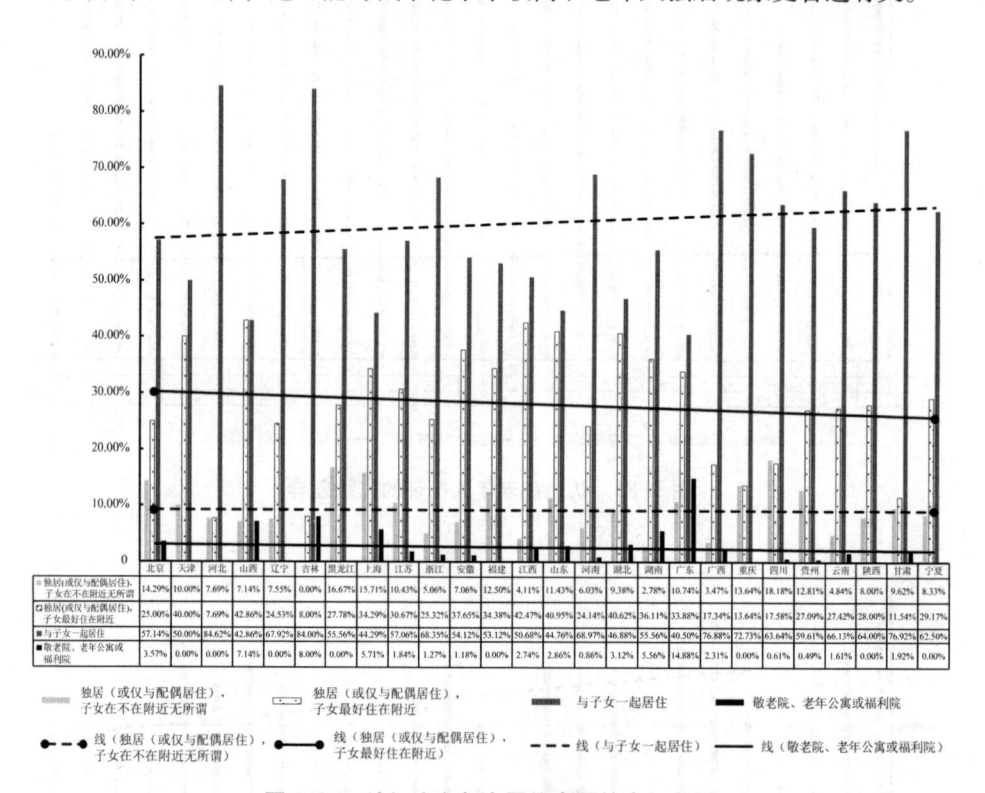

图3-85 认知症老年人居住意愿的省级差异

六、认知症老年人的社区照护服务需求

如图3-86所示，对于起居照料服务，湖南（82.50%）、安徽（77.08%）和山西（77.78%）的需求较高；黑龙江（36.36%）、吉林（42.86%）的需求较低。需求高的省（自治区、直辖市）可能是老年人口比例高，家庭结构更多依赖外部支持。需求低的地区可能是社会和家庭支持系统更为完善，或者对此类服务的认识和可接受程度较低。

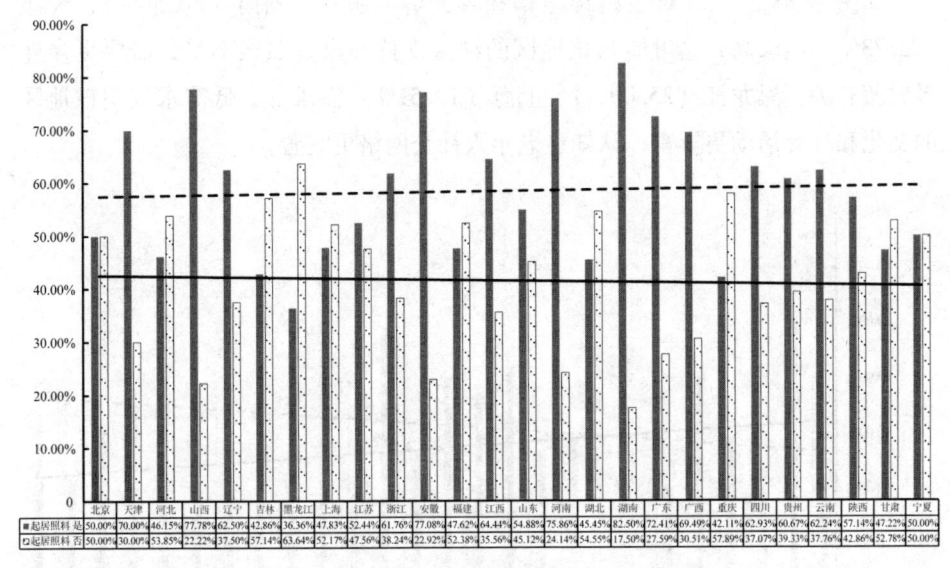

图 3-86 起居照料服务需求的省级差异

如图 3-87 所示，对于上门看病、送药服务，湖南（90.00%）需求极高，认知症老年人的高需求可能反映了该省份缺乏足够的医疗设施，依赖上门服务。上海（31.58%）、甘肃（37.93%）需求较低，低需求反映了当地拥有更好的医疗基础设施和服务，老年人更易到访医疗机构。

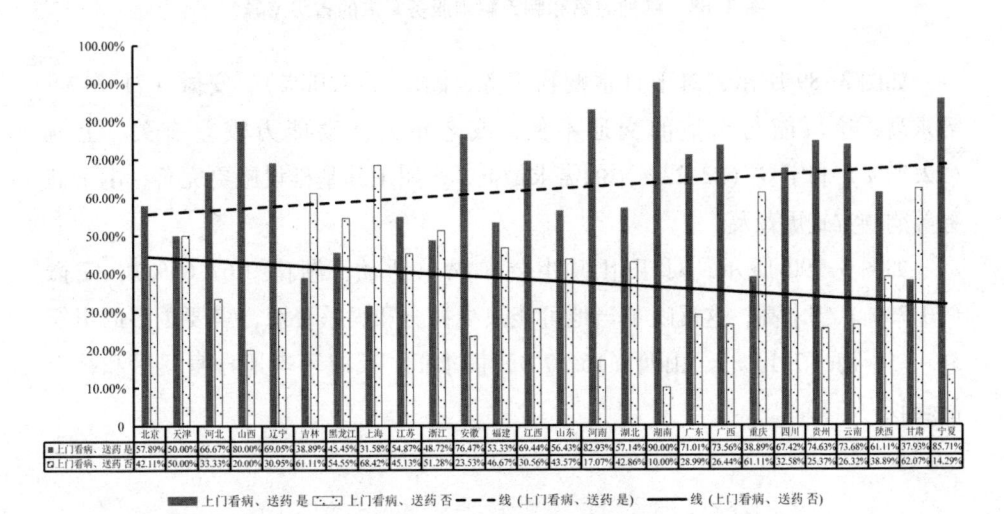

图 3-87 上门看病、送药服务需求的省级差异

如图 3-88 所示，对于精神慰藉和聊天解闷服务，湖南（80.56%）、天津（72.73%）需求高，这可能与该地区的社区支持和家庭照顾不足，需要更多外界慰藉有关。黑龙江（25.00%）、上海（19.51%）需求低，低需求表明该地区的文化和社交活动更丰富，认知症老年人社交网络更完善。

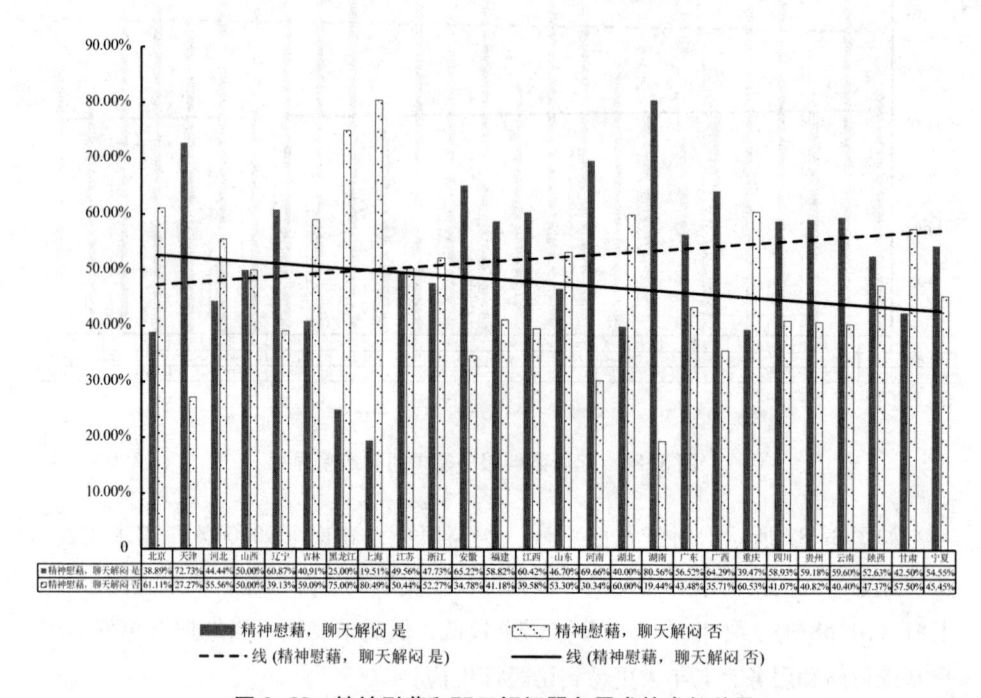

图 3-88 精神慰藉和聊天解闷服务需求的省级差异

如图 3-89 所示，对于日常购物服务，湖南（81.08%）、安徽（71.74%）需求高，这可能与当地的交通不便，或老年人活动能力较差有关。上海（22.22%）和宁夏（22.22%）的需求最低，表明了其基础设施更完善，电子商务等购物方式更普及。

如图 3-90 所示，对于组织社会和娱乐活动，湖南（67.65%）、安徽（70.73%）需求高，这反映了当地可能缺少社会和娱乐资源，需要更多的组织介入。上海（7.14%）、山西（16.67%）需求低，反映了当地自身娱乐和社会活动较为丰富。

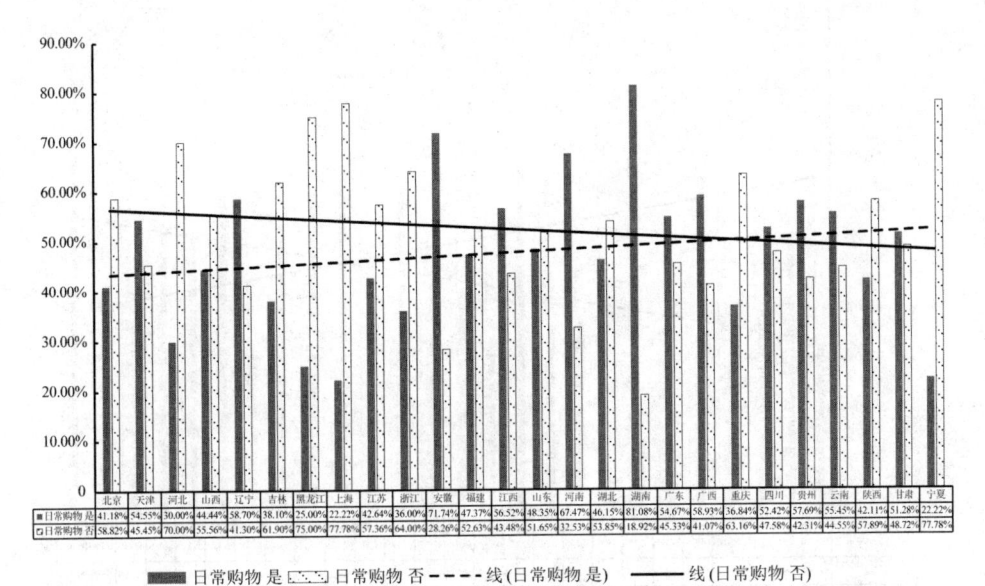

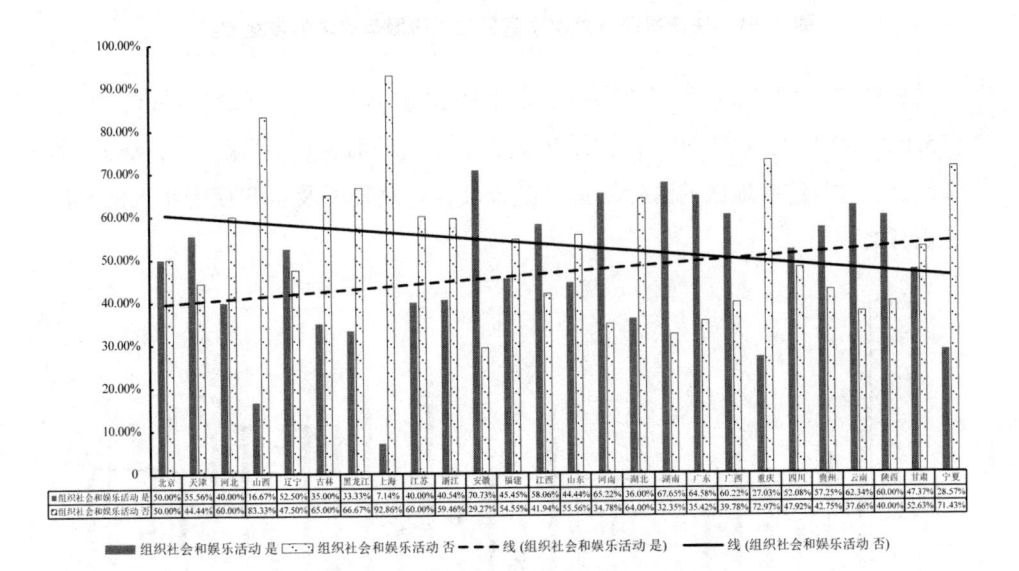

图 3-89 日常购物服务需求的省级差异

图 3-90 组织社会和娱乐活动需求的省级差异

如图 3-91 所示，对于法律援助或处理家庭邻里纠纷服务，宁夏（75.00%）、安徽（72.2%）需求高；黑龙江（14.29%）、上海（6.90%）需求低。社会经济状况、法律意识和地区性社会问题可能影响这一需求。

141

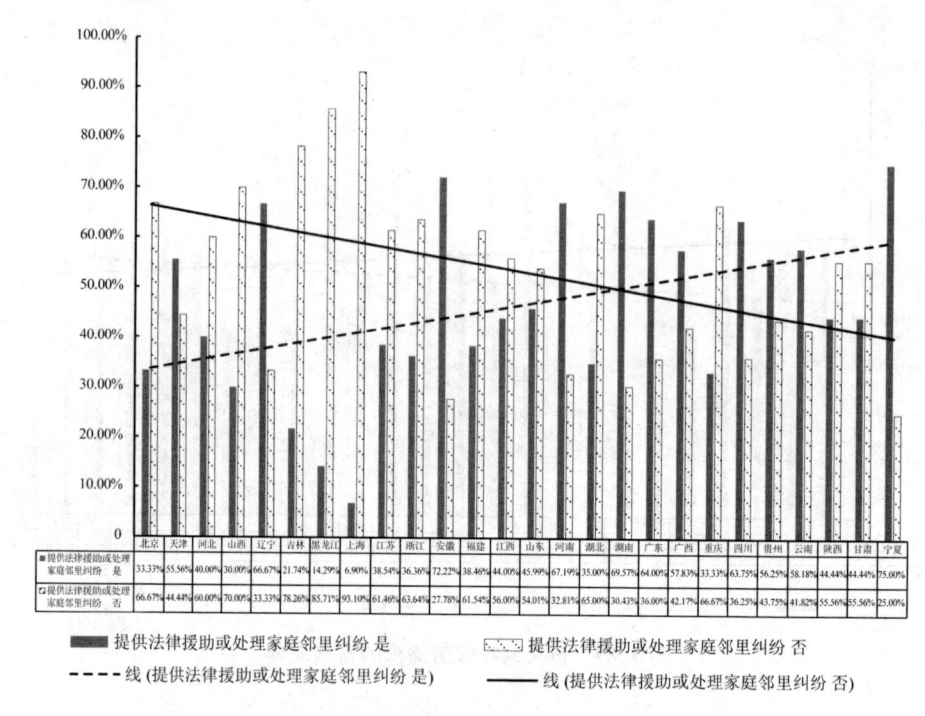

图 3-91　法律援助或处理家庭邻里纠纷服务需求的省级差异

如图 3-92 所示，对于提供保健知识服务，河南（79.59%）、湖南（75.00%）、广西（72.50%）需求较高；上海（7.41%）、甘肃（24.00%）需求较低。这与这些地区的医疗资源、健康教育普及程度及认知症老年人的健康意识有关。

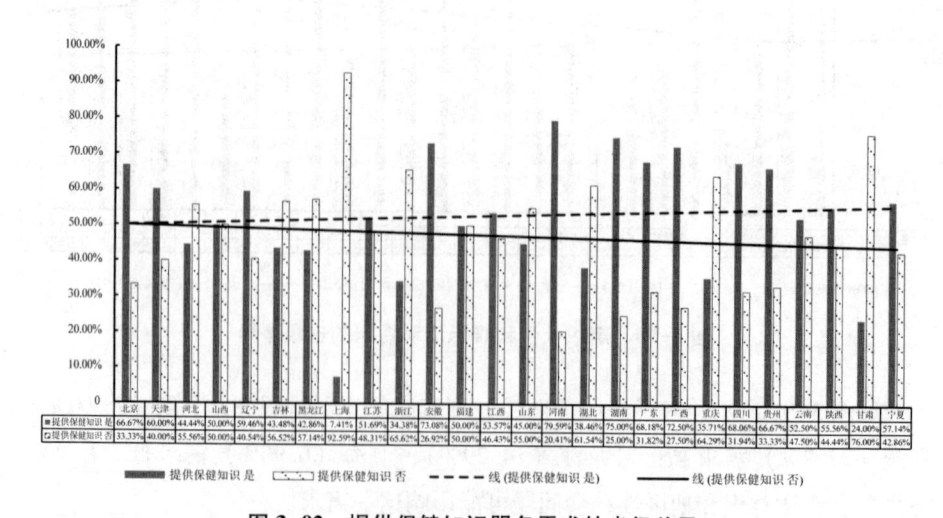

图 3-92　提供保健知识服务需求的省级差异

如图 3-93 所示，对于帮助使用网络服务，湖南（64.71%）、安徽（62.50%）、河南（61.84%）需求较高；上海（10.87%）、重庆（25.71%）、浙江（26.32%）需求较低。这可能与各省（自治区、直辖市）的技术普及率、认知症老年人的受教育水平和技术接受能力有关。

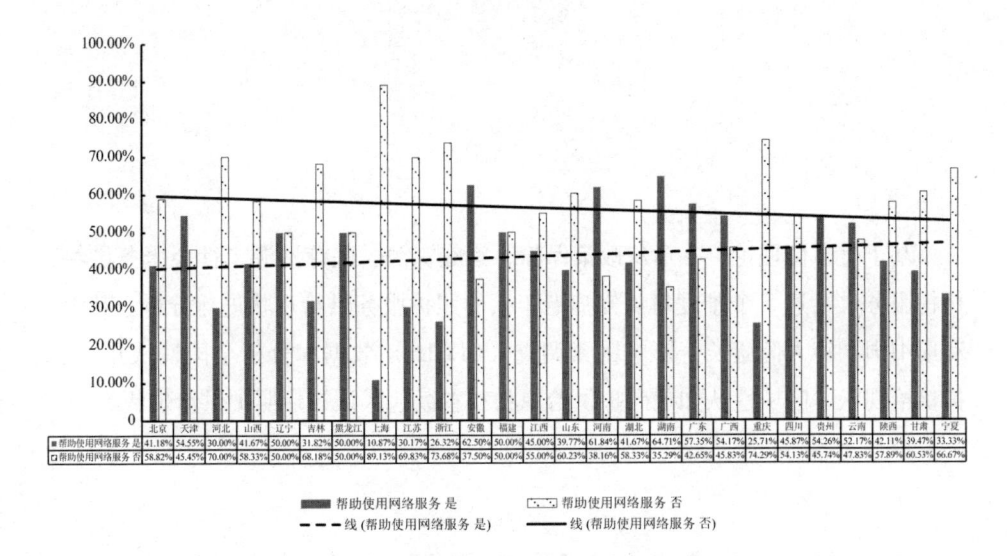

图 3-93 使用网络服务需求的省级差异

第四章

认知症老年人照护服务供给的现状分析

基于生态位理论，本章从政策保障、家庭资源、医疗资源、社会服务供给、机构服务供给这5个维度对认知症老年人的照护服务供给现状进行分析。其中，利用中国老年人健康长寿影响因素调查（CLHLS）数据库分析全国性认知症照护供给现状、区域性认知症照护供给现状和省级地区认知症照护供给现状等。

第一节 认知症老年人照护服务供给政策的演进与特征

一、认知症照护服务的全国性政策特征

（一）政策主体

老龄化政策的政策主体涵盖多个部门，包括中共中央、国务院、中央部委（宣传部、政法委、综治办）、国务院组成部门及直属机构（国务院办公厅、国家卫生健康委员会、民政部、全国老龄工作委员会、国家发展和改革委员会、人力资源和社会保障部、国家医疗保障局、国家中医药管理局、自然资源部、住房和城乡建设部、司法部、教育部、国家信访局、国家市场监督管理总局、公安部、财政部、中国残疾人联合会）等。2004年9月—2024年5月，共颁布38个文件，文件名称、颁布主体、颁布时间等请见附录1。

其中，民政部、国务院和国家卫生健康委员会是老龄化政策的主要制定部门。具体来看，民政部作为主要政策发布主体，单独或联合发布了8份老龄化相关政策，是发布政策数量最多的部门，这是因为民政部是承担养老服务工作

的主要部门。国务院作为政策发布主体,发布了7份老龄化相关政策,数量居次。国家卫生健康委员会负责精神卫生工作,也发布了6份相关政策,是老龄化政策的主要制定部门之一。其他如国家发展和改革委员会、财政部、住房和城乡建设部等也参与了老龄化政策的制定。由此可见,老龄化政策制定主体多元,但以民政部、国务院和国家卫生健康委员会为主导。

(二)政策类型

规划类政策共9份,占比25%,包括国家和部门层面的发展规划、行动计划等,这表明政府采取了具有谋划性和前瞻性的认知症照护政策制定。意见类政策共11份,占比30%,多为国务院、国务院办公厅以"关于……"的形式发布的意见,这也是当前最主要的政策形式。通知类政策共4份,发布数量相对较少,多来自卫生健康等职能部门,采取"关于……通知"的形式。还有部分其他类型政策,如工作文件类6份、部门工作计划类4份等。可以看出,老龄化政策以"规划""意见"为主,体现了政府对认知症照护问题的重视态度和顶层谋划与设计,但法规类政策仍相对缺乏。

(三)政策出台时间

从图4-1可看出,从时间分布上看,认知症照护政策数量在2019年之前较少,2019年之后开始快速增长。2004—2008年有2份,2011—2015年有3份,2016—2020年有18份,2021—2023年有15份。其中,2019年认知症相关政策发布数量出现明显增长,这与"十三五"规划的出台和国务院多项老龄化政策的发布有关。

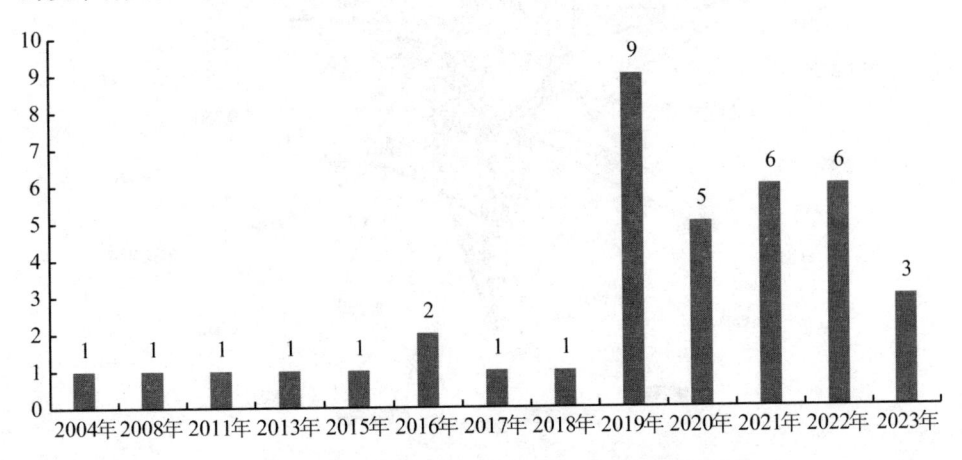

图4-1 认知症老年人照护政策年度颁布数量分布图

(四) 政策效力位阶

老龄化政策的效力位阶主要集中在国务院规范性文件和部门规范性文件两类。国务院规范性文件有 13 份，部门规范性文件有 17 份，较高效力位阶的政策居多，反映出老龄化问题备受重视。

(五) 政策关键词

将文件内容进行分词处理，去除停用词后，得到词频统计结果（图 4-2）。词频前 20 的关键词展示了政策文档中最关注的主题。其中，"老年人""照护""护理"是出现频率最高的词汇，这突显了政策中对老年人群体和养老服务的重视。同时，"养老服务""机构""社区""长期""康复""家庭""需求""床位""干预""评估""社会""管理""经济""居家""标准""特困""基本"和"补贴"等词汇的频繁出现，揭示了政策关注的多元化服务和支持体系。"照护""医疗""健康"和"护理"等词汇的高频出现，表明政策高度关注老年人的健康状况、医疗需求和照护质量，反映了政策的一个核心导向是提升老年人

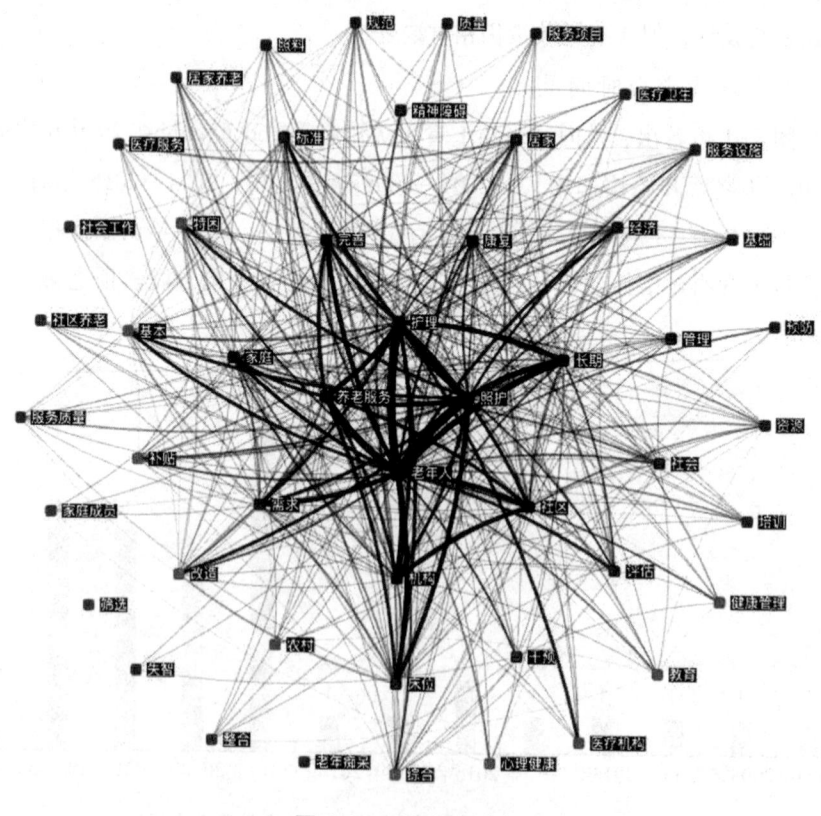

图 4-2 重点词频分析

的生活质量和健康水平。"社区""机构"和"居家"词频的显著性，体现政策鼓励发展居家养老模式与社区养老服务，旨在通过多元化的服务设置来满足老年人的不同需求，强调在本地社区中为老年人提供便利和支持。"康复"和"长期"词频的重要性，突出了政策强调对认知症老年人的康复和长期照护服务。"支持""发展"和"建设"等词频的突出，映射出政策旨在通过提供资金、资源和指导来推动养老服务业的整体发展和质量提升。

通过比较"机构""社区""家庭"这三个词与其他关键词的共现频率及邻词来评估政策的关注重点及在资源分配和质量保障等方面的具体导向，如图4-3、表4-1所示。

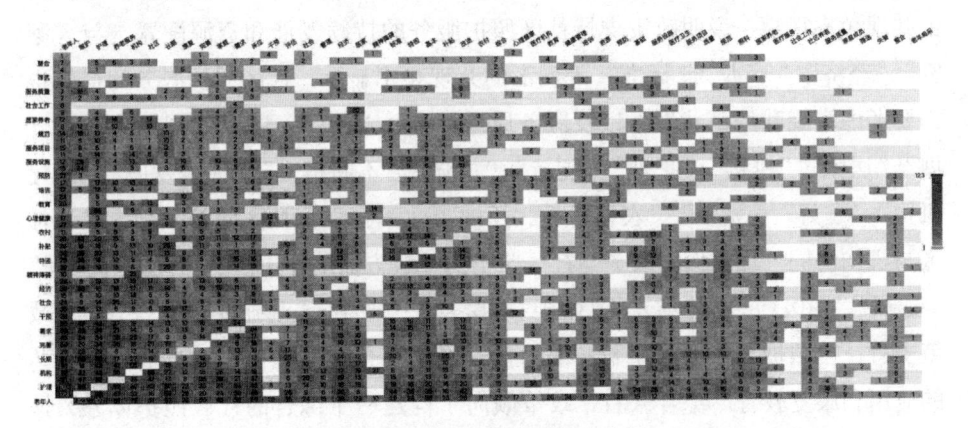

图 4-3　关键词的共现频率分析

表 4-1　认知症照护服务政策文本关键词邻词表

左邻词	关键词	右邻词
推动；规范；管理；鼓励公办；民办；扩大	机构	社区；安全；优化；能力；外包；运营；建设；转型
积极开展；居家；机构；护理；支持；加强；不断扩大；大力发展；医疗机构；友好；城乡；农村	社区	护理；安宁；中医药；老年人；衔接；康复；教育；基础设施
增强；提高；辅助；租赁；开展；服务；推动；促进；积极参与	家庭	养老；社会；病床；照料；服务；适老化；居家养老服务；保障

在机构照护方面，"机构"与"长期""社区""床位""完善""需求"等词汇的共现频率最高，这表明政策强调照护的持续性和床位供应的完善。与"家庭""经济""基本""标准""改造"等词汇也有较高的共现频率，显示政

147

策在机构照护方面考虑了家庭负担、经济因素、服务标准和基础设施改造等因素。机构的左邻词如"推动""规范""管理""鼓励公办""民办""扩大"等,表明政策旨在推进养老机构的质量管理、规范化发展,并鼓励公私部门参与,以实现服务的扩展和覆盖。右邻词如"社区""安全""优化""能力""外包""运营""建设""转型"等,揭示了政策意图优化机构运营能力,推进服务外包和提高运营效率,确保照护安全,并促进机构向更加多元化和专业化方向转型。综合评估表明,政策强调机构照护服务的规模扩张和质量提升,鼓励创新和优化运营模式,以及实现机构服务和社区服务的良性互动。

在社区照护方面,"社区"同样与"长期""床位""完善""需求"等词汇共现频率很高,说明政策支持社区照护服务的持续发展和资源配置。与"家庭""经济""基本""标准"等词汇的共现频率显示,社区照护服务的提供也需要考虑家庭和经济状况,以及服务质量标准。"社区"的左邻词如"积极开展""居家""机构""护理""支持""加强""不断扩大""大力发展""医疗机构""友好""城乡""农村"等,反映了政策在强化社区照护基础、推动社区与机构协同、加强医疗服务与社区照护的整合方面的作用。右邻词如"护理""安宁""中医药""老年人""衔接""康复""教育""基础设施"等,显示政策支持社区照护与专业医疗服务的衔接,提倡综合性照护模式,包括传统医药的应用和康复教育。综合来看,政策倾向于构建一个综合的社区照护体系,该体系不仅提供基础照护服务,还包括医疗护理、康复支持和文化教育,以促进老年人的整体福祉。

在家庭照护方面,"家庭"与"床位""需求"共现频率最高,可能表明政策认识到在家庭照护环境中资源和需求匹配的重要性。"家庭"与"经济""基本""标准"共现频率也较高,这可能反映了政策在家庭照护方面的经济支持、基本服务保障和标准制定。"家庭"的左邻词如"增强""提高""辅助""租赁""开展""服务""推动""促进""积极参与"等,表明政策支持家庭照护能力的提升,通过服务和辅助措施来强化家庭照护的基础。右邻词如"养老""社会""病床""照料""服务""适老化""居家养老服务""保障"等,强调了居家养老服务的社会保障和照料服务的重要性,以及家庭照护环境的适老化改造。综合来看,政策鼓励家庭成为养老服务的重要提供者,强化家庭照护的社会支持和服务网络,同时强调对家庭照护环境的改善和养老服务的保障。

总之,这些数据显示政策在不同照护供给领域有不同的关注重点和导向。机构照护供给在政策中得到了最多的关注,其次是社区照护供给,而家庭照护供给相对较少。这可能反映了一个从集中的养老服务模式（养老院）向分散的以社区、家庭为基础的服务模式的过渡，但也表明了需要进一步强化对家庭照护供给的支持和资源分配。

二、认知症照护服务的地方性政策

（一）上海市的认知症照护政策

上海市从 2014 年开始实施高龄认知症老年人家庭照护的社区师资培训项目，目的在于提升社区层面的照护能力，特别是针对认知症老年人的照护。自 2018 年起，上海市在养老服务机构中设置了专门的认知症照护床位，旨在为认知症老年人提供家庭式住养环境及全方位专业服务，包括日常生活照护、生活自理能力训练、精神支持和社会交往等。自 2019 年起，上海市开展了老年认知障碍友好社区建设试点工作，探索健康教育、风险测评、早期干预、家庭支持、资源链接和平台建设等关键领域，逐步形成可持续、可复制的模式。2023 年，上海市市场监督管理局发布了《老年认知障碍友好社区建设指南》等地方标准，旨在规范和引导老年认知障碍友好社区的建设。上海市卫生健康委员会在老年心理关爱行动的基础上，组织开展老年认知障碍防治促进行动，包括健康教育、培训辅导、筛查服务、干预服务和人文关怀等活动。上海市在认知症照护方面的政策反映了其对老年认知障碍问题的高度重视，通过一系列的政策和措施，强调了对认知症老年人照护服务设施的建设、专业人才的培养、社区环境的优化、防治措施的实施和政策支持的加强（见附录 2）。

（二）北京市的认知症照护政策

北京市对认知症老年人的社会支持工作进展表现为全方位、多层次的照护服务体系建设。根据相关政策文件，北京市旨在通过整合多方资源力量，包括政府、市场、社会、家庭等，进一步健全完善认知症老年人照护设施网络，提升照护服务能力，强化家庭养老照护支持，优化照护环境，增强老年人及其家庭的获得感、幸福感和安全感。具体而言，北京市的社会支持工作包括以下几个方面：一是认知症老年人评估与信息归集。通过开展老年人认知症评估筛查，修订完善老年人能力评估地方标准，并建立健全数据信息共享机制，促进认知症老年人数据互联互通。二是提升社区居家照护服务能力。加快培育专业化居家养老服务市场主体，重点满足居家重度认知症老年人长期照护的刚性需求。同时，依托医疗卫生机构开展认知障碍防治行动，为有需求的老年人提供脑部健康体检及康复训练等服务。三是提升养老机构照护服务能力。加快建设服务认知症老年人的养老机构，并支持养老机构设置认知症照护专区或单元。深化养老机构医养结合，为开展认知症照护服务的养老机构提供技术支持。四是认知症老年人照护服务保障。完善照护服务标准规范，加强照护服务人才保障，并扩大专业普惠机构养老服务供给，更好地满足认知症老年人及其家庭的需求。

北京市政府在推进这一系列社会支持措施中发挥了关键作用，不仅在政策制定和实施方面提供了明确的指导和支持，还在资源整合、服务能力提升、经费投入和监管等方面做出了积极努力。通过这些措施，北京市旨在到2025年基本形成集社区干预、机构照护、社会宣教等于一体的认知症老年人照护服务网络，显著提升照护服务水平，有效缓解家庭照护压力和社会焦虑，增强认知症老年人及其家庭的获得感、幸福感和安全感（见附录3）。

（三）青岛市的认知症照护政策

在认知症照护方面，青岛市的重点探索领域在于长期护理保险"认知症专区"的实施。自2016年起，青岛市开始将重度认知症老年人纳入长期护理保险保障范围，并实行"认知症专区"管理。这一措施旨在为认知症老年人提供专门的照护区域，确保他们获得必要的照护服务。此外，青岛市还公布了长期护理保险认知症诊断评估机构，鼓励设立记忆门诊，明确评估专家职责，以促进对认知症老年人的准确诊断和有效管理。为确保"认知症专区"有效运行，青岛市不断强化管理，加强培训，完善管理制度和监督考核措施。通过这些努力，青岛市逐步建立起一套有效的认知症照护体系，提高了照护服务的质量和效率。2019年，青岛市提出开展长期护理保险延缓认知症工作的意见，探索建立延缓认知症工作机制。这一策略旨在通过培育本土化专业服务机构和专业人才队伍，探索建立延缓认知症项目的遴选、实施、监管、效果评价等工作规范，从而有效延缓认知症老年人的失能进程。青岛市也明确了长期护理保险认知症人员评估工作的相关问题，包括申请长期照护需求等级评估的条件、评估机构和申请流程。2020年，青岛市进一步明确了认知症人员照护需求等级评估的实施办法，包括评估对象、评估机构、评估内容和标准等级，以便为认知症老年人提供更为精准的照护服务（见附录4）。

第二节 认知症老年人照护服务供给的全国性现状与特征

一、认知症老年人长期照护服务供给方式变化

图 4-4 中的数据显示，从 2011 年到 2021 年，正式照护的使用率从 3.92% 上升到 5.16%，非正式照护从 36.02% 上升到 45.16%，而无需长期照护的比例从 60.05% 下降到 49.68%。这表明对正式和非正式照护需求的增加，反映了人口老龄化加剧和认知症老年人增多的趋势，以及家庭对于照护服务需求的增加。

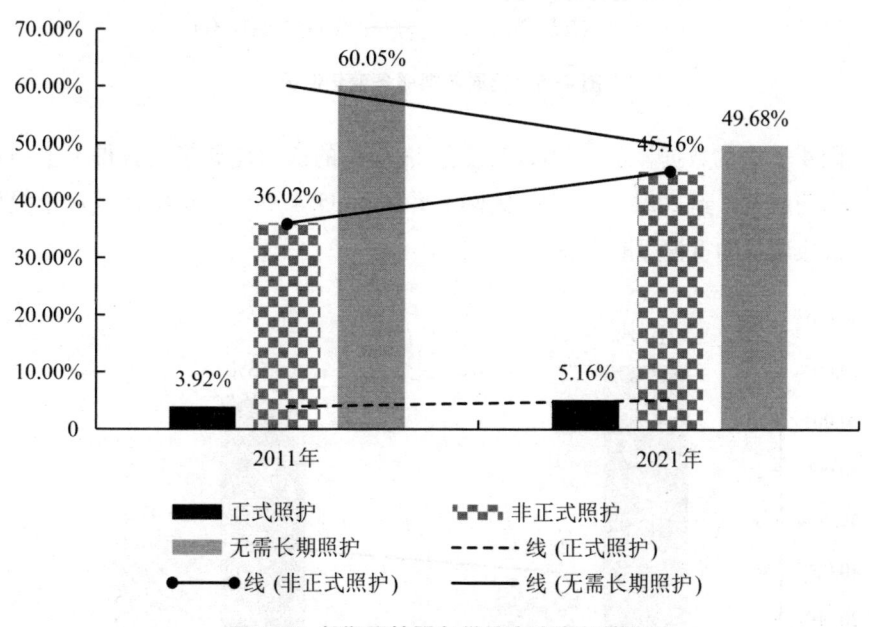

图 4-4 长期照护服务供给方式变化情况

二、认知症老年人社区照护服务供给内容变化

图 4-5 中的数据显示，2011 年，只有 4.11% 的认知症老年人获得了起居照料服务，而到了 2021 年，这一比例增加到了 15.72%，显示了认知症老年人对起居照料需求的增加和服务供给的提升。

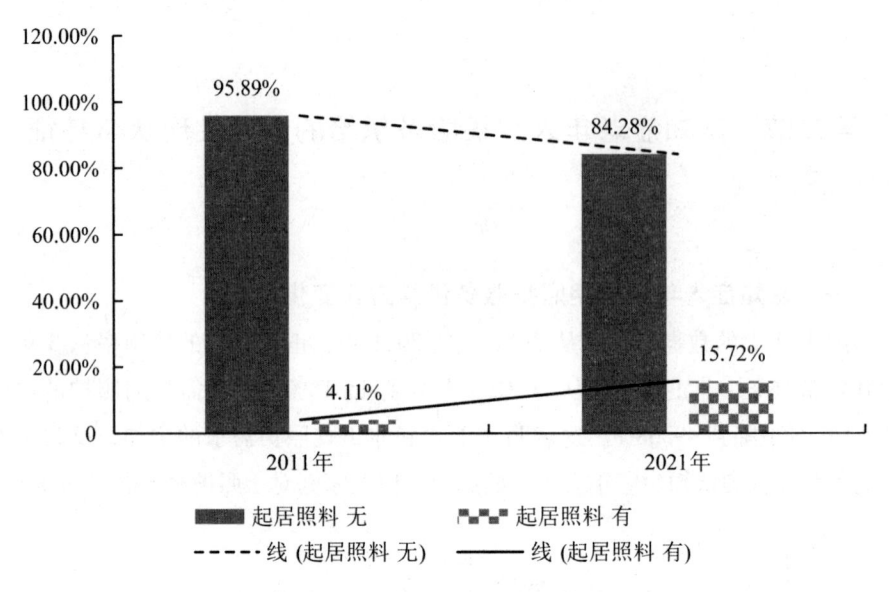

图 4-5　起居照料服务变化情况

图 4-6 中的数据显示，2011 年只有 28.81% 的认知症老年人获得了上门看病、送药服务，到 2021 年，这一比例上升到了 35.47%，反映出社区对于提供医疗健康服务的重视逐渐增加。

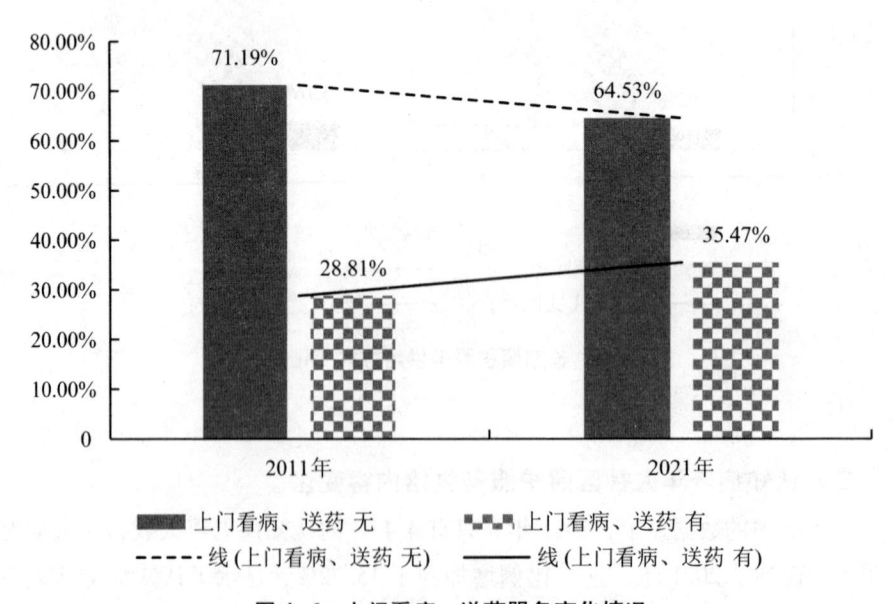

图 4-6　上门看病、送药服务变化情况

图 4-7 中的数据显示，5.87%的认知症老年人在 2011 年接受了精神慰藉和聊天解闷服务，而到了 2021 年，这一比例上升到了 9.98%，说明对老人精神健康和情感支持的服务需求在增加。

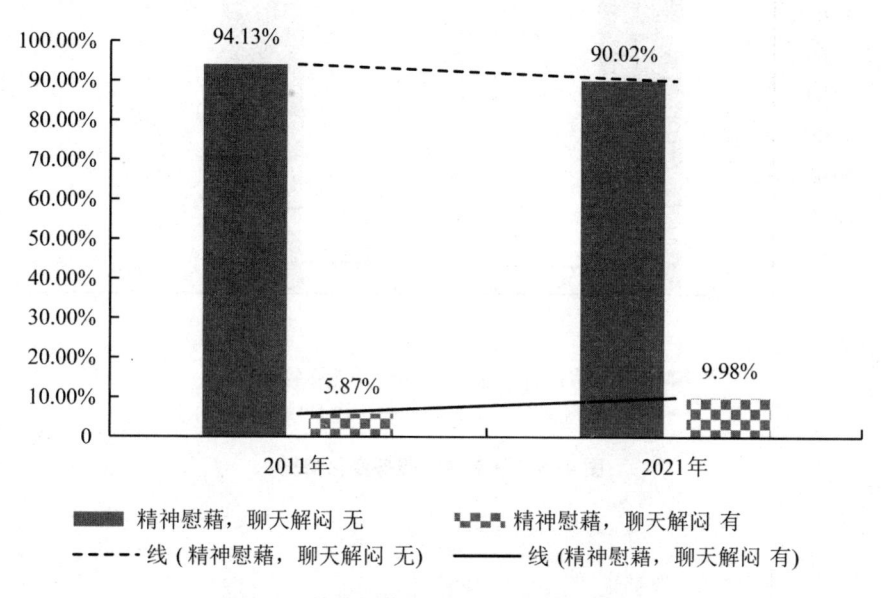

图 4-7 精神慰藉和聊天解闷服务变化情况

图 4-8 中的数据显示，日常购物服务从 2011 年的 6.87%略微上升到了 2021 年的 8.18%，这一变化相对较小，可能因为这项服务受认知症老年人生活习惯和社区环境变化的影响较小。

图 4-9 中的数据显示，组织社会和娱乐活动从 2011 年的 11.57%上升到了 2021 年的 22.56%，这一显著增长反映了社区对于增进认知症老年人社交互动和提升其生活质量重视程度的提升。

图 4-10 中的数据显示，2011 年 20.33%的认知症老年人获得了提供法律援助或处理家庭邻里纠纷服务，而到 2021 年，这一比例增加到了 31.66%，反映了社区服务在处理认知症老年人法律和家庭问题方面的增强。

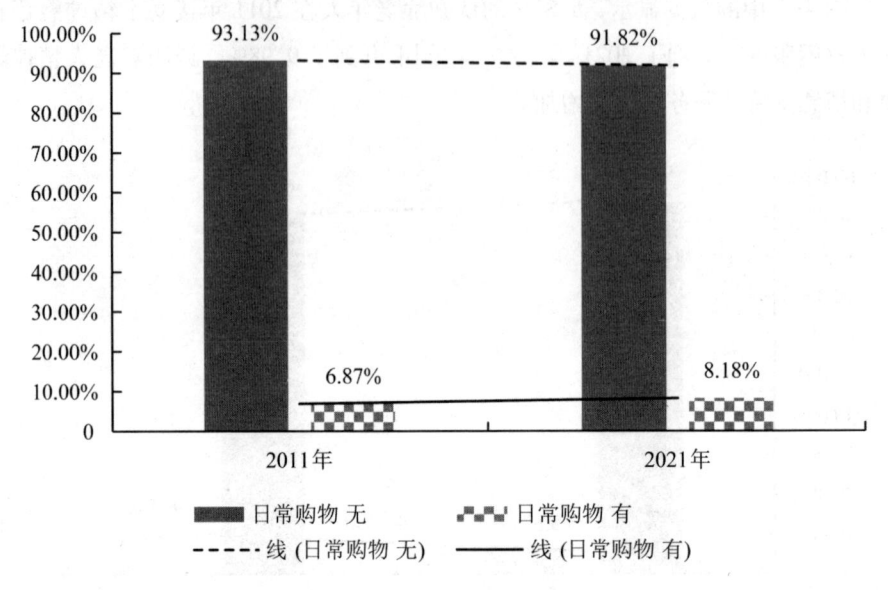

图 4-8 日常购物服务变化情况

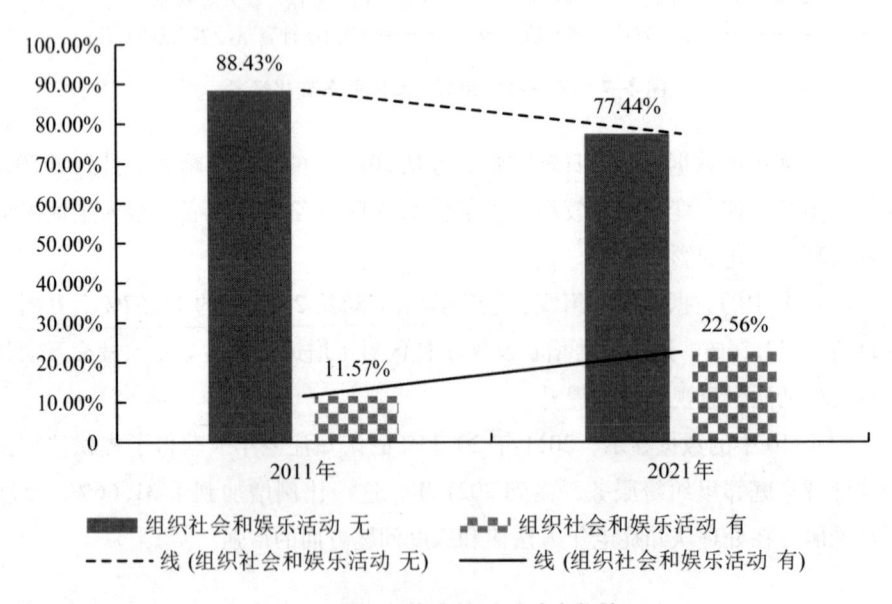

图 4-9 组织社会和娱乐活动变化情况

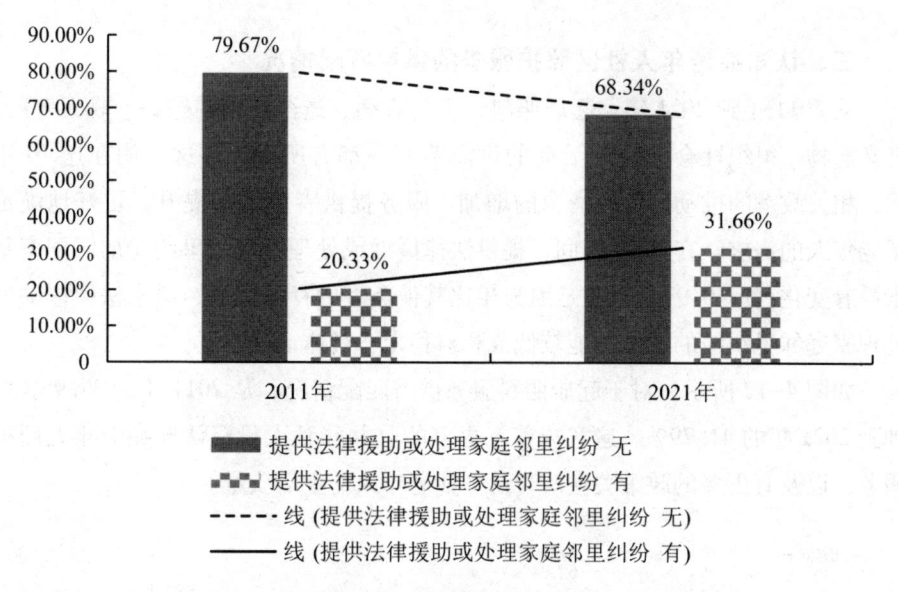

图 4-10 法律援助或处理家庭邻里纠纷服务变化情况

图 4-11 中的数据显示，对于提供保健知识服务，从 2011 年的 29.28% 上升到了 2021 年的 39.92%，说明增强认知症老年人保健知识和健康教育的需求在不断增加。

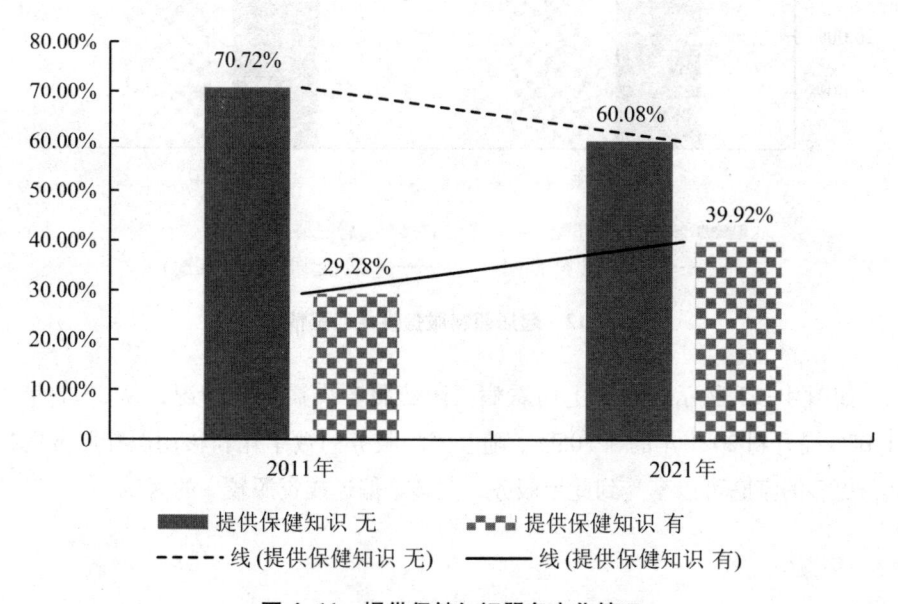

图 4-11 提供保健知识服务变化情况

三、认知症老年人社区照护服务的供给匹配情况

从2011年到2021年，起居照料，上门看病、送药，精神慰藉、聊天解闷，日常购物，组织社会和娱乐活动的供需匹配率都有所上升。这表明在这10年间，相关政策的推动、社区资源的增加、服务提供者能力的提升，更好地满足了老年人的需求。在这10年间，提供法律援助或处理家庭邻里纠纷的匹配率基本没有变化（$p=0.972$），这是因为相比其他类型的社区服务，需求法律援助或处理家庭邻里纠纷的比例可能较低或相对稳定，具体情况如下。

如图4-12所示，对于起居照料服务供需匹配情况，从2011年的37.96%增加到2021年的41.79%。这意味着有更多的公共和私人投资认知症老年人照护服务，以及有更多的政策关注改善认知症老年人的生活质量。

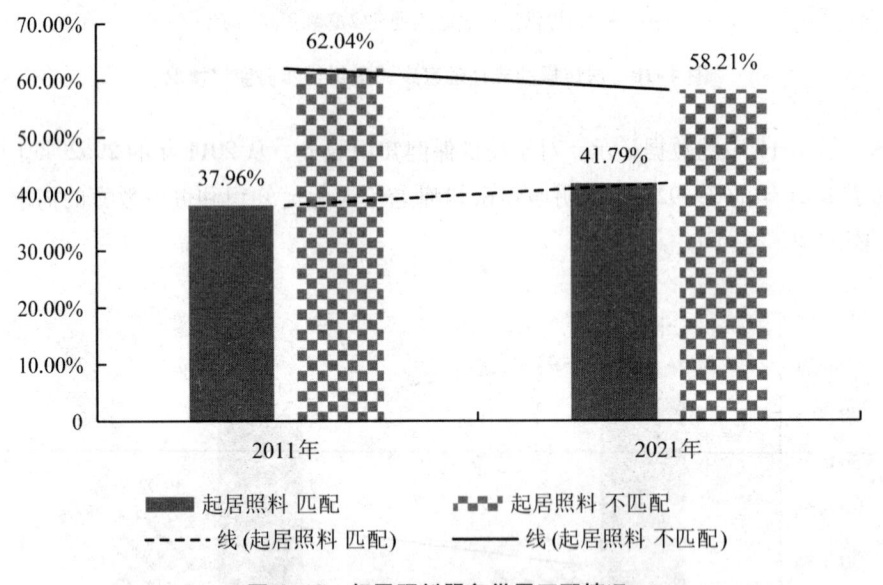

图4-12 起居照料服务供需匹配情况

如图4-13所示，对于上门看病、送药服务供需匹配情况，从2011年的41.07%提升到2021年的52.05%。随着医疗服务的数字化和移动医疗服务的扩展，更多的家庭可以享受到此项服务，尤其是偏远或资源较少的区域。

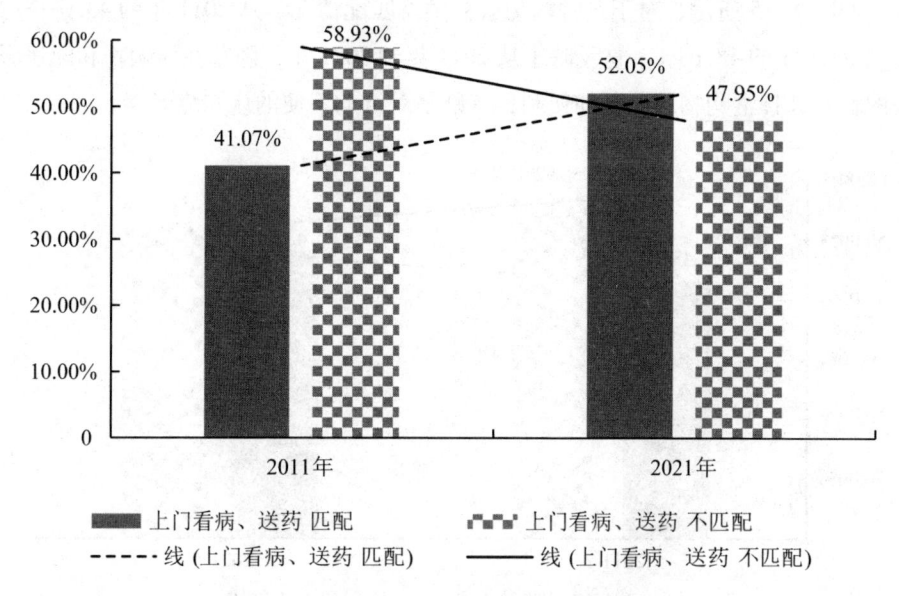

第四章 认知症老年人照护服务供给的现状分析

图4-13 上门看病、送药服务供需匹配情况

如图4-14所示，对于精神慰藉和聊天解闷服务供需匹配情况，从2011年的34.17%增长到2021年的46.28%。这意味着社会对精神健康和情绪支持的认识增强，以及社区服务和志愿者网络的扩大，有助于满足认知症老年人的情感和社交需求。

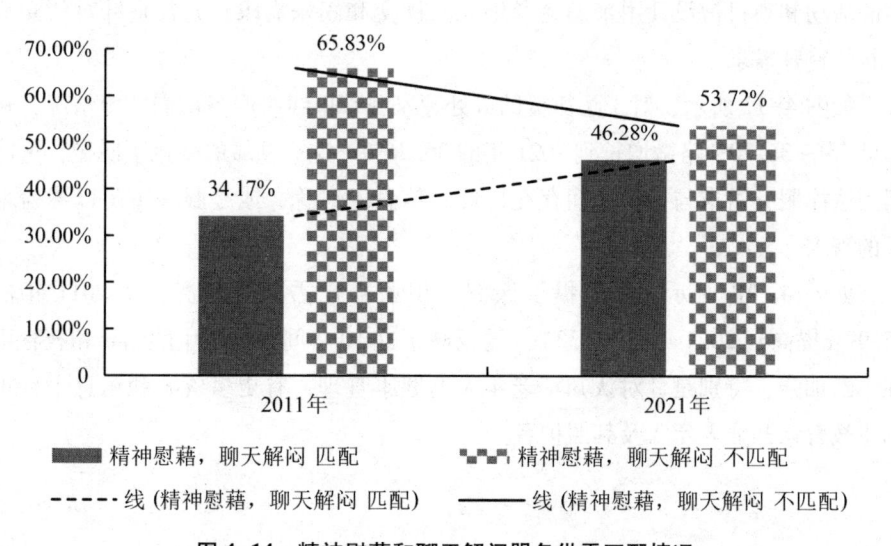

图4-14 精神慰藉和聊天解闷服务供需匹配情况

如图 4-15 所示，对于日常购物服务供需匹配情况，从 2011 年的 43.08%增加到 2021 年的 48.04%。这反映了从 2011 年到 2021 年，随着在线购物和配送服务的普及，日常购物服务更加便利，特别是对行动不便的认知症老年人。

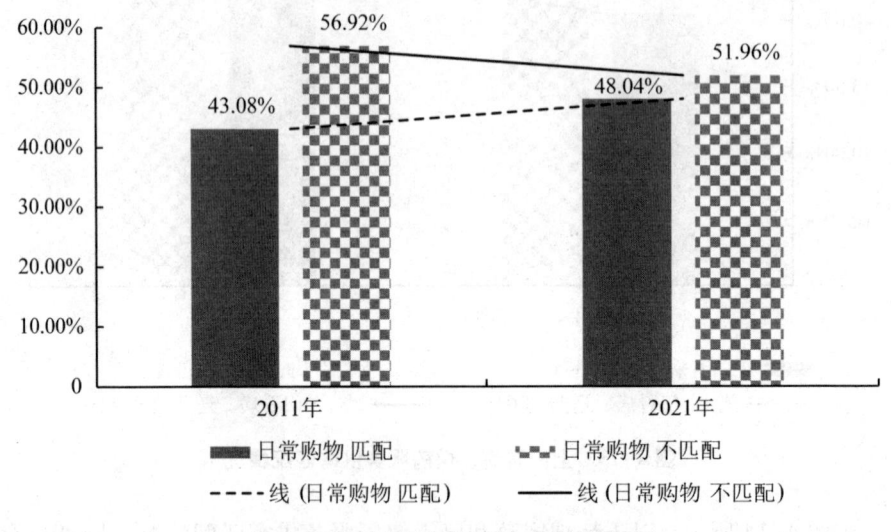

图 4-15 日常购物服务供需匹配情况

如图 4-16 所示，对于组织社会和娱乐活动供需匹配情况，从 2011 年的 40.80%小幅上升到 2021 年的 44.26%。随着老龄化社会的深入，社区中越来越多的活动和项目被设计用来满足老年人的社交和娱乐需求，尤其是针对认知症病状的特殊需求。

如图 4-17 所示，对于法律援助或处理家庭邻里纠纷服务供需匹配情况，从 2011 年的 36.20%略微增长到 2021 年的 36.26%。这一领域的变化不明显，可能因为法律服务需求与提供之间存在持续的信息不对称，或是服务不足以覆盖增长的需求。

如图 4-18 所示，对于提供保健知识服务供需匹配情况，从 2011 年的 45.99%提高到 2021 年的 51.33%。这反映了这 10 年间公共卫生的倡导和教育正在不断加强，特别是针对认知症老年人的健康管理，有更多资源和信息平台可用于教育认知症老年人及其照护者。

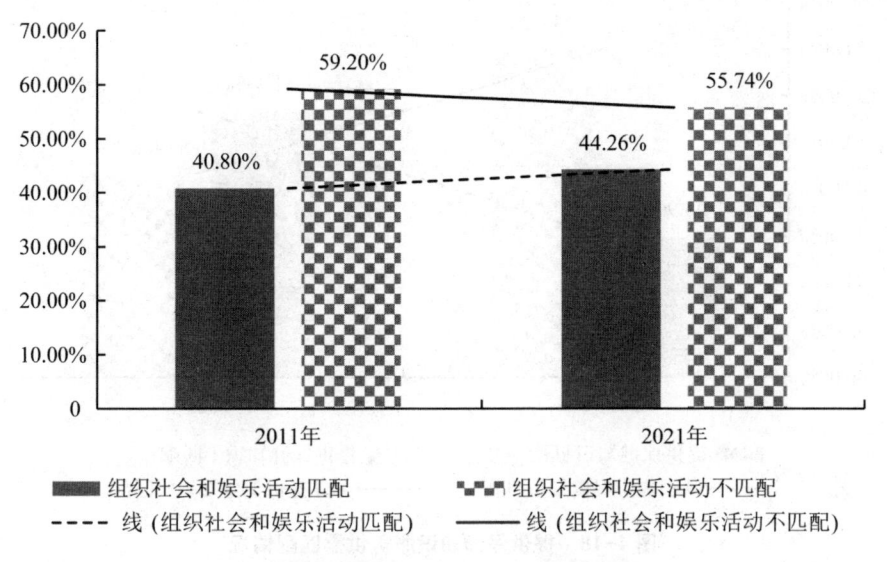

第四章 认知症老年人照护服务供给的现状分析

图 4-16 组织社会和娱乐活动供需匹配情况

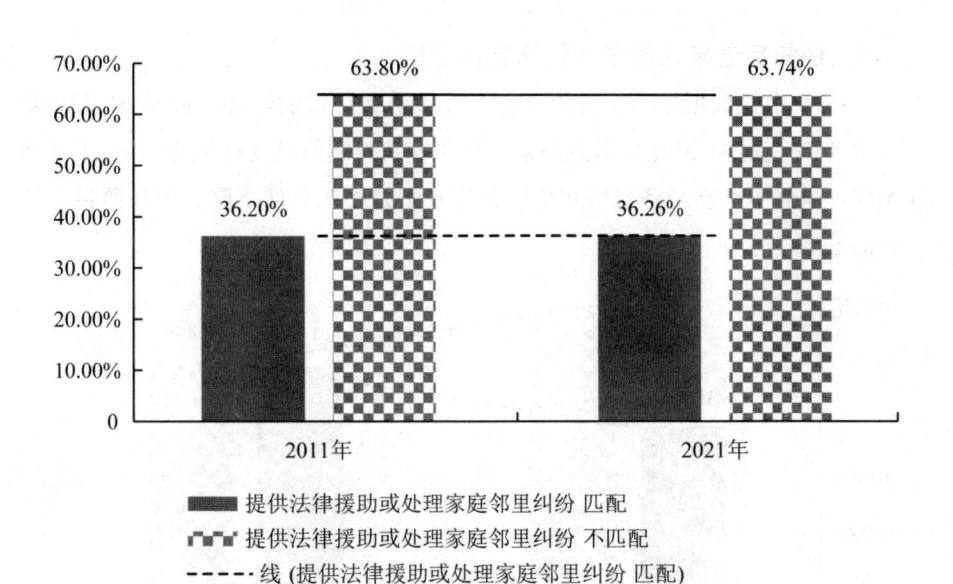

2011年:组织社会和娱乐活动匹配 40.80%,组织社会和娱乐活动不匹配 59.20%
2021年:组织社会和娱乐活动匹配 44.26%,组织社会和娱乐活动不匹配 55.74%

图 4-17 法律援助或处理家庭邻里纠纷服务供需匹配情况

2011年:提供法律援助或处理家庭邻里纠纷 匹配 36.20%,不匹配 63.80%
2021年:提供法律援助或处理家庭邻里纠纷 匹配 36.26%,不匹配 63.74%

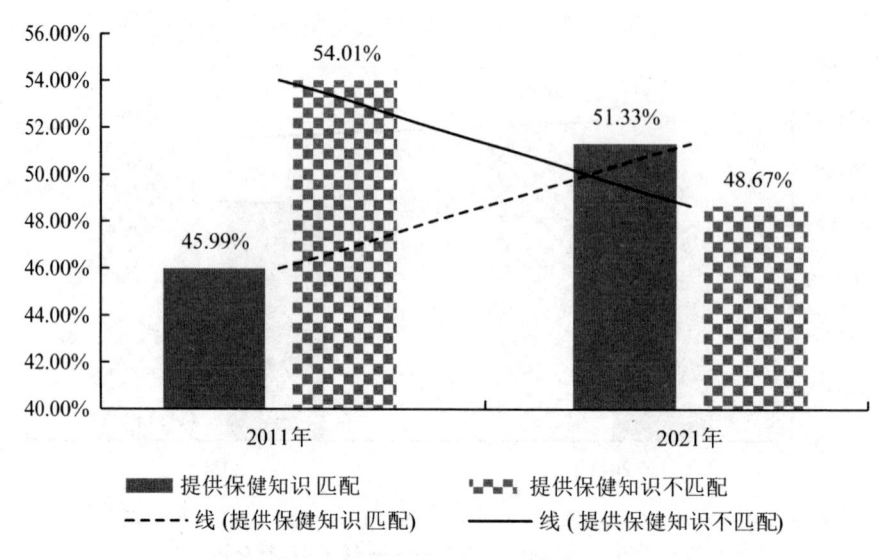

图 4-18 提供保健知识服务供需匹配情况

四、认知症老年人的子女代际支持变化

图 4-19 中的数据显示，认知症老年人从子女获得的经济支持从 61.13% 降低到 50.45%。图 4-20 中的数据显示，从子女获得的情感支持从 79.86% 下降到 63.51%。虽然子女在经济支持和情感支持方面的比例有所下降，但在照料支持

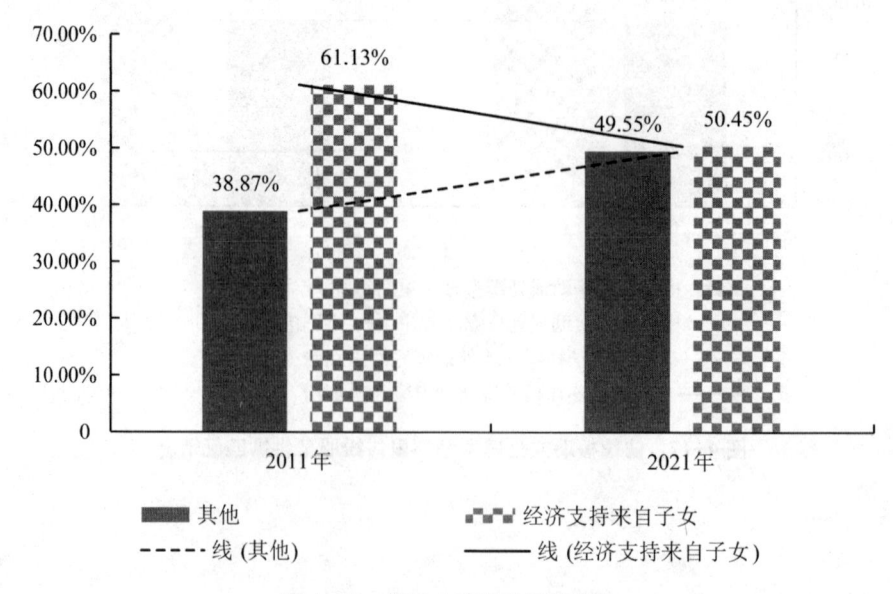

图 4-19 从子女获得的经济支持

方面的比例显著上升,从子女获得的照料支持从70.22%上升到81.23%（图4-21）。这反映了随着社会变迁和家庭结构的变化,家庭成员在认知症老年人照护中扮演的角色也在变化。子女在照料上的参与度增加,可能是因为对认知症老年人日常生活支持需求的增加。

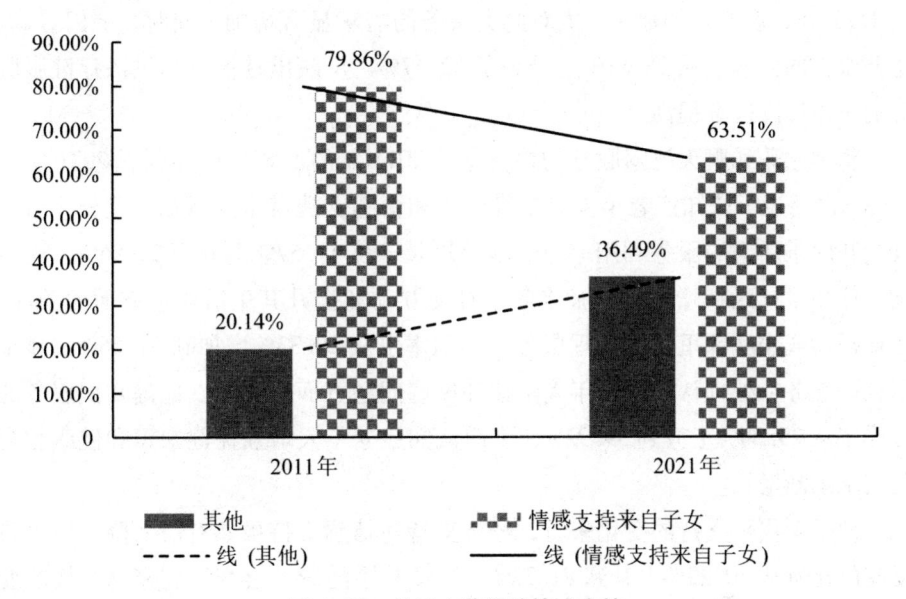

图4-20 从子女获得的情感支持

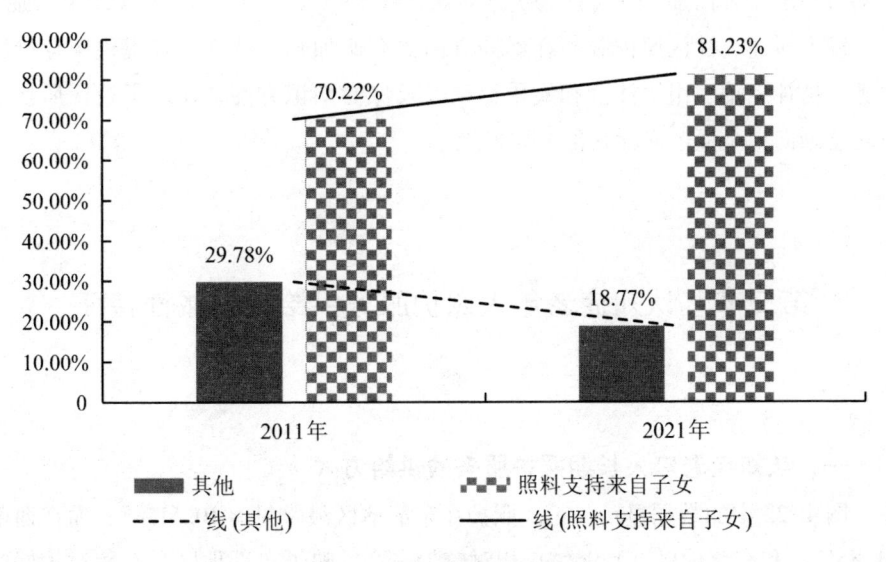

图4-21 从子女获得的照料支持

五、小结

过去10年间,针对认知症老年人的社区照护服务有了显著增强和改进。供给内容的变化显示,起居照料服务的接受率从2011年的4.11%增加到了2021年的15.72%,表明认知症老年人对此类服务的需求显著增加。同时,上门看病、送药服务的比例也从28.81%上升到了35.47%,反映出社区对提供医疗健康服务的重视程度逐渐提高。

精神慰藉和聊天解闷服务的接受率从2011年的5.87%增加到了2021年的9.98%,突显了认知症老年人对精神健康和情感支持需求的增加。此外,组织社会和娱乐活动的服务利用率也有显著增长,从11.57%上升到22.56%,这一增长体现了社区在增进认知症老年人社交互动和提升其生活质量方面的关注。法律援助或家庭邻里纠纷处理服务的利用率也从20.33%增加到31.66%,显示了社区服务在处理认知症老年人法律和家庭问题方面的强化。保健知识服务的接受率从29.28%上升到39.92%,表明认知症老年人增强保健知识和健康教育的需求不断增长。

从子女代际支持的变化来看,经济支持和情感支持虽然有所下降,但照料支持的比例从70.22%上升到81.23%。这反映了随着社会变迁和家庭结构的变化,家庭成员在认知症老年人照护中的角色也在发生转变,尤其是子女在照料上的参与度显著增加,这可能是由于对认知症老年人日常生活支持需求的增加。

综上所述,社区照护服务在不同方面都有所加强,特别是在提供医疗健康服务、精神慰藉、组织社会和娱乐活动以及保健知识方面,显示了社区照护服务正逐渐向更全面、多元化的方向发展。

第三节 认知症老年人照护服务供给的区域性特征

一、认知症老年人长期照护服务的供给方式

图4-22中的数据显示,正式照护在东部地区最常见(10.51%),而在西部(1.85%)和东北地区(1.96%)相对较少。这反映了东部地区具有相对较好的医疗资源和服务可达性。非正式照护在东北地区最为普遍(81.37%),远高于

其他地区，可能因为当地的社会和文化更强调家庭和社区的支持网络。未接受长期照护的比例在西部（56.88%）最高，可能与当地的社会服务体系和对认知症认识的差异有关。

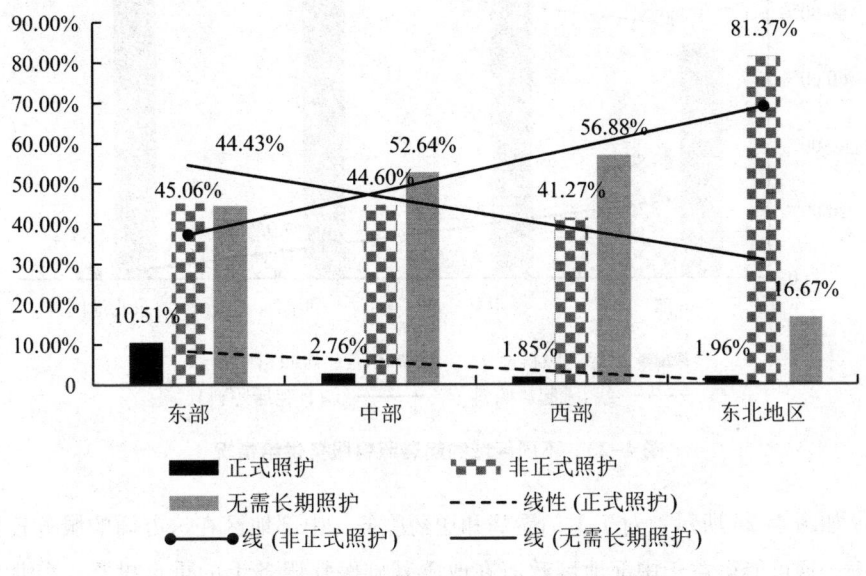

图 4-22　不同区域的长期照护服务供给方式情况

二、认知症老年人社区照护服务的供给内容

在起居照料、精神慰藉、组织社会和娱乐活动方面，东部地区的服务供给较为充足，但在提供网络服务方面，所有区域都显示出较低的供给率，尤其是中部未获得帮助使用网络服务的比例达到97.78%，暗示着认知症老年人在适应新技术方面的普遍需求和挑战。相比其他区域，中部地区的上门看病、送药及提供保健知识的服务较为充足。所有地区在提供网络服务方面的供给率普遍偏低，暗示认知症老年人在获得网络服务方面的需求得到的满足最少。在提供日常购物（$p=0.638$），和提供法律援助或处理家庭邻里纠纷服务上（$p=0.096$）各区的供给差异不大，具体的情况如下。

如图4-23所示，东部地区提供起居照料的比例显著高于其他地区，这可能与东部地区相对较高的经济水平和更成熟的养老服务市场有关。而东北地区的服务供给率最低，可能与人口老龄化严重和经济相对不发达有关。

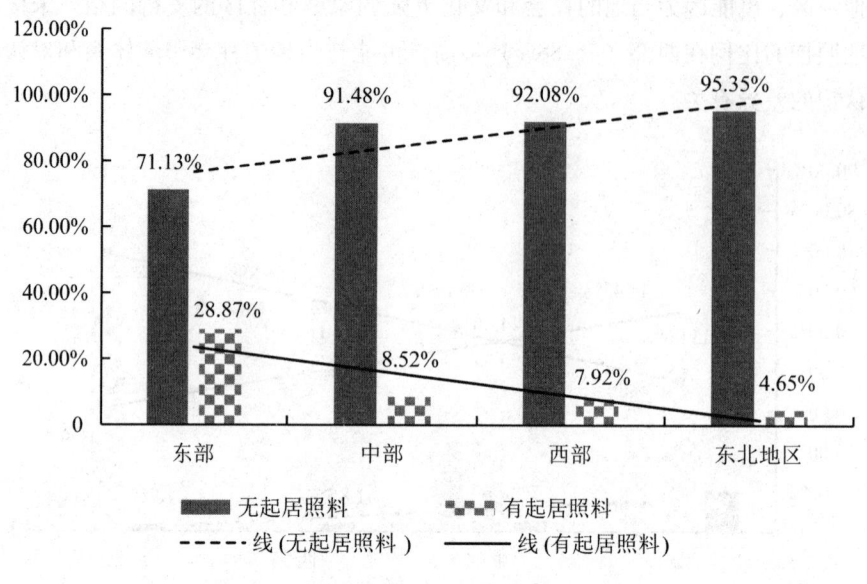

图 4-23　不同区域的起居照料服务供给情况

如图 4-24 所示，对于上门看病和送药服务，中部地区在这方面的服务较为普遍，这可能得益于中部地区政府在改善基础医疗服务上的重点投资。东北地区的供给率相对较低，可能是由于医疗资源分布不均和偏远地区服务难以覆盖。

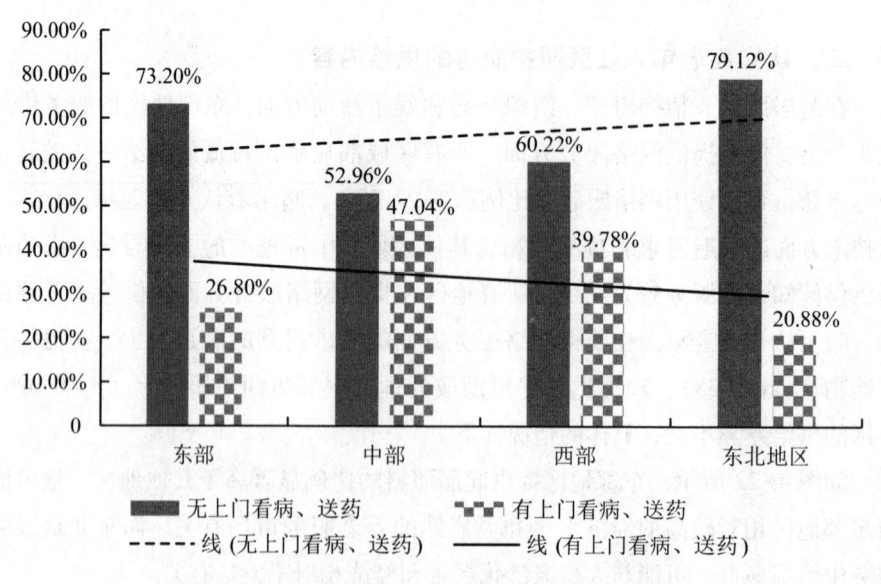

图 4-24　不同区域的上门看病、送药服务供给情况

如图 4-25 所示，精神慰藉和聊天解闷服务在所有地区均较低，尤其是东北地区，表明社区对认知症老年人精神层面的需求关注不足。

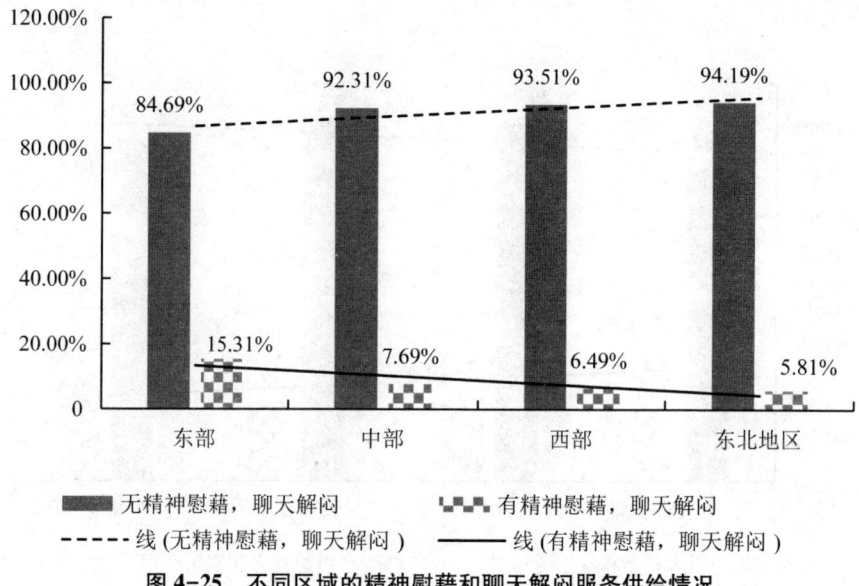

图 4-25 不同区域的精神慰藉和聊天解闷服务供给情况

如图 4-26 所示，日常购物服务在所有地区均较低，东、中、西部差异不大，东北地区最低。可能因为认知症老年人的疾病特征，导致社区对于认知症老年人的购物需求关注不足。

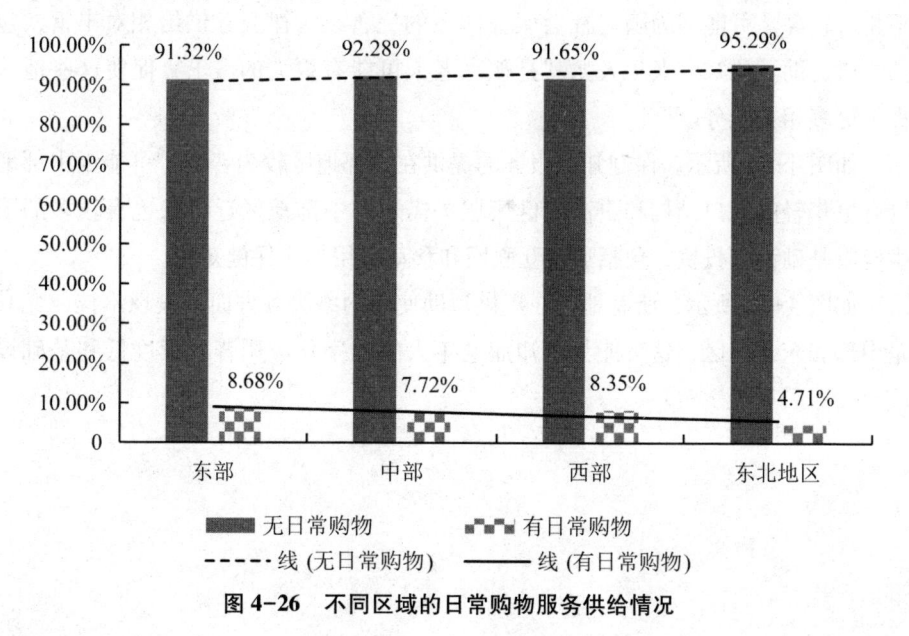

图 4-26 不同区域的日常购物服务供给情况

如图 4-27 所示，对于组织社会和娱乐活动服务，东部地区相对较高的供给率反映了其拥有较多休闲资源。而西部和中部地区的供给率低可能因资源限制和文化因素。

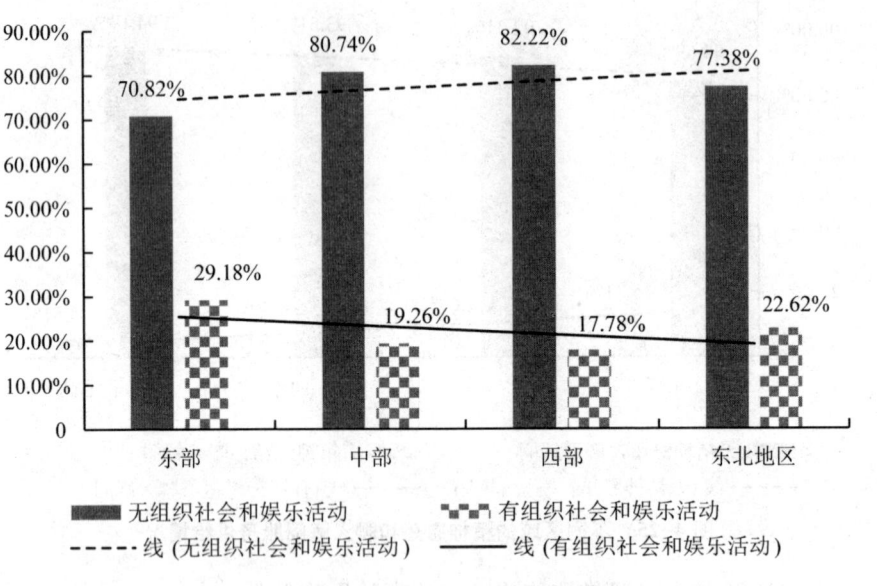

图 4-27　不同区域的组织社会和娱乐活动供给情况

如图 4-28 所示，东、中、西部的法律援助或处理家庭邻里纠纷服务供给水平相对较高。可能因为随着社会服务体系的完善，法律服务供给相对丰富，包括法律援助。认知症老年人尤其是孤寡老人可能有更大的需求，促使这些地区提供更多相关服务。

如图 4-29 所示，保健知识服务的提供在中部地区较为普遍，可能因中部地区有更年轻的人口结构和更高的健康服务需求。中部地区近年来也有较多的卫生健康基础设施投资，包括通过互联网和移动应用推广保健知识。

如图 4-30 所示，所有地区在提供帮助使用网络服务方面均表现不佳，尤其是中部和东北地区，这可能与认知症老年人的数字化应用普及程度低和基础设施建设滞后有关。

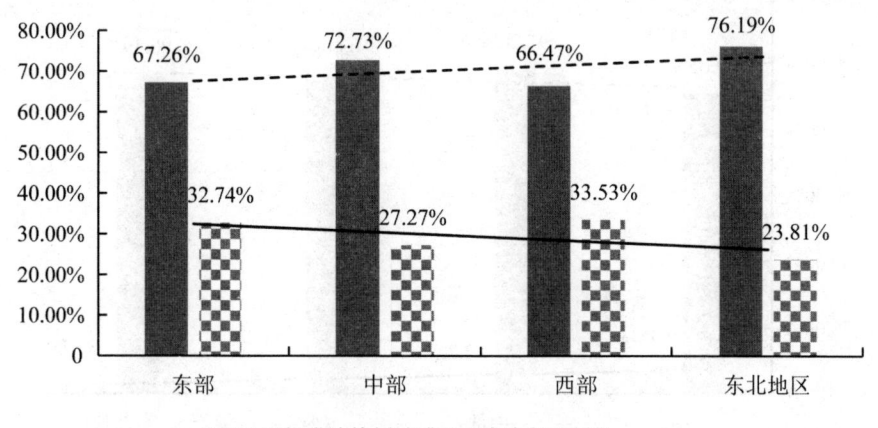

图 4-28 不同区域的法律援助或处理家庭邻里纠纷服务供给情况

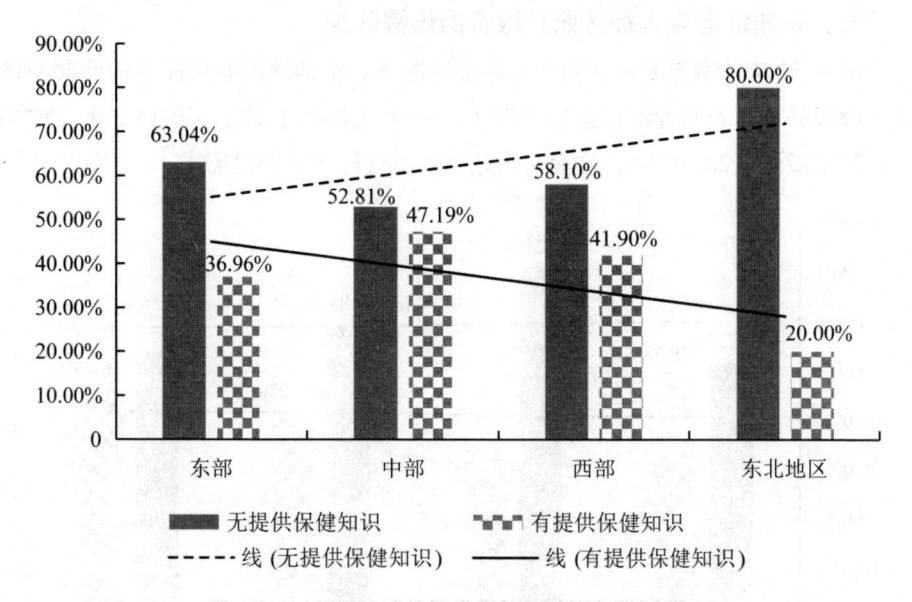

图 4-29 不同区域的提供保健知识服务供给情况

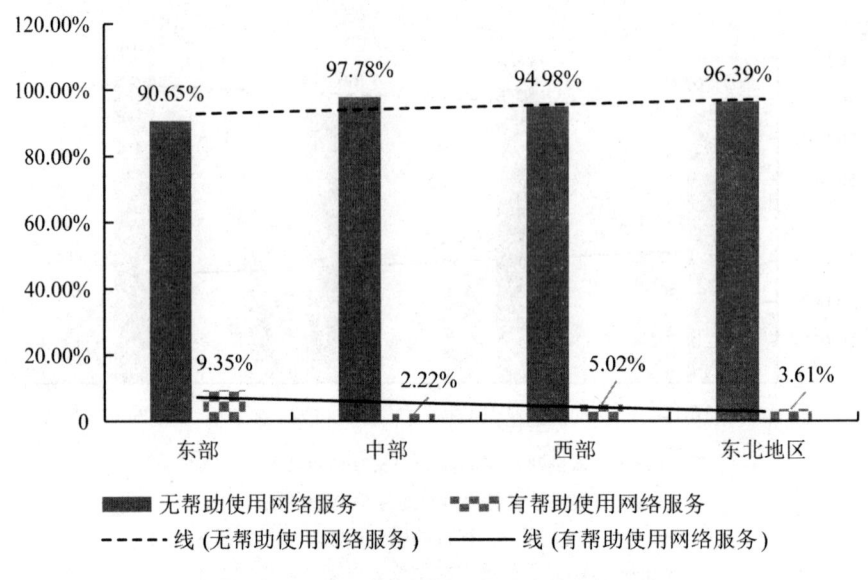

[图表：不同区域的帮助使用网络服务供给情况]

- 东部：无帮助使用网络服务 90.65%，有帮助使用网络服务 9.35%
- 中部：无帮助使用网络服务 97.78%，有帮助使用网络服务 2.22%
- 西部：无帮助使用网络服务 94.98%，有帮助使用网络服务 5.02%
- 东北地区：无帮助使用网络服务 96.39%，有帮助使用网络服务 3.61%

图 4-30　不同区域的帮助使用网络服务供给情况

三、认知症老年人社区照护服务的供需匹配

图 4-31 中的数据显示，对于起居照料服务，东部地区起居照料的匹配率最高（48.78%），表明近半数需要此服务的老年人得到了满足。相比之下，中部的匹配率最低（28.78%），这表明当地的供给远远无法满足需求。

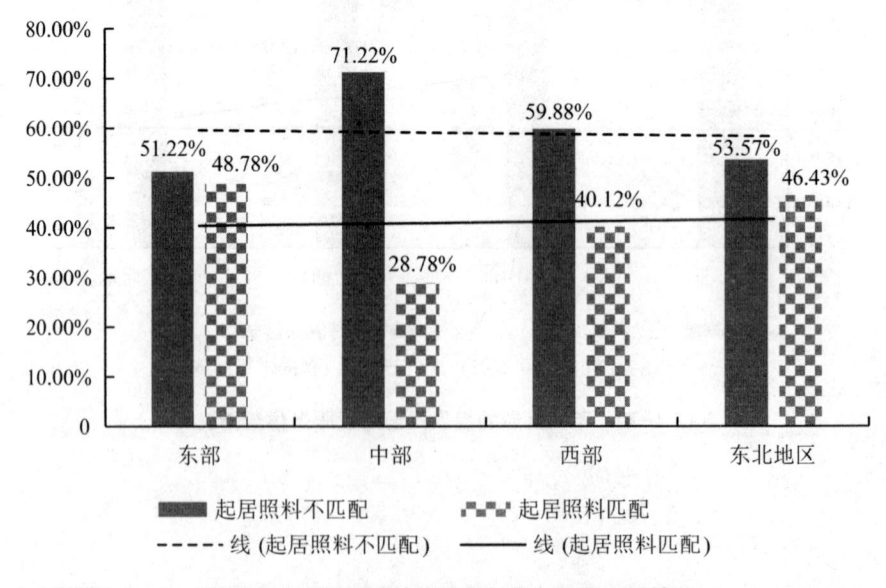

[图表：不同区域的起居照料服务供需匹配情况]

- 东部：起居照料不匹配 51.22%，起居照料匹配 48.78%
- 中部：起居照料不匹配 71.22%，起居照料匹配 28.78%
- 西部：起居照料不匹配 59.88%，起居照料匹配 40.12%
- 东北地区：起居照料不匹配 53.57%，起居照料匹配 46.43%

图 4-31　不同区域的起居照料服务供需匹配情况

图 4-32 中的数据显示，对于上门看病、送药服务，在中部和西部地区，超过一半的老年人得到了满足（中部 53.99%，西部 53.56%），但各区域供需匹配不存在显著差异（$p=0.444$）。

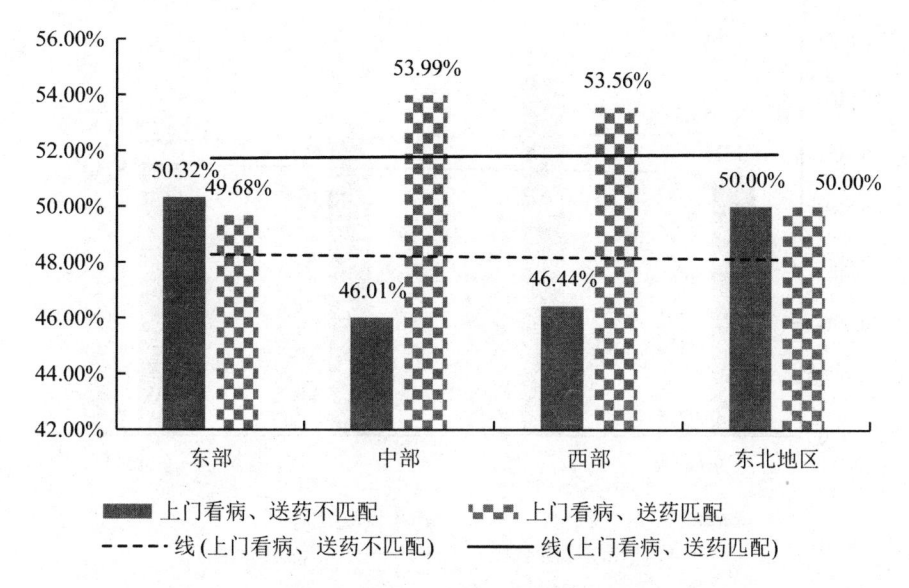

图 4-32　不同区域的上门看病、送药服务供需匹配情况

图 4-33 中的数据显示，对于精神慰藉、聊天解闷服务，东部地区的匹配率相对较高（53.73%），但在整体上，各地区对精神慰藉、聊天解闷服务的供需匹配率都不高，反映出老年人精神支持服务的普遍缺乏。

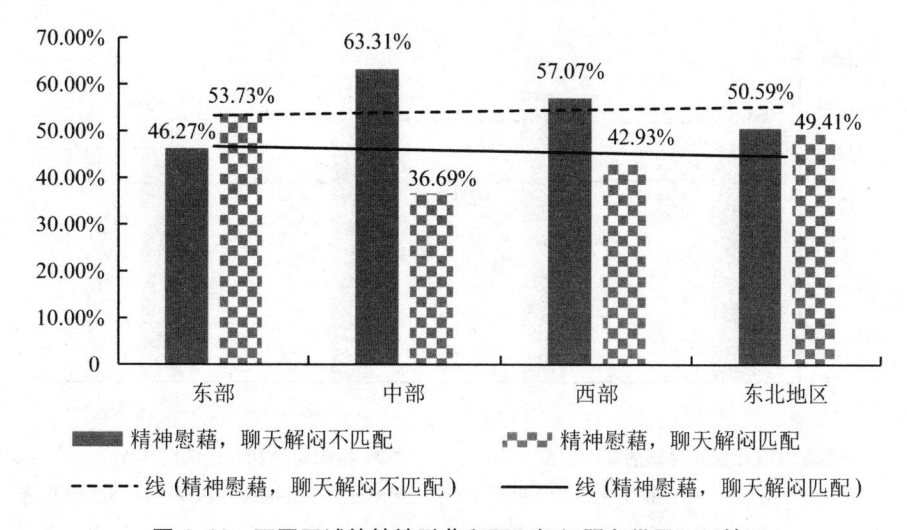

图 4-33　不同区域的精神慰藉和聊天解闷服务供需匹配情况

图 4-34 中的数据显示，对于日常购物服务，东部地区匹配率较高（53.87%），中部地区较低（36.16%）。表明东部地区基础设施更发达，包括交通和互联网购物方面，易于满足老年人的购物需求。

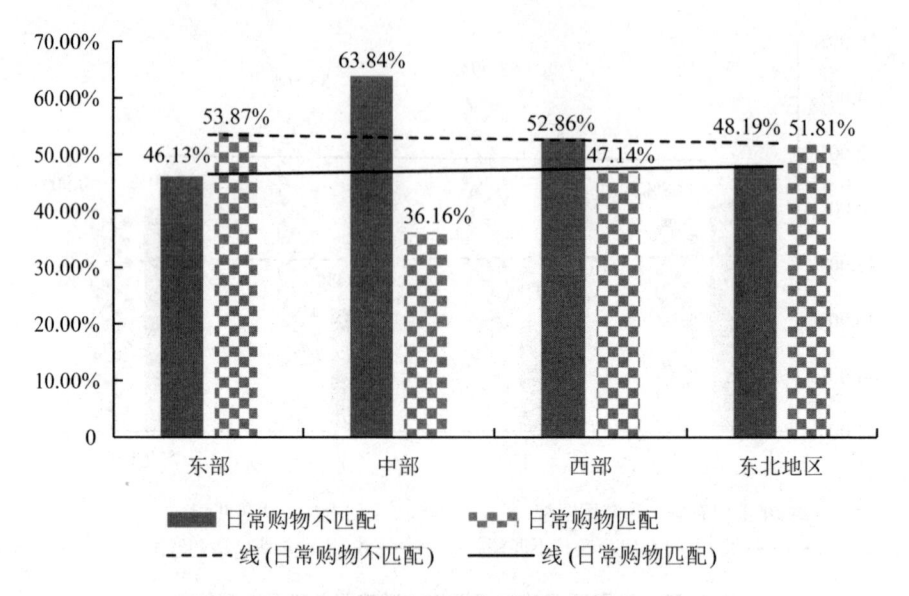

图 4-34　不同区域的日常购物服务供需匹配情况

图 4-35 中的数据显示，对于组织社会和娱乐活动，东部地区匹配率相对较高（48.11%），中部地区较低（37.02%）。表明东部地区可能将更多的资源投入认知症老年人娱乐和社交活动中，而中部地区资源和文化活动可能较少。

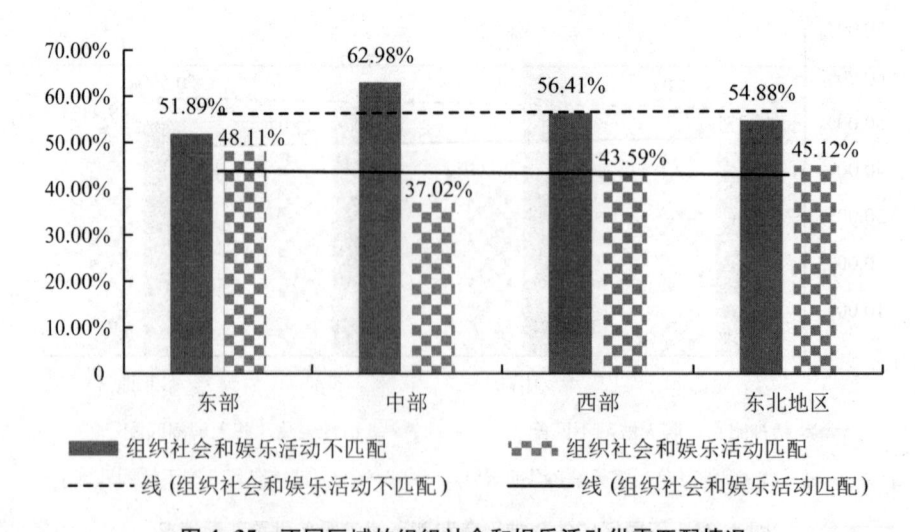

图 4-35　不同区域的组织社会和娱乐活动供需匹配情况

<<< 第四章 认知症老年人照护服务供给的现状分析

图 4-36 中的数据显示，对于法律援助或处理家庭邻里纠纷服务，东北地区匹配率相对较高（44.58%），中部地区最低（30.47%）。东北地区认知症老年人可能对法律援助或处理家庭邻里纠纷服务的需求较少。中部地区可能对法律援助或处理家庭邻里纠纷服务的需求较多，但法律服务和社区援助资源较少。

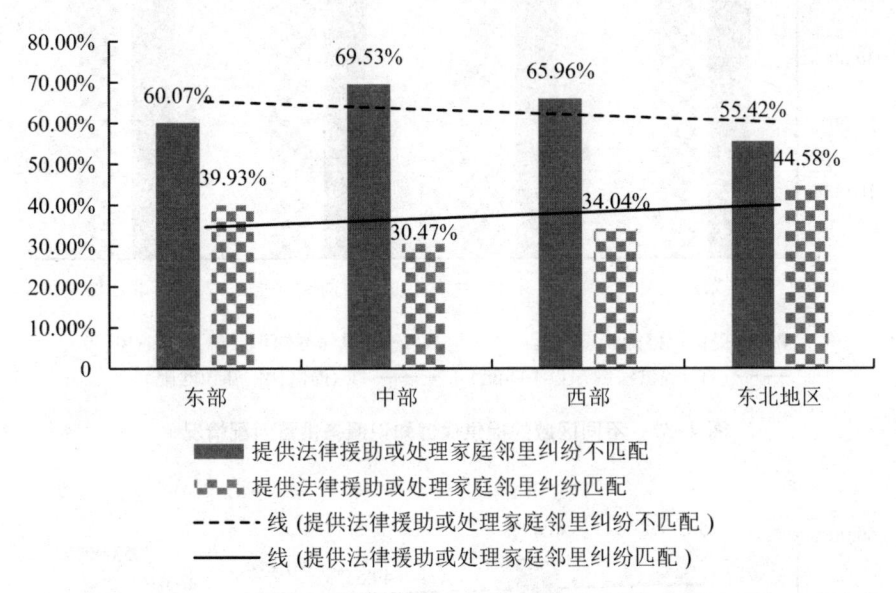

图 4-36 不同区域的法律援助或处理家庭邻里纠纷服务供需匹配情况

图 4-37 中的数据显示，对于提供保健知识服务，西部地区匹配率较高（53.13%），东北地区较低（41.67%）。西部地区可能近年来增加了对认知症健康知识的普及和教育，尤其是在边远地区；东北地区尽管有资源，但可能存在信息传递慢和教育效率低的问题。

图 4-38 中的数据显示，对于帮助使用网络服务，东部地区匹配率最高（58.39%），中部地区最低（43.53%）。东部地区技术发展较快，认知症老年人更可能获得网络技术的支持。中部地区可能技术普及和教育资源较少。

171

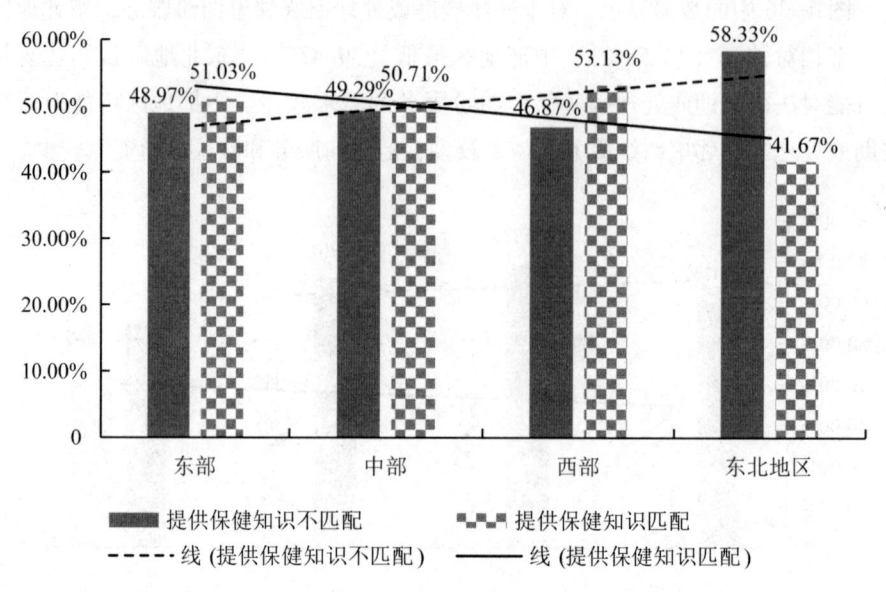

图 4-37 不同区域的提供保健知识服务供需匹配情况

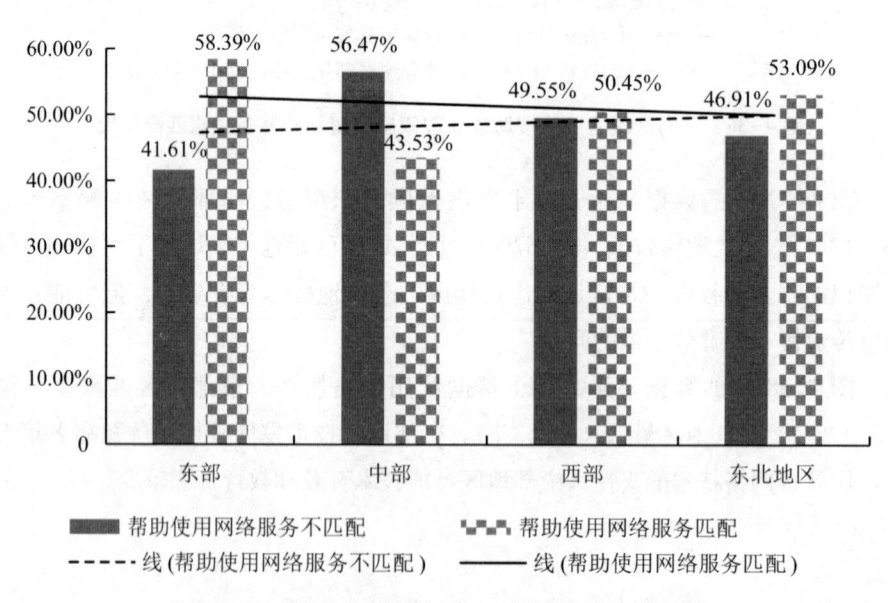

图 4-38 不同区域的帮助使用网络服务供需匹配情况

四、认知症老年人的子女代际支持

图 4-39 中的数据显示,中部地区从子女处获得经济支持的比例最高(64.38%),而东部和东北地区较低。这可能与地区间经济发展水平和家庭经济状况的差异有关。图 4-40 中的数据显示,在所有地区,绝大多数照料支持来自子女,尤其是在东北地区(86.54%),强调了家庭在老年照护中的核心作用。图 4-41 中的数据显示,西部地区从子女处获得情感支持的比例最高(65.98%),而东北地区较低,这反映了家庭在提供情感支持方面的重要性可能与地区文化和社会结构有关。总体而言,各区域在情感支持方面的差异不显著($p=0.132$)。

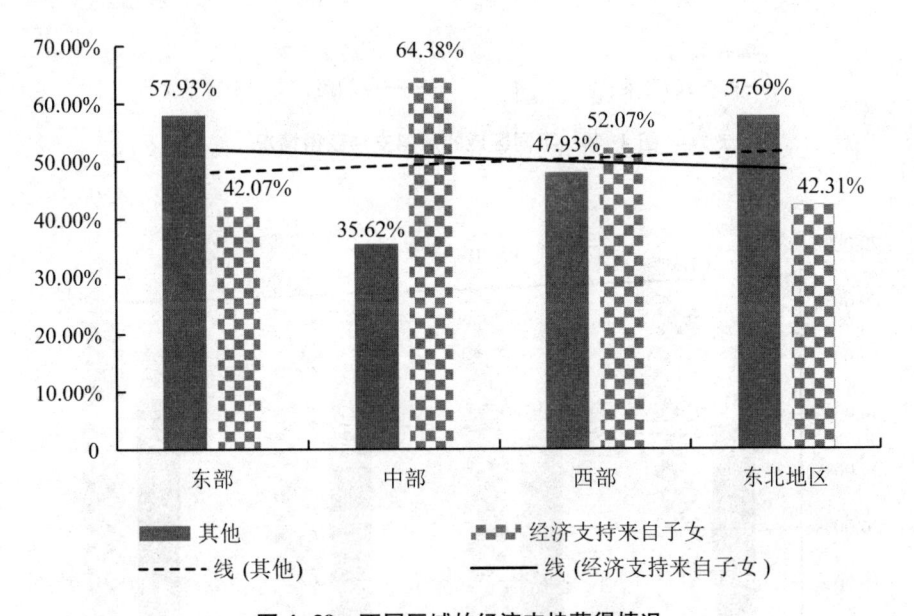

图 4-39 不同区域的经济支持获得情况

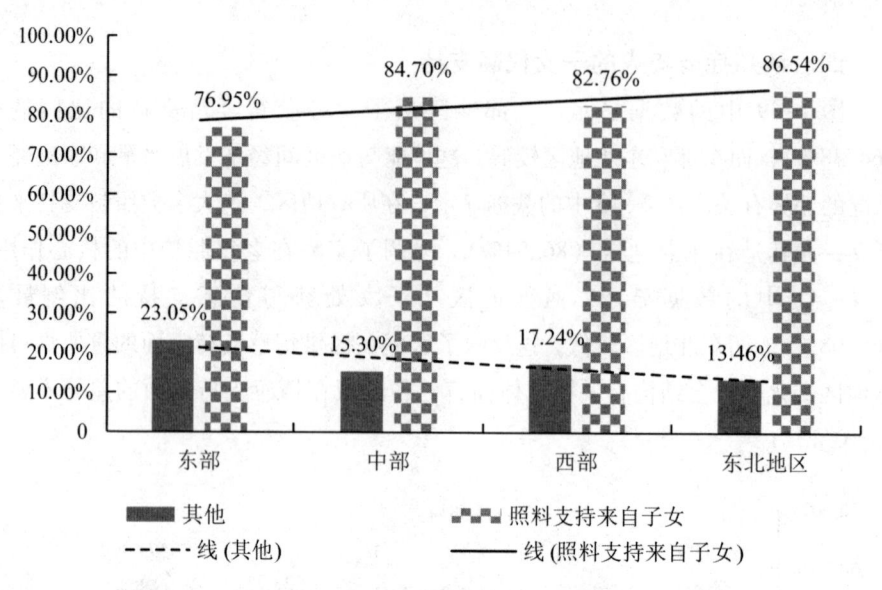

图 4-40　不同区域的照料支持获得情况

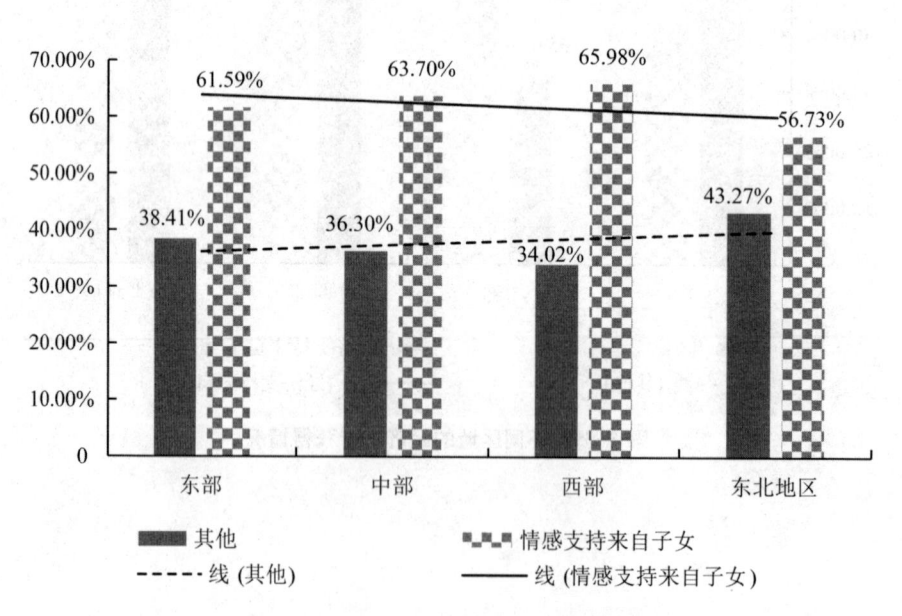

图 4-41　不同区域的情感支持获得情况

174

五、认知症老年人社区照护服务需求的满足情况

图 4-42 中的数据显示,东北地区社区照护需求满足程度最高,东部地区其次,这可能是因为东北地区有较强的认知症老年人社会保障和福利政策。东北地区经济较为发达,具有更强的资源配置能力,政策和资金支持增强照护服务的可及性。

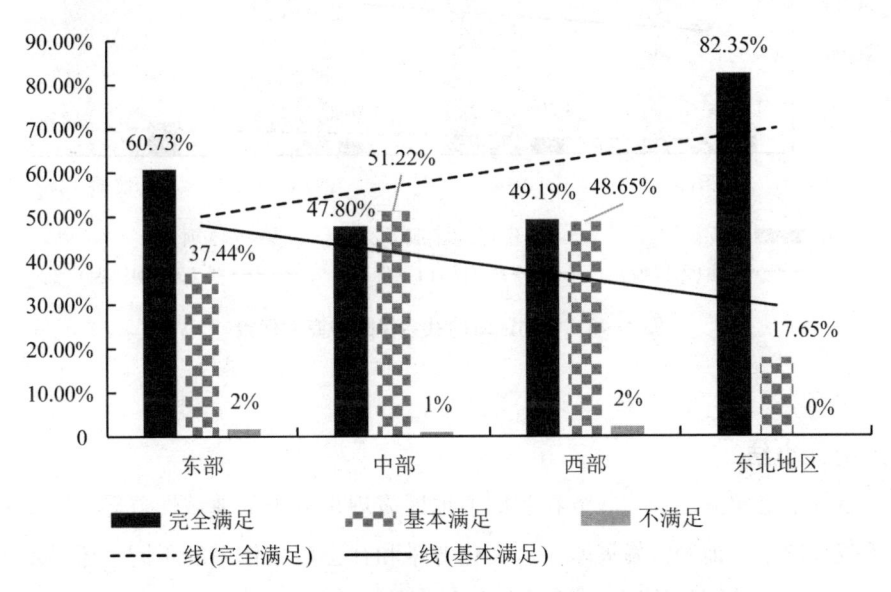

图 4-42 不同区域的社区照护服务需求满足情况

六、认知症老年人社会保障和商业保险

图 4-43 中的数据显示,东北地区认知症老年人无任何保障的比例最高(6.73%),有≥2 项保障的比例最少(53.85%)。西部地区认知症老年人无任何保障的比例最少(2.76%),有≥2 项保障的比例最多(74.25%)。东部和中部地区在无任何保障、仅有 1 项保障和≥2 项保障的比例基本接近。

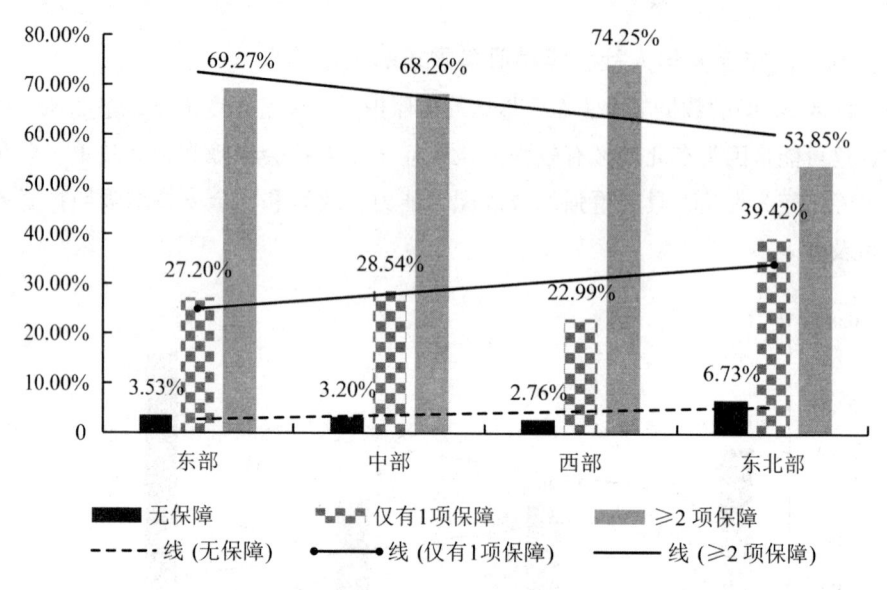

图 4-43 不同区域的社会保障和商业保险

七、小结

认知症老年人的照护服务在我国各地区表现出显著的地域性差异，这些差异不仅反映了各地经济发展水平、文化背景和社会服务体系的不同，还揭示了各地对老年人特别是认知症老年人照护需求的响应能力。

在照护服务供给方式上，东部地区的正式照护服务供给显著高于西部和东北地区，这可能与东部地区较为发达的经济和较丰富的医疗资源有关。此外，非正式照护在东北地区最为普遍，远高于其他地区，这可能与东北地区的社会文化更加强调家庭和社区的支持网络有关。而在西部地区，未接受长期照护的认知症老年人比例最高，这可能与当地社会服务体系的不完善及对认知症的认识程度不足有关。

社区照护服务方面，东部地区在提供起居照料、组织社会和娱乐活动和精神慰藉等方面服务供给相对充足，但在帮助使用网络服务供给方面，所有区域都表现出较低的供给率，尤其是中部地区，这反映了认知症老年人在适应新技术方面面临的普遍需求和挑战。

供需匹配方面，东部地区在起居照料服务的匹配率最高，而中部地区最低，显示出中部地区的供给无法满足需求。在提供精神慰藉、聊天解闷服务的匹配率上，东部地区相对较高，但整体来看，所有地区在此方面的匹配率都不高，反映出老年人精神支持服务的普遍缺乏。

子女代际支持方面，中部地区从子女处获得经济支持的比例最高，而东部和东北部地区较低，这可能与地区间经济发展水平和家庭经济状况的差异有关。在情感支持方面，西部地区从子女处获得的比例最高，而东北地区较低，这反映了家庭在提供情感支持方面的重要性可能与地区文化和社会结构有关。

在社会保障和商业保险方面，东北地区认知症老年人中无任何保障的比例最高，同时拥有两项及以上保障的比例最低。这可能反映该地区社会保障系统的不完善，或者是对认知症老年人需求理解和响应的缺乏。相对而言，西部地区虽然在经济发展方面可能不及东部和中部地区，但其认知症老年人的社会保障覆盖率较高，特别是在提供两项及以上保障的比例较高。这可能与近年来西部地区社会服务体系的改善和政策支持力度增强有关。东部和中部地区的社会保障分布情况相对均衡，这表明这些地区的社会保障体系较为成熟。

总体而言，这些地域性差异在认知症老年人照护服务的供给和需求匹配中表现得尤为明显，需要政策制定者和社会服务机构针对不同地区的具体情况，制定更为精准和有针对性的照护服务策略，以更好地满足认知症老年人的多样化需求。

第四节 认知症老年人照护服务供给的省级特征

一、认知症老年人长期照护服务供给方式

正式照护在上海的认知症老年人中使用率最高（32.93%），而天津、辽宁、黑龙江和宁夏的认知症老年人显示没有接受过正式照护。非正式照护普遍存在于各省（自治区、直辖市），辽宁的使用率最高（85.71%），未接受长期照护的比例在江西最高（75.00%），表明家庭和社区在照护认知症老年人方面发挥了重要作用。

图 4-44 长期照护服务供给方式的省级差异

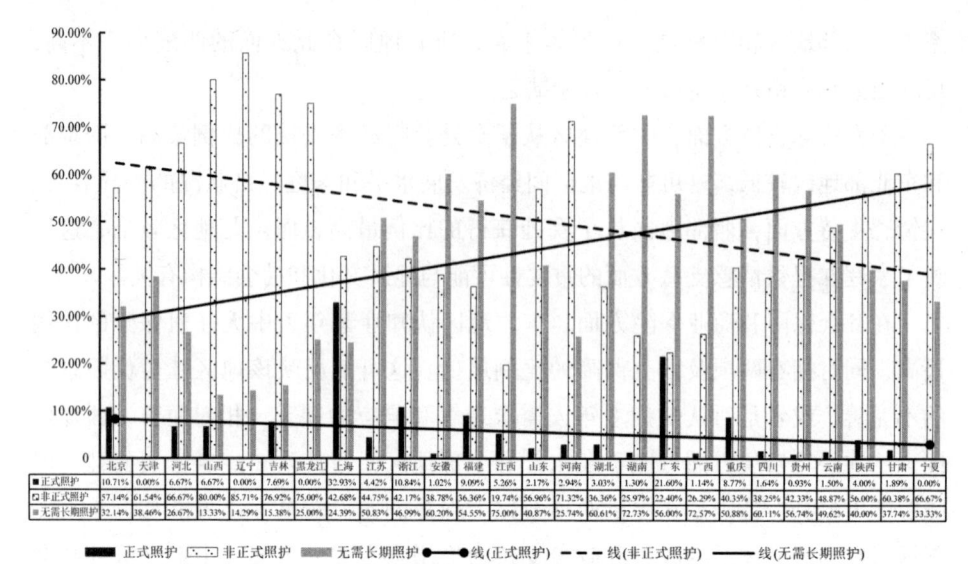

二、认知症老年人社区照护服务供给内容

图 4-45 中的数据显示，在起居照料服务方面，上海（61.90%）的供给比例最高，其次是浙江（45.71%），这可能与当地拥有更多的资源和服务以及家庭护理和社区支持系统较完善有关。河北和黑龙江可能因资源分配不均或社区支持系统不完善，导致起居照料服务供给不足，未为认知症老年人提供起居照料服务。

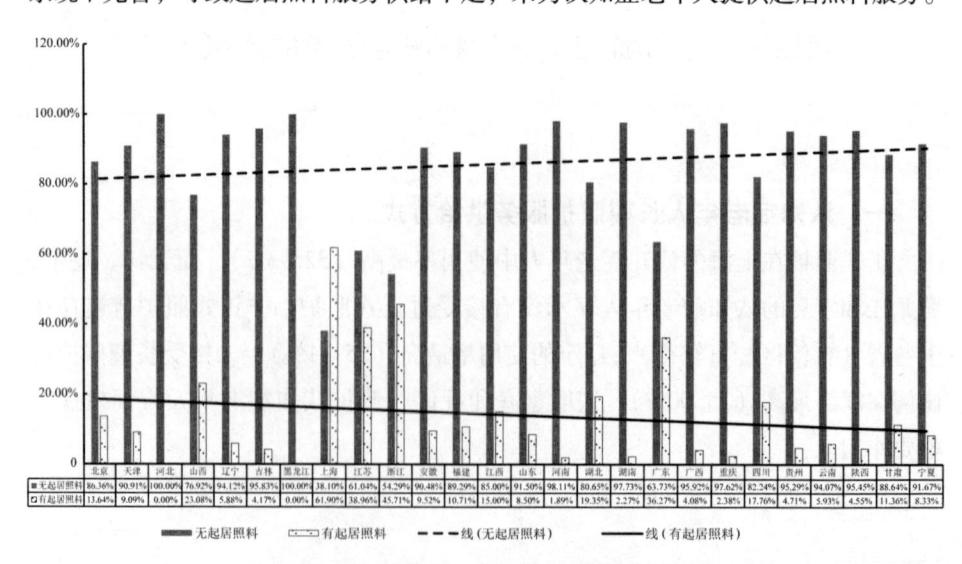

图 4-45 起居照料服务供给的省级差异

图4-46中的数据显示，对于上门看病、送药服务的供给，山西（58.33%）、湖南（61.11%）、贵州（60.54%）的供给水平较高。北京（4.55%）、河北（13.33%）、重庆（15.56%）的供给水平较低。西部和中部省份，如山西和贵州可能由于医疗设施不足，因此上门服务成为必要的替代。经济发展水平较高城市如北京和天津，医疗设施较为完善，老年人更容易访问医疗机构，减少了对上门服务的依赖。

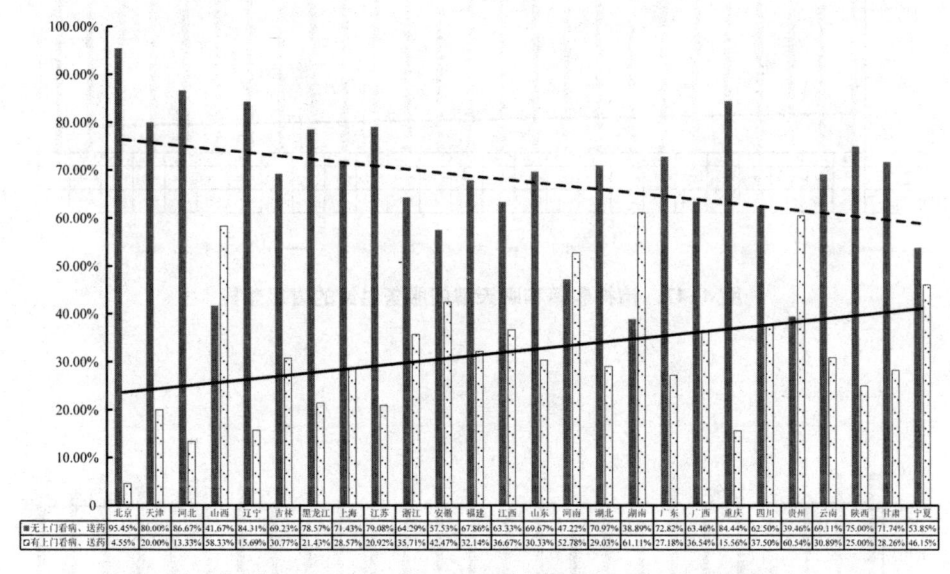

图4-46 上门看病、送药服务供给的省级差异

图4-47中的数据显示，对于精神慰藉和聊天解闷服务的供给，浙江（28.36%）和广东（24.75%）的供给水平较高，反映出该地区有较完善的社区和社交支持系统，或较多的志愿者和社会工作者。天津、河北、陕西和宁夏显示无供给，可能是因为缺乏足够的社区支持服务，或社会对精神健康的关注度较低。

图4-48中的数据显示，对于日常购物服务供给，山西（23.08%）和广东（16.33%）有较高的供给水平。北京和天津在日常购物服务的供给上存在不足，100%的老年人未得到此类服务。可能由于交通便利，老年人购物相对容易，社区减少了相应服务的供给。

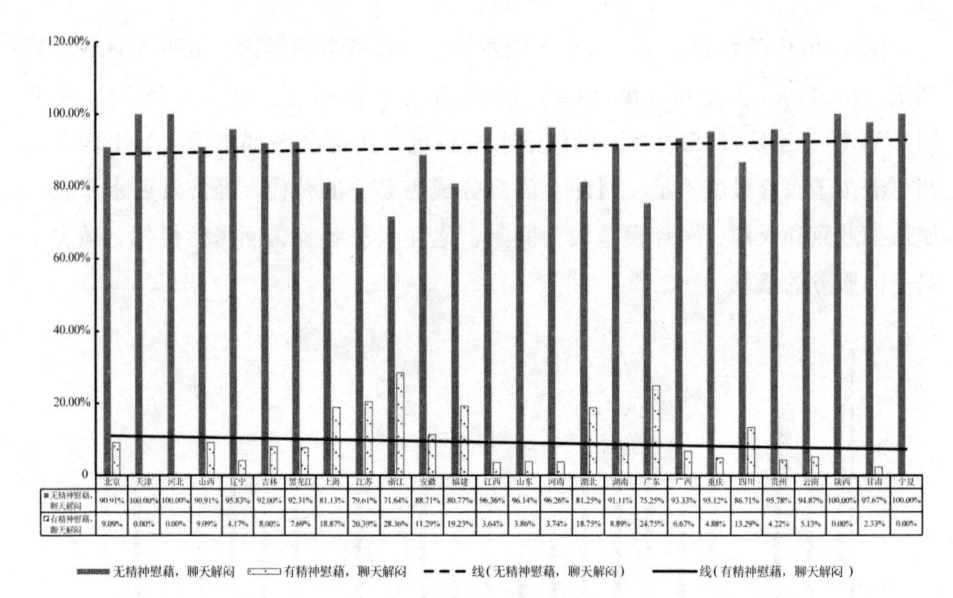

图 4-47　精神慰藉和聊天解闷服务供给的省级差异

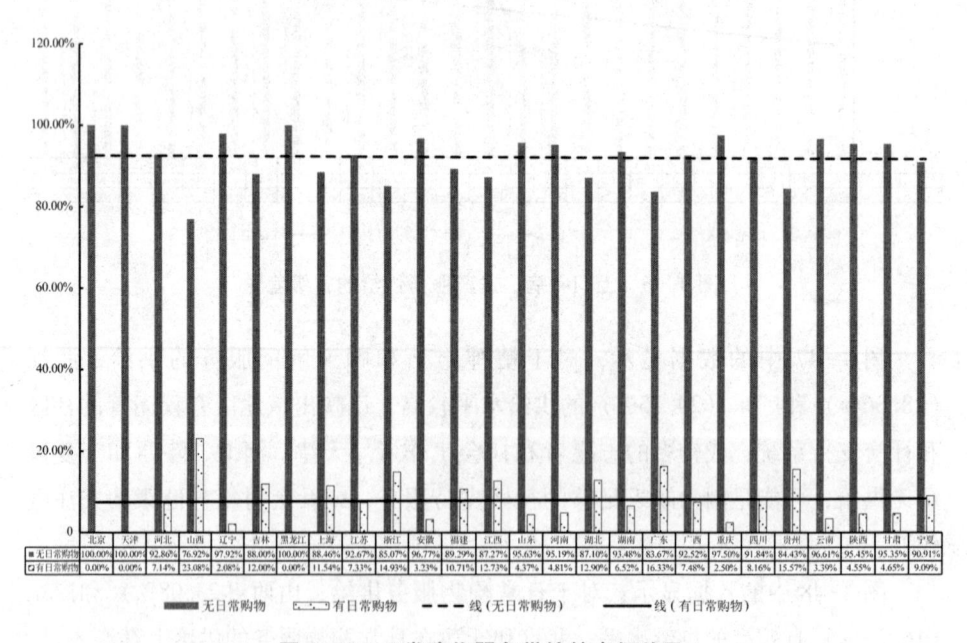

图 4-48　日常购物服务供给的省级差异

图 4-49 中的数据显示，黑龙江（70.00%）在组织社会和娱乐活动方面表现突出，而河北（0.00%）可能由于资源分配不足或社区活动较少，导致娱乐和社交活动供给表现出较大的服务缺口。

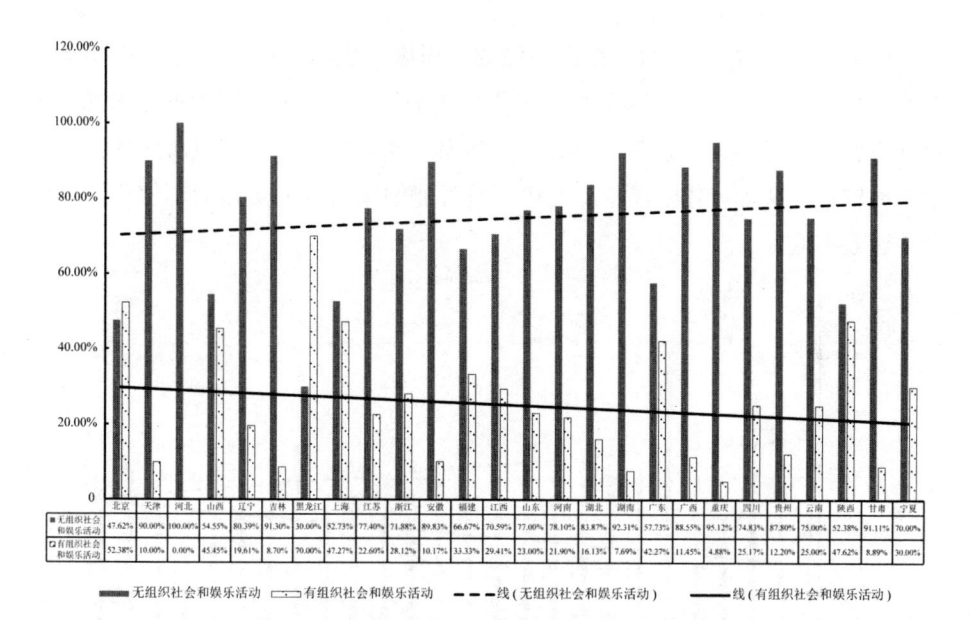

<<< 第四章 认知症老年人照护服务供给的现状分析

图 4-49 组织社会和娱乐活动供给的省级差异

图 4-50 中的数据显示，宁夏（60.00%）和陕西（50.00%）在法律援助或处理家庭邻里纠纷服务上表现较好，但如河北（6.67%）和吉林（4.00%）显示出较高的服务缺口，可能是因为法律服务较少或法律援助普及度较低。

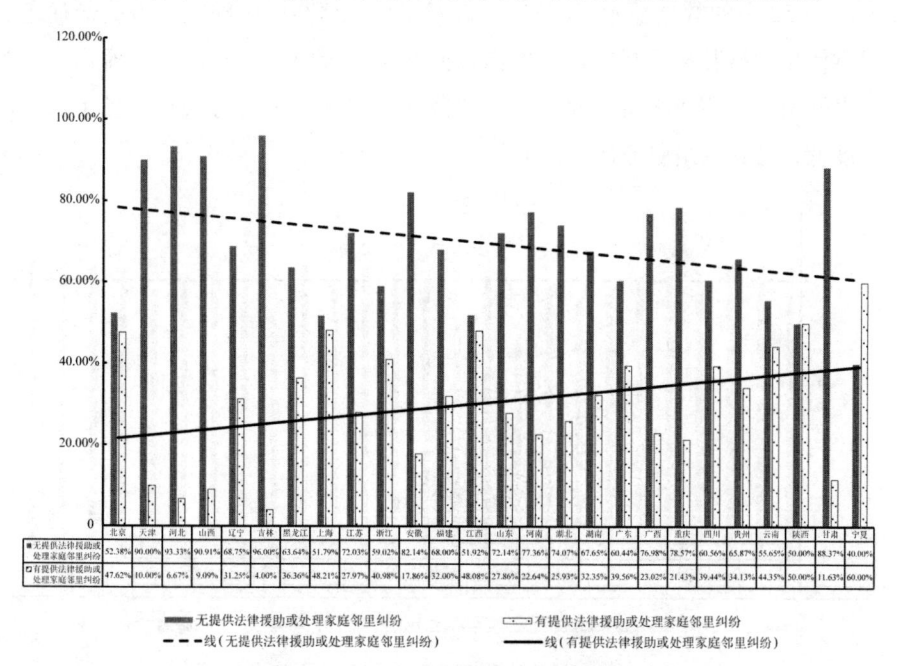

图 4-50 法律援助或处理家庭邻里纠纷服务供给的省级差异

图4-51中的数据显示,在提供保健知识服务供给方面,云南(61.02%)、湖北(55.17%)、陕西(54.55%)的供给水平较高,可能是因为近年来加大了对健康教育的投入,特别是偏远地区。吉林(4.00%)和天津(9.09%)的供给水平较低。这意味着尽管经济发达,但可能健康教育的覆盖面不够广泛或信息传递效率低。

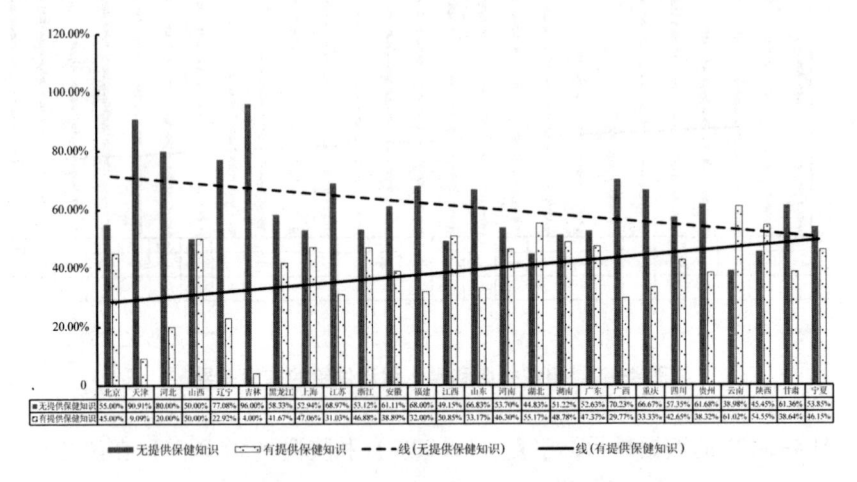

图4-51 提供保健知识服务供给的省级差异

图4-52中的数据显示,浙江(23.73%)、福建(20.83%)为认知症老年人提供使用网络服务的帮助较为突出,而北京、天津、河北、山西等省(自治区、直辖市)表现出未得到此类服务的情况。这可能是因为认知症老年人技术接受度低,导致网络服务帮助较少。

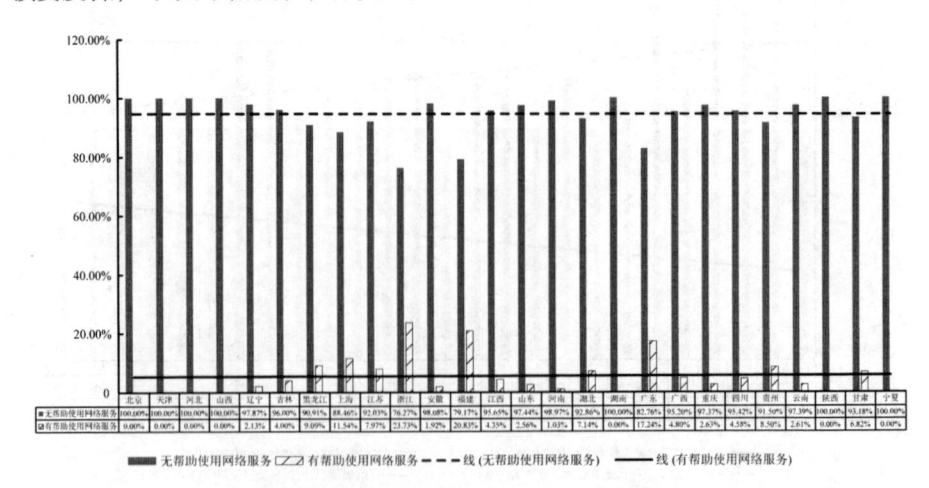

图4-52 帮助使用网络服务供给的省级差异

182

三、认知症老年人社区照护服务的供需匹配

从图 4-53、图 4-54、图 4-55、图 4-56、图 4-57、图 4-58、图 4-59 和图 4-60 的数据中分别可以看出，不同省（自治区、直辖市）在社区服务的供需匹配情况上存在显著差异。例如，上海在多个服务项目上都表现较好，特别是在起居照料（64.52%）、网络服务（78.85%）和精神慰藉，聊天解闷（72.00%）方面。而如湖南、山西和安徽等在多个服务项目上的匹配率较低，湖南（19.51%）、山西（16.67%）在起居照料方面供需匹配率低；广东（27.84%）、山西（25.00%）在上门看病、送药方面的供需匹配率低；安徽（36.59%）、湖南（35.29%）在帮助使用网络方面的匹配率低。这可能反映了服务资源的不足或者老年人口需求多于供给。此外，一些省（自治区、直辖市）在特定服务上表现突出，如黑龙江在组织社会和娱乐活动以及精神慰藉方面的供需匹配良好。具体情况如下。

图 4-53 中的数据显示，起居照料的供需匹配情况在不同省（自治区、直辖市）间表现出不均衡。例如，山西（16.67%）和湖南（19.51%）的需求未得到充分匹配，表明这些地区可能缺乏充足的社区服务资源或服务分配不均。相反，黑龙江（63.64%）和上海（64.52%）的匹配率较高，显示出这些地区可能具有更加成熟的社区服务体系或更有效的资源分配策略。

图 4-54 中的数据显示，上门看病、送药服务在广东（72.16%）、山西（75.00%）等地的不匹配率较高，这可能与当地老年人口比例较高和医疗资源不足有关。而在吉林（66.67%）、上海（64.81%）、甘肃（64.29%）、重庆（65.12%），这类服务的匹配度较高。

图 4-55 中的数据显示，精神慰藉和聊天解闷的服务在湖南（75.00%）、天津（72.73%）和河南（68.82%）等地的不匹配率非常高，而在黑龙江（76.92%）和上海（72.00%），这些服务的匹配率相对较高，显示出较好的社会和心理支持系统。

图 4-56 中的数据显示，黑龙江（75.00%）、宁夏（80.00%）和上海（70.59%）的日常购物服务供需匹配率相对较高，湖南（22.50%）、河南（32.95%）和安徽（29.17%）的匹配率较低。上海可能因为较好的基础设施和交通网络，使得日常购物服务更加便捷，且易于达到广泛的群体。而湖南、河南和安徽可能在某些地区基础设施尚不完善，影响了日常购物服务的有效覆盖和可达性。

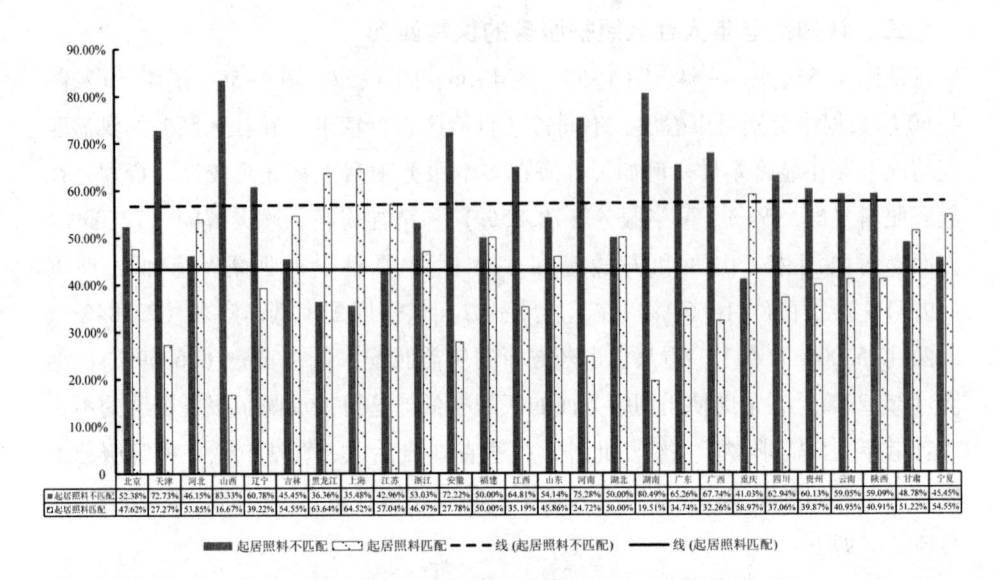

图 4-53 起居照料服务供需匹配的省级差异

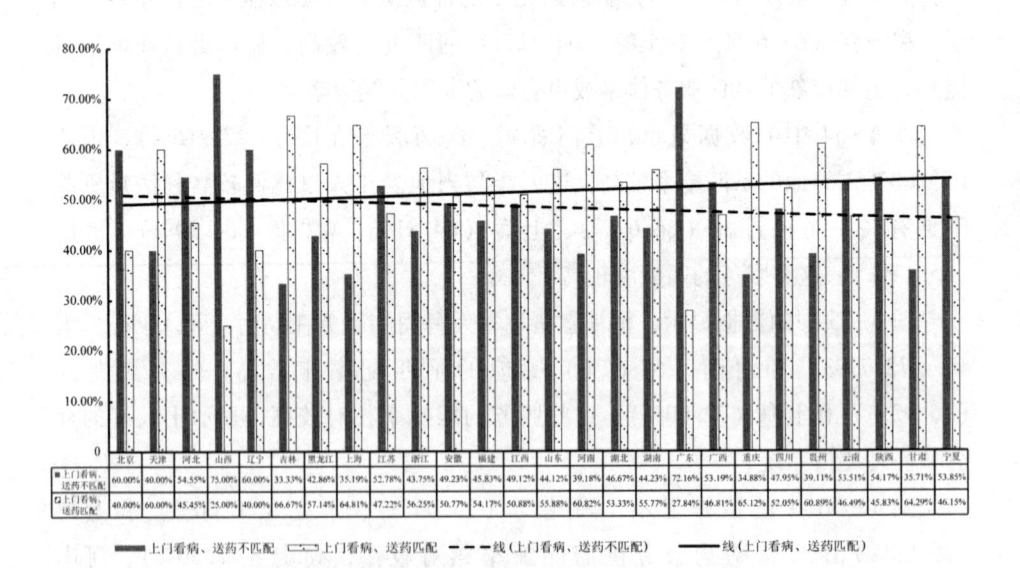

图 4-54 上门看病、送药服务供需匹配的省级差异

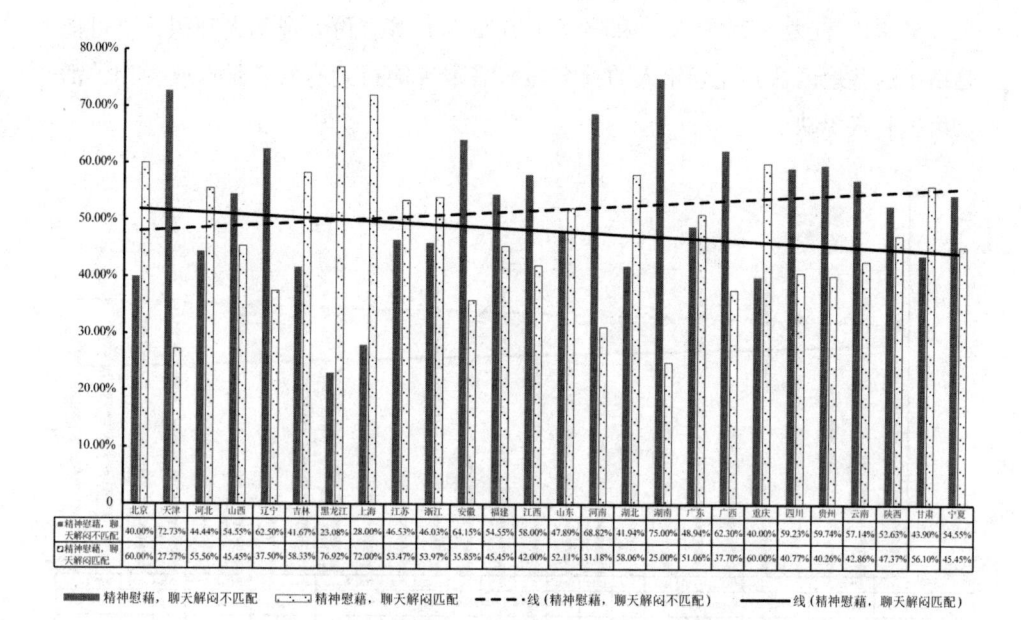

>>> 第四章 认知症老年人照护服务供给的现状分析

图 4-55 精神慰藉和聊天解闷服务供需匹配的省级差异

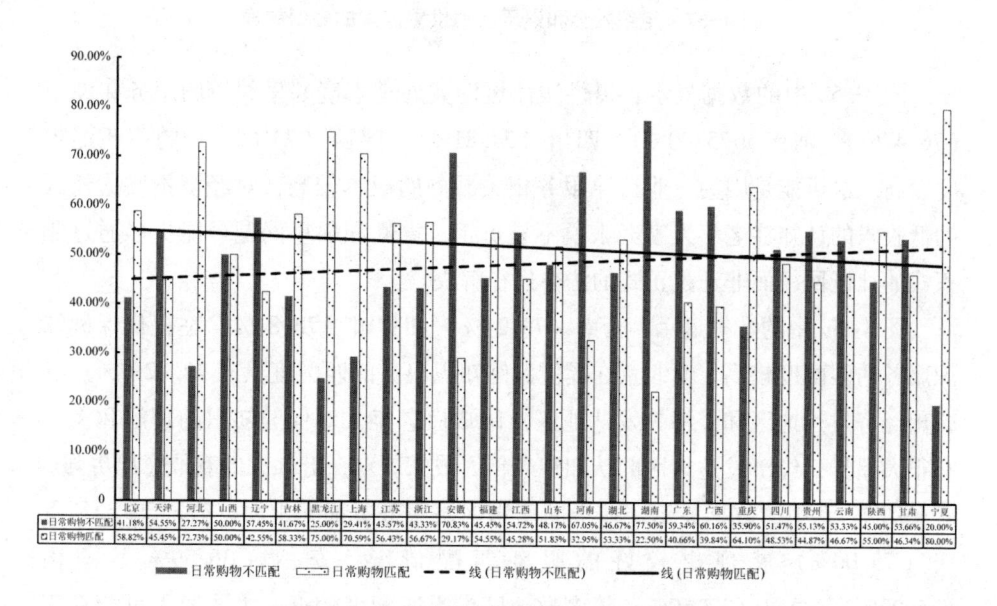

图 4-56 日常购物服务供需匹配的省级差异

185

图4-57中的数据显示，组织社会和娱乐活动的供需匹配在安徽（27.66%）、江西（28.89%）和陕西（30.00%）等省份表现不太理想，这可能是由于这些地区认知症老年人的社会参与需求未能得到有效满足，或者相关活动组织和资源缺乏。

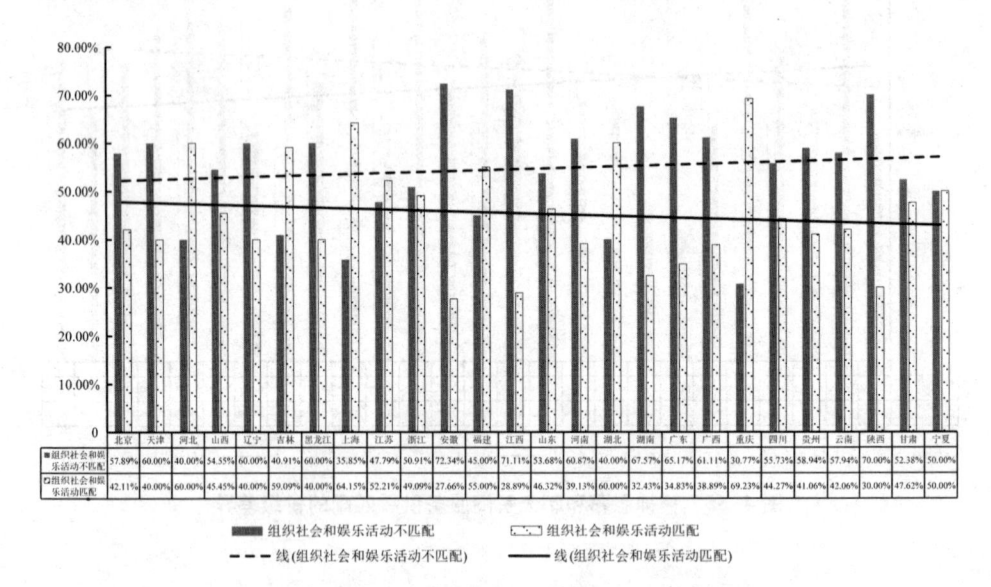

图4-57 组织社会和娱乐活动供需匹配的省级差异

图4-58中的数据显示，提供法律援助或处理家庭邻里纠纷的服务在湖南（76.47%）、河南（75.00%）、四川（74.81%）、陕西（73.68%）的不匹配程度较高。这可能是因为专业法律服务相关服务的成本较高，对经济不发达地区的低收入的认知症老年人家庭来说不易负担。家庭和邻里问题可能更多通过非正式的社区网络而非通过正式的法律途径解决。

图4-59中的数据显示，云南（73.21%）和甘肃（73.81%）在提供保健知识服务的匹配度较高，而北京在提供保健知识服务的匹配度只有22.22%，这反映出经济发达地区和经济欠发达地区，认知症老年人对保健知识的理解和需求有很大差异，经济发达地区的认知症老年人或家属对保健知识的获取意愿更强。

图4-60中的数据显示，在帮助使用网络服务方面，上海（78.85%）和重庆（75.00%）展现出较好的服务匹配情况。安徽（36.59%）、湖南（35.29%）、福建（37.50%）等多数地区供需匹配度较低。主要原因可能在于这些经济不发达地区的基础设施供给情况尚不完善，影响对网络服务的高层次需求的意愿。

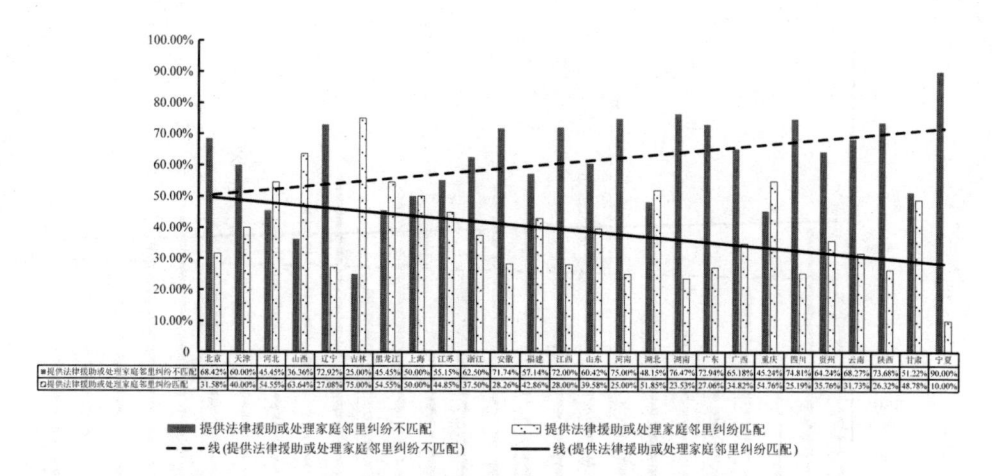

<<< 第四章 认知症老年人照护服务供给的现状分析

图 4-58 法律援助或处理家庭邻里纠纷服务供需匹配的省级差异

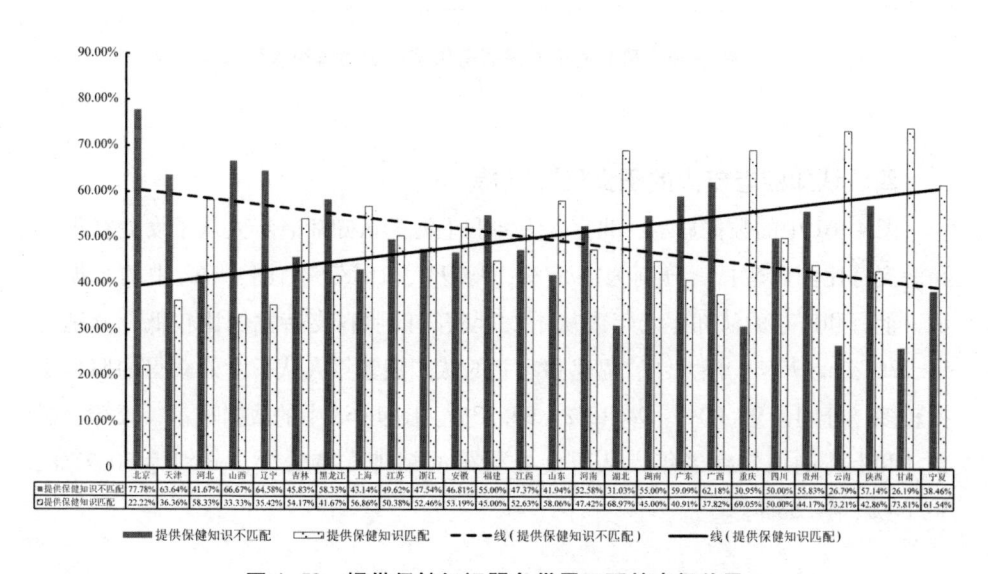

图 4-59 提供保健知识服务供需匹配的省级差异

187

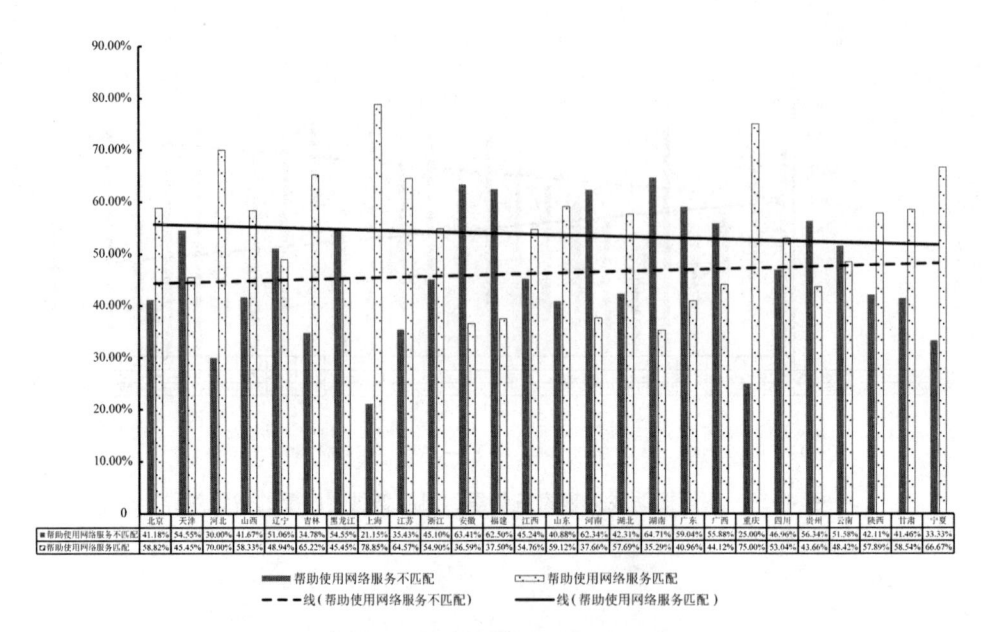

图 4-60 帮助使用网络服务供需匹配的省级差异

四、认知症老年人的子女代际支持

图 4-61 中的数据显示，北京、天津和上海的认知症老年人从子女处获得的经济支持比例比较低，分别为 3.57%、7.69%、16.87%。图 4-62 中的数据显示，上海和广东的认知症老年人从子女处获得的照料支持比例比较低，分别为 54.22%、62.70%。黑龙江、福建和河北的认知症老年人从子女处获得的照料支持较多，分别为 95.00%、94.12%、93.33%。图 4-63 中的数据显示，天津、黑龙江和上海的认知症老年人从子女处获得的精神支持较少，分别为 30.77%、30.00%、44.58%。

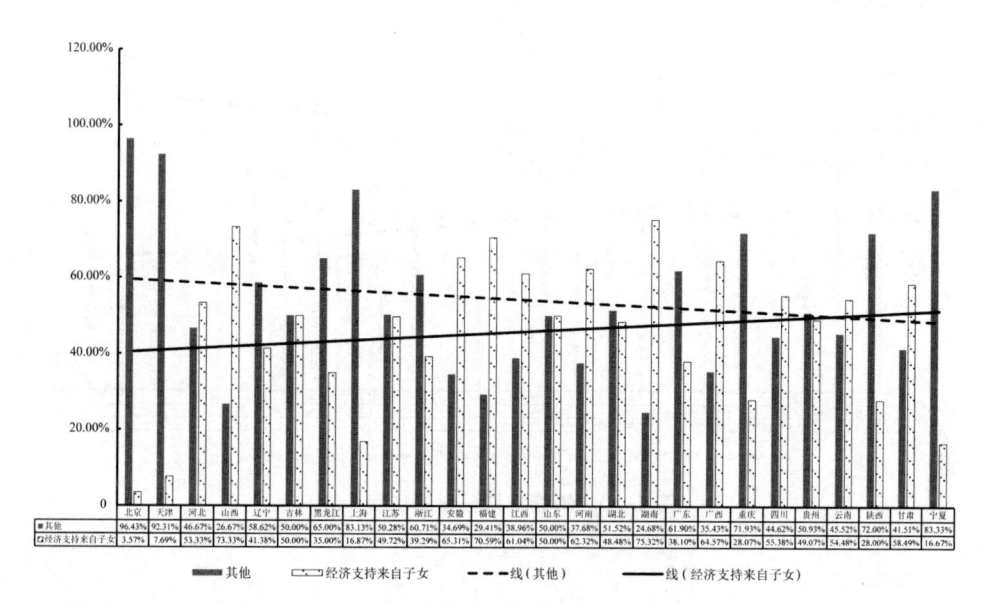

<<< 第四章 认知症老年人照护服务供给的现状分析

图 4-61 经济支持获得的省级差异

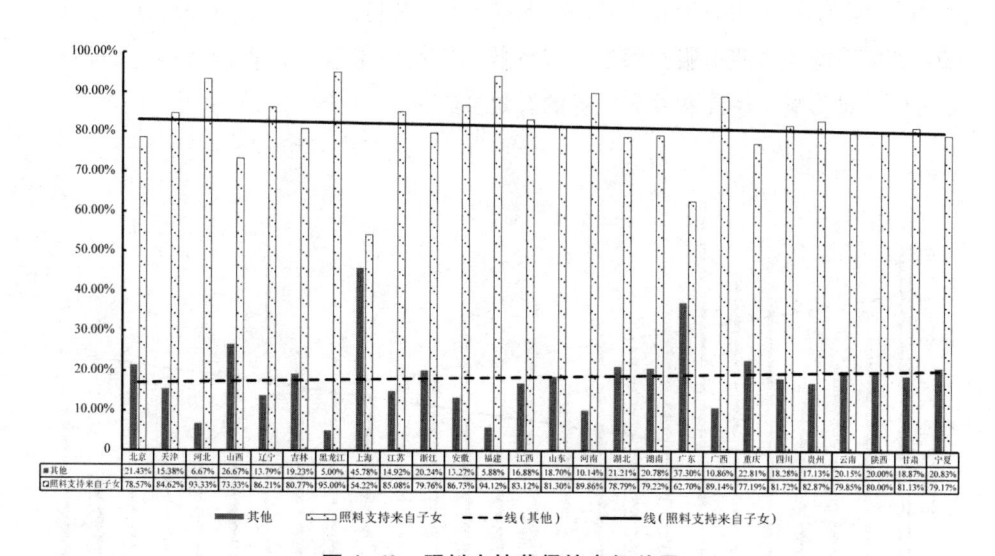

图 4-62 照料支持获得的省级差异

认知症老年人照护服务供需困境研究 >>>

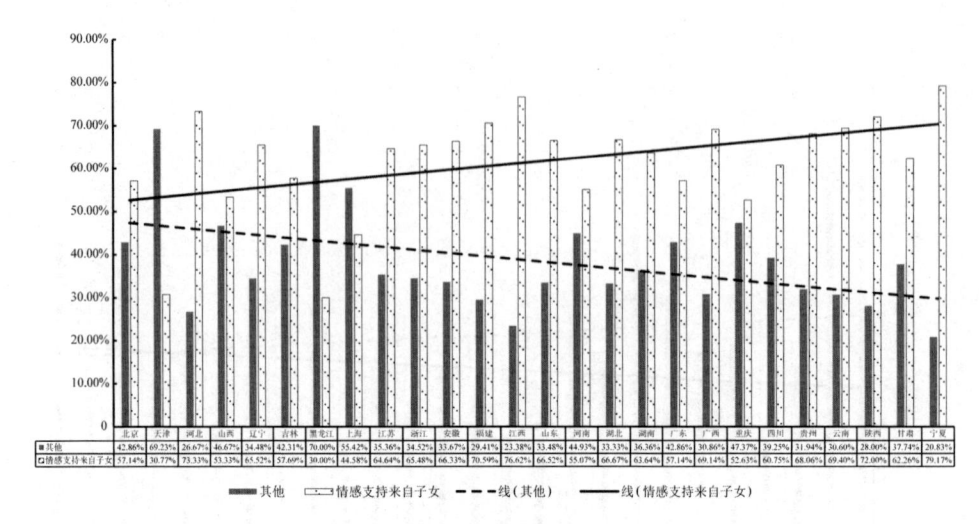

图 4-63 情感支持获得的省级差异

五、认知症老年人的社区照护服务需求满足情况

图 4-64 中的数据显示，黑龙江（93.33%）有较高照护满足度，这表明该省份可能有较好的照护服务系统或社区支持。陕西（26.67%）、甘肃（27.27%）的社区照护服务满足程度较低，这反映出这两个省份可能是照护资源分配不足影响了医疗和养老服务的有效供给。

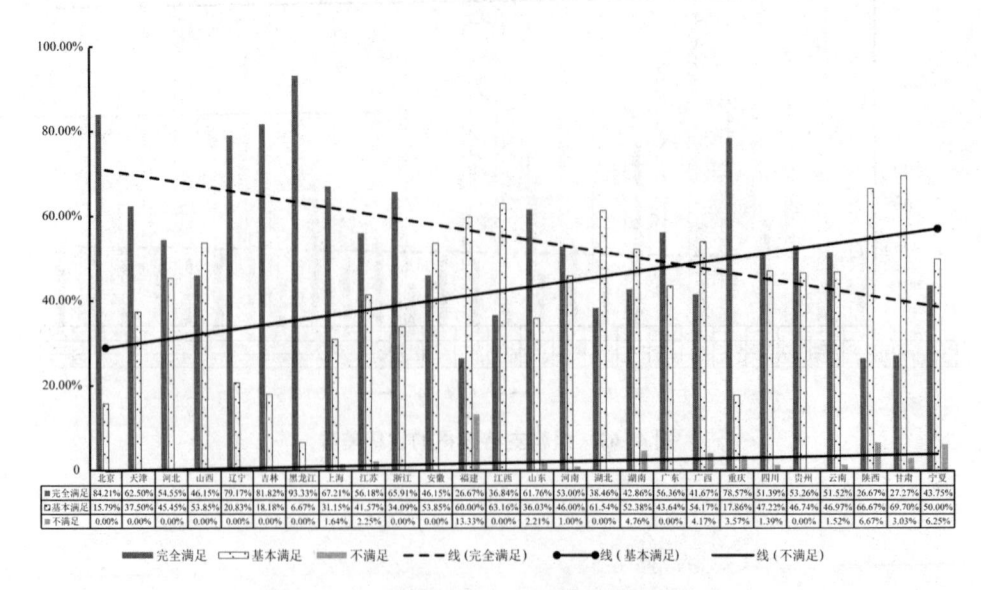

图 4-64 社区照护服务需求满足的省级差异

六、认知症老年人享受的社会保障和商业保险

图4-65中的数据显示，北京、江西、陕西、甘肃、吉林、山西的认知症老年人至少有1项社会保障或商业保险。上海认知症老年人有至少两项社会保障或商业保险的人的比例最高（96.39%），其次是甘肃（96.23%）。尽管如此，上海还有1.20%的认知症老年人没有享受任何社会保障和商业保险。湖北省（12.12%）没有享受任何社会保障和商业保险的认知症老年人比例最高，其次是黑龙江（10.00%）和四川（9.14%）。

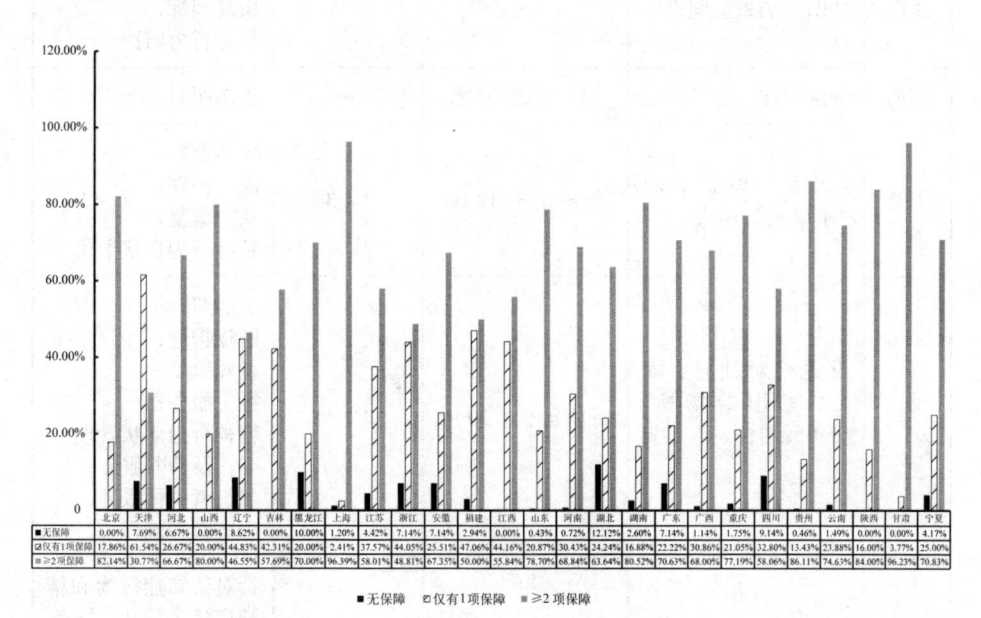

	北京	天津	河北	山西	辽宁	吉林	黑龙江	上海	江苏	浙江	安徽	福建	江西	山东	河南	湖北	湖南	广东	广西	重庆	四川	贵州	云南	陕西	甘肃	宁夏
无保障	0.00%	7.69%	6.67%	0.00%	8.62%	0.00%	10.00%	1.20%	4.42%	7.14%	7.14%	2.94%	0.00%	0.43%	0.72%	12.12%	2.60%	7.14%	1.14%	1.75%	9.14%	0.46%	1.49%	0.00%	0.00%	4.17%
仅有1项保障	17.86%	61.54%	26.67%	20.00%	44.83%	42.31%	20.00%	2.41%	37.57%	44.05%	25.51%	47.06%	44.16%	20.87%	30.43%	24.24%	16.88%	22.22%	30.86%	21.05%	28.70%	13.43%	23.88%	16.00%	3.77%	25.00%
≥2项保障	82.14%	30.77%	66.67%	80.00%	46.55%	57.69%	70.00%	96.39%	58.01%	48.81%	67.35%	50.00%	55.84%	78.70%	68.84%	63.64%	80.52%	70.63%	68.00%	77.19%	58.06%	86.11%	74.63%	84.00%	96.23%	70.83%

■无保障　▨仅有1项保障　■≥2项保障

图4-65　社会保障和商业保险的省级差异

七、认知症老年人养老机构的照护现状

（一）照护服务标准化

当前，我国的养老机构针对认知症老年人的照护服务正进行标准化探索。上海、浙江、海南、广东等省（自治区）以及青岛、成都等城市通过设立地方标准或服务规范来推动这一进程。这些标准主要围绕认知症老年人照护的各个方面，如区域划分、床位安排、人员配置和服务内容等。同时，一些企业也在尝试建立自己的内部标准体系。

在全国范围内，主要是那些社会化养老服务体系较为发达的地区和长期护

理保险试点城市在进行探索。这些探索涵盖了认知症老年人照护的整个流程，包括环境布局、床位设置、人员配置、设备配置、生活照料、医疗护理、康复服务以及精神行为症状管理等方面（见表4-2）。

表4-2 我国养老机构认知症老年人照护相关标准（规范）对比分析表

地区	照护区域设置	床位设置标准	照护人员与认知症老年人配比	服务内容
浙江	设置专用照护场所，怀旧式场景空间设计	—	—	生活照料；康复训练；异常行为照护
海南	分区居住	每区不超20床	—	生活照料
上海	"居家"理念下的"小单元"模式	每单元6~18床	1∶3	生活照料；医疗护理；认知康复；精神行为症状干预
广东	设置相对独立、固定、专用的场所，分单元居住	每单元不超20床	1∶3	生活照料；医疗护理；认知康复；社工服务；精神行为症状管理；膳食及营养服务；照护者关怀服务；个案管理流程
青岛	设立"认知症专区"	至少设置20床	1∶3	针对认知症行为和精神症状个性化、人性化照护；康复训练；基础疾病和常见临床问题处理；生活照料；家庭照护者支持服务；转诊服务
成都	设立"认知症专区"	—	1∶4	生活照护；安全照护；非治疗性照护；功能维护

（二）认知症照护专区设置标准

国内多数养老机构将认知症老年人与其他老年人混合安置，只有少数机构设立了专门的认知症专区，将认知症老年人与其他人群隔离。这些认知症专区的类型与国际上常见的模式相似，主要可以分为四类：独立式、半独立式、半依附式和依附式。其中，独立式和半独立式的专区拥有独立的建筑和空间，而半依附式和依附式的专区与其他老年人共享建筑空间。

为了规范养老机构中对认知症老年人的照护和管理，国内一些省（自治区、直辖市）已从省级层面制定相关的规范和标准。例如，浙江、安徽、海南和吉林均已出台规范，涵盖认知症老年人的基本照护要求、生活照料服务流程、安全照护措施及质量评价等方面。这些规范通常要求照护环境应遵循无障碍设计原则，并强调易于识别的色彩和标识。此外，还要求配备监控装置和紧急呼叫系统，并且照护人员需接受专业的认知症培训。

尽管各省（自治区、直辖市）的规范在许多方面存在共同点，它们在环境布局、设施设备的配置以及人员资质要求等方面也有所不同。例如，海南倾向于进行个性化场景布局，而其他省（自治区、直辖市）通常采用怀旧场景布局。在设施设备配置方面，海南特别强调了温度调节和灯光配置的重要性，吉林则提出了设置私密性隔断的需求。人员资质方面，浙江要求认知症管理人员应具备一定的学历和管理经验，安徽则强调护理人员的职业道德，海南进一步明确了护理人员和护士的职责和技能。在质量评价方面，浙江详细规定了评价的主体和形式，而安徽未涉及具体评价标准。

以浙江为例，浙江的认知症照护专区在设计和运营上采取了一系列创新和人性化的措施，以提高认知症老年人的生活质量。这些照护专区被统一命名为"幸福忆家"，反映出其专注于为认知症老年人创造一个温馨、舒适的家庭环境。首先，照护专区的布局是单元式的，旨在通过小规模的单元化设置，提供更加个性化和细致的照护服务。每个照护专区设有多个此类单元，床位数量在 6~20 张之间，平均每个专区不少于 12 张床位。其次，环境的布置强调"居家"理念，专区内部装饰旨在营造一个温暖且怀旧的氛围，包括熟悉的家庭场景和物品，帮助老年人更好地与环境融合，减少焦虑和不适。最后，功能化配套设施齐全，包括卧室、餐厅、客厅、公用卫生间、助浴室和多种活动及训练空间，如认知训练、作业疗法和运动疗法等空间。在运营要求方面，浙江规定机构必须对入住的认知症老年人进行专项评估，并制订个性化的照护计划。每个照护专区至少需要配备一名专职或兼职的专业照护人员，照护专员需要经过专业的认知症照护培训。此外，照护专区的护理人员与入住的认知症老年人的配比不低于1∶5，确保每位认知症老年人都能得到充分的关注和照护。

虽然我国尚未在国家层面制定统一的认知症专区设置标准，但一些城市如成都、青岛、上海以及嘉兴已经根据当地认知症老年人的特点和照护需求，制定了具体的实施细则。这些先行城市的规范主要涵盖了认知症专区的基本条件和服务要求，以保障认知症老年人得到适宜的照护。

在青岛，认知症专区设立于护理院、医疗机构或养老机构中，采用封闭管理，承担长期照护业务。规定最少设置20张床位，连锁机构至少设置8张床位，并至少配备2名接受过专业培训的医护人员或社工师，提供全面的医疗护理和生活照料服务。截止到2023年7月，全市有院护机构202个，其中设置认知症专区的院护机构有93个，平均每家机构服务重度认知症参保人23人。从资源分布看，除个别区市外，大部分区市均不同程度地存在缺口。

成都的规定允许医疗机构、养老机构及提供居家照护服务的机构设立认知症专区。要求这些专区位于安静、安全且舒适的环境，最好是在一楼或有电梯的楼层，并设有安全的户外活动区域。此外，还要求配置专职管理人员和必要的医疗人员，确保每位照护者至多负责4名认知症老年人，专区需要提供全方位的生活和安全照护服务。

上海的认知症照护专区有个统一的名字叫"记忆家园"。自2018年起，上海明确在养老服务机构（养老机构或长者照护之家）设置认知症照护床位，为认知症老年人营造家庭式住养环境，提供针对认知症老年人的日常生活照护、生活自理能力训练、精神支持、社会交往等专业性、全方位服务。强调在养老机构和长者照护之家设置的认知症专区应采用小单元模式，进行人性化空间布局重构，以营造家庭式居住环境。以万宏悦馨养老院认知症照护专区为例，楼高5层，共有39张床位。认知症照护专区在长者所居住的楼层分别打造了游戏康复类、感统干预康复类、机能康复类等不同主题的活动空间，通过模拟家庭环境、绿植疗法、音乐疗法、艺术疗法、怀旧疗法等与药物相结合，延缓认知症发展进程。认知症照护专区的一楼还设置了亲情接待室、综合评估室和感官体验室，这些功能室也为认知症照护专区的老人提供综合服务支持。认知症专区的房间面积有明确规定，且需配置专职或兼职照护计划制订专员，护理人员配备与居住老人的比例不低于1∶3，以提供包括日常生活照护和社交活动在内的多元服务。

八、小结

在我国各省（自治区、直辖市）的认知症老年人照护服务供给中，地区差异显著，这种差异不仅体现在服务的类型和数量上，还体现了各地对认知症老年人需求的响应程度以及社会经济背景的不同。

在照护服务供给方式方面，上海市在认知症老年人的正式照护供给中表现突出，使用率远高于其他省（自治区、直辖市），如天津、辽宁、黑龙江和宁夏，这些地区甚至显示出未接受过正式照护的情况。这可能与上海较高的经济发展水平、医疗资源丰富和服务体系成熟有关。相比之下，辽宁在非正式照护使用上居高不下，说明在这些地区，家庭和社区仍然是照护认知症老年人的主要力量。

在照护服务供给内容方面，上海和浙江在起居照料服务方面的供给较好，河北和黑龙江却未对认知症老年人提供此类服务，显示出服务供需的不均衡。北京和天津在日常购物服务上完全不能满足认知症老年人的需求，而黑龙江在组织社会和娱乐活动方面的供给较好。宁夏和北京在法律援助服务上较为突出，显示出一些省（自治区、直辖市）在特定服务领域的优势。然而，大部分省（自治区、直辖市）对网络服务的供给缺失，尤其是北京、天津等地，这反映了我国对认知症老年人在适应和使用新技术需求方面的忽视。

对于社区照护服务的供需匹配，上海在多项服务的供需匹配较好，特别是在起居照料、网络服务和精神慰藉方面，匹配率较高，说明上海在满足认知症老年人需求方面做得较为充分。相比之下，湖南、山西和安徽等省（自治区、直辖市）多项服务的供需匹配率低，尤其是在起居照料和上门看病、送药方面，这可能与这些地区照护资源相对不足有关。对于社区照护服务需求满足情况，黑龙江在照护服务需求满足度上相对较高，可能因其有更加完善的社区支持系统。相反，陕西和甘肃的照护满足程度较低，可能反映了照护资源分配不足或服务系统尚未完善。

对于各省（自治区、直辖市）提供的社会保障或商业保险，北京、江西、陕西、甘肃、吉林、山西都能确保所有认知症老年人至少获得一项社会保障或商业保险，这说明这些地区的社会保障网络相对完善，能够为认知症老年人提供基本的经济保障和医疗保护。

上海和甘肃在保障认知症老年人方面尤为突出，极大部分认知症老年人都享有至少两项社会保障或商业保险。相比之下，湖北、黑龙江和四川的情况则较为严峻,这些地区有较高比例的认知症老年人没有享受到任何形式的社会保障或商业保险。湖北省尤其突出,其无任何保障的比例高达 12.12%,这可能是由于地区经济条件落后、政策推广的不足或社会保障体系的不完善。

在机构服务供给方面,我国认知症照护专区的建设情况反映出这是一个日渐受关注但仍需大力发展的领域。虽然在一些先行城市,如北京、上海、青岛和成都等地已开始设立专门的认知症专区,并制定了相应的标准和规范,但总体来看,这类专区在全国范围内的普及率仍然较低。主要面临的挑战包括护理人员的短缺和专业技能不足,导致这些机构难以提供专业的认知症照护服务。此外,机构对于开展此类服务的兴趣不高,主要原因包括认为护理难度大、缺乏必要的设施和设备、高昂的运营成本以及对市场需求的低估。这些因素共同制约了认知症专区的发展和普及。一些地方已开始尝试制定和推广认知症照护专区的建设规范、指南及服务标准等,旨在标准化和提升照护服务质量。尽管各地在设立认知症专区或护理单元以及人员配比方面已基本达成一致,但在提供更高层次的照护服务标准上还存在较大差异,且缺乏标准化连续性的照护服务设计。

总体来看,我国各省(自治区、直辖市)在认知症老年人照护服务的供给和供需匹配上存在显著差异,这要求政策制定者和服务提供者更加关注资源分配的公平性,确保所有认知症老年人都能获得适当的支持和服务。

第五章

认知症老年人照护服务供给的地方探索——以上海市为例

上海是我国人口老龄化速度最快的城市，也是最早出现人口老龄化的城市之一。2017年，上海共有17万名认知症老年人，占上海永久居留登记老年人的6.7%。与全国其他地区相比，上海市政府应对认知症的策略相对先进，《上海市深化养老服务实施方案（2019—2022年）》及《关于在养老服务中加强老年认知障碍照护服务工作的通知》（沪民养老发〔2019〕4号）等文件，展现了系统规划、任务明确、社区参与和信息共享的特点，致力为认知症老年人提供全面、连续和个性化的照护服务。依据《上海市养老服务条例》执法检查报告、上海统计年鉴（2023）、上海民政局政策文件等官方材料，本章节对上海认知症老年人照护服务供给情况进行了系统性梳理。

第一节 上海市认知症老年人照护服务供给的实践概况

一、认知症照护制度保障体系的构建

一是多维度的服务体系构建。《上海市深化养老服务实施方案（2019—2022年）》（以下简称《方案》）揭示了上海致力于构建一个分层分类、全面覆盖的老年认知症干预和照护体系。该《方案》涵盖了老年认知症评估标准的探索、基本情况数据库的建立，以及照护设施建设和服务规范的制定。

二是明确的目标和具体任务。《关于在养老服务中加强老年认知障碍照护服务工作的通知》中，明确了加强老年认知症照护服务的具体任务：（1）加强老年认知症照护服务设施建设（下大力气新增认知障碍照护床位，到2022年，全市达到 8000 张）。（2）开展老年认知症友好社区建设试点（发挥家庭在认知症照护中的基础性作用，推动建立社区认知症家庭互助组织，建立"社区老年认知症支持中心"）。（3）培育专业服务组织，探索建立认知症照护行业督导机构。（4）研发培训教材和课程，培养专业护理员队伍，建立由社区工作者、社会工作者等组成的志愿者队伍，充实认知症照护服务力量。（5）编制认知症知识宣传手册和预防手册，开展经常性社区宣传活动和主题活动，加强社会普及宣传。

三是强调社区干预和社会宣教。在《关于在养老服务中加强老年认知障碍照护服务工作的通知》政策文件中，指出加强老年认知症的社区干预、机构照护和社会宣教工作是提升照护服务水平的关键，还强调了培养专业护理员队伍和专业服务组织的重要性，鼓励探索建立认知症照护行业督导机构。旨在营造一个关注、关心、关爱认知症老年人的社会环境，提升上海老年认知症照护服务水平。

四是专业资源和社会资本的整合。上海通过《关于在养老服务中加强老年认知障碍照护服务工作的通知》的政策文件鼓励社会资源的动员和社会资本的参与，支持认知症照护服务的专业组织培育、人才培养和项目开展。政策还强调了照护服务与医疗资源协作协同的重要性，形成长效机制。

五是信息和资源的共享。《上海市认知症防治照护支持手册》（以下简称《手册》）的发布体现了上海市在信息共享和资源整合方面的努力。《手册》以服务认知症长者需求为主旨，在认知症电子地图的信息基础上整合了三级医院记忆门诊、精神专科医院、社区卫生服务中心、养老机构、日间照料机构、长者照护中心、护理院等 9 大类服务资源，汇集各类服务机构的简介、地址、照护特色等实用信息，用来帮助记忆丧失或认知症的个人和家庭快速便捷地了解医疗救治、营养康复、生活照护以及社会援助等信息。与此同时，还发布了《上海市认知症照护优秀案例汇编》（以下简称《汇编》），为认知症照护服务实践提供参考。《手册》便利了认知症老年人和家庭寻找相关资源；《汇编》帮助解决照护问题，展现了上海对老年认知症人群的深切关怀和全方位支持。

二、认知症照护专区及照护床位建设

2018 年，上海市民政局发布《认知症照护床位设置工作方案（试行）》（以下简称《方案》），这是全国首个专门针对认知症照护床位设置的工作方案，标志着上海在认知症照护专区和照护床位建设方面走在了全国前列。该

《方案》不仅明确了具体的财政支持措施，如市级福利彩票公益金的一次性开办补贴、床位补贴以及运营补贴，还包括了对专业护理员的奖补，充分体现了政府对认知症照护服务的重视和支持。《方案》包括《认知症照护床位设置指南》（以下简称《指南》），提出了认知症照护床位应在养老服务机构内相对独立，并采取"小单元"模式的建设要求。该《指南》明确了照护单元的空间布局、面积标准、床位数量等，注重照护床位的私密性并营造温馨的居家氛围，为照护专区和床位建设提供了明确的工作指导。制定了《认知障碍照护床位入住测评表说明（试行版）》，旨在通过培训专业测评人员对入住认知症老年人开展评估，更加精准地满足认知症老年人的入住需求，提高照护床位使用效率。这一措施确保了认知症照护服务更为精细化和个性化。截至2021年10月，上海已成功建成7000多张认知症照护床位。《上海市民政事业发展"十四五"规划》（以下简称《规划》）于2021年8月13日发布。它再次强调了对有认知症老年人的管理和护理服务的关键地位。此外，还强调了"十四五"期间，上海将继续开展认知症的预防、早期识别和干预工作。此外，上海将继续优先开展针对认知症老年人的试点项目，并推动认知症友好社区实现全覆盖。《规划》亦提到推动养老院认知症护理床位建设，至"十四五"末期达到1.5万张。总之，上海通过政策引领、资金支持、实施指南制定以及专业测评标准的建立，全面推进了老年认知症照护专区及照护床位的建设工作，有效满足了老年认知症人群的日常生活照护和专业服务需求，提高了照护质量和效率（见表5-1）。

表5-1 2022年家庭病床情况

机构类别	开展工作机构数（个）	上门诊疗总次数（次）	年底实有病床数（张）	年内开设总病床数（张）
总计	250	506 317	19 182	58 037
医院	3	903	197	539
社区卫生服务中心（站）	247	505 414	18 985	57 498

2022年上海市养老服务综合统计监测报告数据显示，截至2022年度，全市养老机构认知症照护单元626个，床位数9438张。分区来看，浦东新区、宝山区、闵行区数量较多，单元数分别为92个、80个、63个；床位数分别为1353张、879张、966张（见图5-1）。

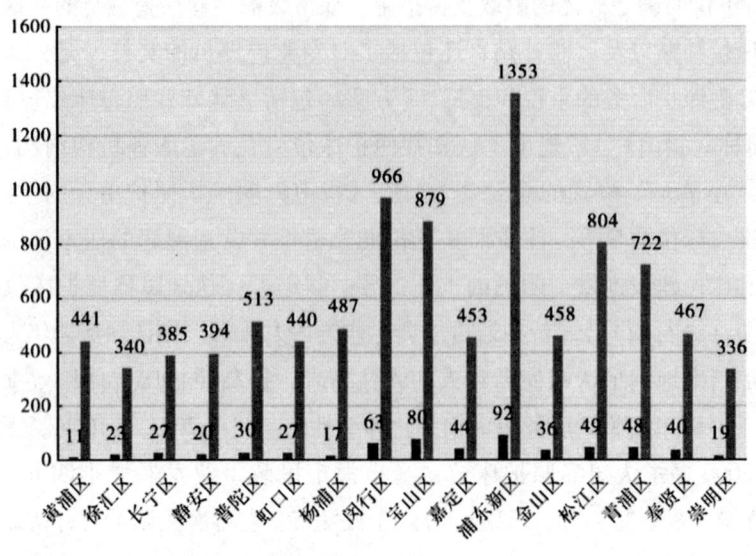

图 5-1 上海各区的认知症照护单元情况

三、认知症友好社区建设试点

上海在老年认知症友好社区建设试点工作中取得了显著成效，通过多元化的宣传教育、风险测评、专业照护和家庭支持等措施，成功构建了一个全方位、多层次的老年认知症照护和支持体系，为老年认知症人群提供了更为细致和专业的服务和支持。

（一）系统规划和政策引导

2019年，《上海市老年认知障碍友好社区建设试点方案》的出台，标志着上海在全国率先开展老年认知症友好社区的构建，显示出上海市政府对老年认知症问题的重视和对改善认知症老年人生活质量的承诺。

（二）宣传教育和社会参与

试点项目强调通过各种宣传教育活动，如知识讲座等，普及老年认知症的知识，旨在消除社会对老年认知症的偏见，鼓励有认知症早期症状的老年人积极参与社区生活和接受专业干预。

（三）风险测评和早期发现

通过开发风险测评APP等工具，上海在社区层面对老年人进行广泛的认知症风险测评，实现了对老年人认知状况的早期发现和早期干预，首批试点街镇完成了近6万名老年人的风险测评。

（四）干预措施和专业照护

试点项目通过与专业组织合作，依托社区养老服务设施，为认知症老年人提供专业的托养服务、专业照护和康复训练，形成了具有特色的专业型日间照护服务机构。此外，创建了认知症社区支持的品牌服务项目，不仅涵盖了从早期识别、预防干预到专业照护的全过程，而且通过社区、医疗机构、社会组织的协同合作，为认知症老年人及其家庭提供了一个全面、多元化的支持体系。

（五）家庭支持和能力建设

通过家属沙龙、家属俱乐部等形式，为认知症老年人的家庭提供专业的照料培训和心理支持，增强家庭应对认知症老年人照护的能力。

（六）社区支持网络和非政府组织的资源分配

所有试点街镇均建立了社区老年认知症支持中心，作为平台发挥作用，整合社区资源，形成社区老年认知症友好支持网络，构建社区长效支持机制。非政府组织，包括志愿者团体、公益组织和其他社会成员，在预防和治疗认知症方面发挥着越来越重要的作用。他们与政府机构和社区合作开展各种活动，例如，针对公众的教育和培训。2013年，上海常寿路街道公益组织开办了全市第一所记忆学校。迄今为止，它已经举办了720多个班级，并有效地服务了14 400多人。2017年，建爱慈善和长寿路街道率先启动了上海首个认知症友好社区服务"五年规划"，成为上海市认知症友好社区服务体系建设过程中的重要项目。

（七）实践成效和范围扩大

截至2022年年底，全市开展老年认知症友好社区建设的街镇170个，其中浦东新区、松江区、静安区和闵行区数量较多，分别为29个、17个、14个、14个。试点街镇与专业机构合作，广泛开展老年认知症的宣传教育、风险测评、早期干预等活动，形成了较为完善的社区内老年认知症专业照护服务体系（见图5-2、表5-2）。

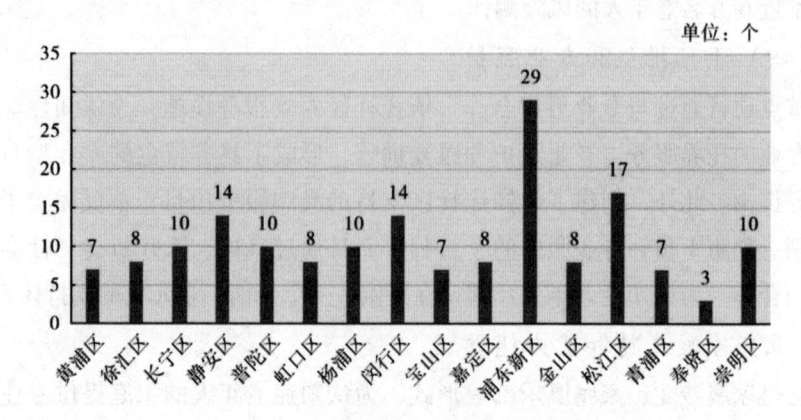

图 5-2　认知症友好社区建设

表 5-2　认知症社区支持的品牌服务项目

医疗机构联动的"记忆门诊"	上海市精神卫生中心、华东医院等医疗机构开设的"记忆门诊"，为认知症老年人提供医学诊断和药物治疗，确保了认知症老年人能够获得及时有效的医疗服务
中医预防保健项目	浦东新区精神卫生中心开展的"轻度认知障碍中医预防保健项目"，结合中西医理念，通过中医干预技术如益智操、益智茶等，有效延缓认知功能衰退，降低痴呆转化率
社区内特色服务空间	塘桥街道的"记忆角"和九亭镇的"记忆小屋"通过提供非药物干预、康复训练、认知症托养服务等，为认知症老年人提供个性化、有尊严的贴心照护
	洋泾街道的"记忆咖啡馆"通过打造记忆场景、开展认知训练等活动，让老年人找回珍贵记忆，享受参与的乐趣
数字化早筛技术的应用	新江湾城街道首创阿尔兹海默病数字化早筛技术，显著提高筛查效率，为辖区老年人提供快速、高效的认知症筛查服务
社区宣教与早期干预	通过"记忆学堂"等项目，在普陀、宝山、徐汇等区部分街道开展认知社区宣教、早期筛查干预和个案服务，提高公众对认知症的认知度和早期识别能力
全面的社区支持网络建设	通过加强家庭支持、建立全方位网络等措施，各试点街镇建立了社区老年认知症支持中心，构建了社区长效支持机制，形成了老年认知友好支持网络

四、物联网技术支持的运用

通过构建在线医院和全流程服务体系，上海能够为认知症老年人提供从预防、筛查、诊断到治疗、康复和护理的全方位服务。在线平台的建立使得高危人群可以进行初步筛查和自我检测，同时，通过线上门诊服务、随访、康复训练和教育培训等功能模块，实现了与一级、二级、三级医院的有效连接和资源整合。这不仅提升了医疗服务的效率和质量，还为认知症老年人提供了更加个性化和细致的照护计划。

上海市疾控中心发布了最新版本上海市认知症服务地图，包括三级医院记忆门诊、精神专科医院、养老机构等一系列 9 大类 141 家认知症服务机构的地址、机构介绍、服务时间等信息，地图还可实现一键通话和导航。同时，地图针对轻度、中度、重度认知症老年人，以及 65 岁以上老人，还有定制服务。另外，在地图中还能找到认知症老年人需要的专家团队，享受到心理疏导、法律援助、营养咨询、复诊配药等在线服务。

通过互联网医院平台构建的"上海市认知障碍诊疗照护服务联盟"（以下简称"联盟"）是互联网医学在认知症照护中应用的另一个典范。"联盟"的诞生将加速认知症服务体系建设"互联网+"，由此形成"防治、照护、支持、关爱"四位一体的线上线下融合的服务体系，其中涵盖医院记忆门诊、精神卫生中心、社区卫生服务中心、养老机构、日间照料中心、护理院、社会支持类组织等。通过整合全市 141 个相关机构资源，"联盟"致力于提升上海市认知症临床诊疗水平，构建从院内治疗规范化到院外长期管理的完整网络。这一举措不仅提高了认知症老年人的早期筛查、诊断和治疗率，而且通过建立标准化的防治体系，显著提升了全市的认知症疾病管理水平。

第二节 上海市认知症老年人照护服务供给的实践案例

一、长宁区认知症老年人照护服务供给的实践案例

上海市长宁区是第二批全国居家和社区养老服务改革试点优秀地区，也是较为典型的深度老龄化中心城区。长宁区采用了多策略方法，实现了对认知症

老年人的全面关怀与支持。从2018年开始，区内五个街道如江苏路、华阳路等作为全国居家和社区养老服务改革试点的一部分，率先实施了老年认知症友好社区试点项目，并随之推出了《长宁区认知症友好型社区建设行动计划》等一系列支持政策，这些举措由市级和区级福利彩票基金提供财政支持，累计投资额达550万元，帮助长宁区成为首个老年认知症友好城区。

此外，通过与上海市精神卫生中心专家的合作，区域内三个试点街道实施了针对性的筛查测试，这些包括自我评估的AD-8量表和MoCA量表等工具，旨在对居民进行准确的认知功能评估。2018年起，约3万名老年人参与了这一筛查，首次摸清长宁户籍老年人认知症发病率为7.2%，建立了健康大数据，从而为提供针对性服务奠定了基础。

2020年，该区在全市率先覆盖所有街镇，通过与尽美、颐家、新途等专业社会组织的合作，提供了健康教育、社区干预等服务。区内10家养老机构或长者照护之家设立了认知症专区，安置了315张认知症床位，同时构建了社区综合为老服务中心等"记忆守护"空间，为认知症老年人家庭提供全面的支持。为进一步加强对家庭的支持，各试点街道利用社区综合服务中心等资源，建立了"记忆苑"和"记忆家"等家庭支持中心，引入了专业组织进行筛查、咨询和社区干预服务。同时，根据老人身体状况和实际需求，提供相应的照护建议、专业服务的转介对接，有效整合长护险、认知症照护机构、适老化改造、康复辅具社区租赁、养老顾问等政策资源的联动。

为提高服务标准，长宁区制定了《长宁区老年认知障碍友好社区建设标准》和《长宁区社区和居家认知障碍照护规范》，并发布了《长宁区老年认知障碍友好社区建设实践指南》，旨在提炼和总结试点项目的成效，提供明确的工作指导。此外，通过广泛的社会动员和跨界合作，区内建立了一个支持网络，激发了社区内的自我动力，共同营造了一个关爱老年认知症群体的友好氛围。

二、闵行区认知症老年人照护服务供给的实践案例

截至2022年年底，闵行区户籍人口126.66万人，其中户籍老年人口40.27万人，占户籍人口31.79%。闵行区是人口导入区，常住人口285万人，其中老年人口60万人，占常住人口的21.07%，常住老年人口居全市第二位。据不完全统计，闵行区认知症老年人超过2万名。闵行区在老年认知症照护服务方面展现了显著的工作进展和特色，分层式建立专业认知症照护体系，确保了每一环节的照护需求得到有效满足。这一体系包括机构层面的全面服务、社区层面的全流程服务，以及居家层面的全程管理。

经过认知症友好社区试点建设三年，闵行区搭建了"宣传—筛查—干预—支持"全链条服务体系。到 2023 年 9 月底，开展认知症风险筛查 7.6 万人次，占 60 岁以上老年人口 18.9%，开展个案干预 923 人、持续跟踪 894 人。在老年认知症友好社区建设市级督查中，全区 11 个街镇申请督导评估，其中 4 个街镇获评 A 级、6 个街镇获评 B 级。

在机构层面，闵行区北桥老年福利院的成立标志着上海市首家专门针对认知症老年人的照护机构诞生，设有 92 张标准化照护床位和完善的康复训练设施，为认知症老年人提供了一个放松和自由的照护环境。2019 年 6 月开业以来，该院迅速达到满员状态，显示出社会对此类专业照护机构的迫切需求。2023 年 10 月，3.0 版本高标准专业照护机构——上海闵行区浦江鲁坤养老院正式开业。鲁坤养老院秉承"沉浸式社区互融"理念，注重认知症老年人社区融入与原有社会生活技能的延续，延缓认知衰退，实现在院内度过愉悦的晚年生活。未来将把鲁坤养老院打造成老年认知症科普教育基地、综合实践基地，充分发挥其示范性功能。目前全区已建成两家认知症专业照护机构，设置床位 344 张，在 12 家养老机构中建设照护专区，设置床位 646 张，总计 990 张，满足认知症老年人就近入住需求。

在社区层面，闵行区推动了友好社区建设试点，通过科普预防、筛查转诊、早期干预等措施，建立了认知症"全流程"服务模式。2019 年以来，已有数个街镇加入认知症友好社区建设试点，全区认知症友好社区建设覆盖率达到 64.3%。为认知症老年人及其家庭提供专业服务，闵行区大力推进认知症专业照护型日间照护中心建设和存量机构专业化转型，鼓励通过批量托管、政府购买服务等方式，引入专业服务机构，提供高品质服务。2023 年新建 8 家专业照护型日间照护中心，改建两家存量机构，现已建成 20 家认知症专业照护型日间照护中心。针对居家社区养老的日托需求，中心也设置了相应板块，配套了助浴间等设施，为日托老人开展全套身体数据监测、生理运动功能评估，并提供老年膳食营养指导，开设营养烹饪课堂。相较于传统的为老服务中心，这里最大的特色在于落地全市首个认知症社区服务点。它与专业机构联动，开展认知症介护合作，建立"脑健康三级干预模式"，完善"早期预警—早期症状识别—早期干预"照护支持体系。养老空间也融入了智慧元素。在大厅中央，康养集团与虹桥镇联手打造的智慧养老服务平台已上线，集成津贴补助、健康医疗、服务照料、日常关爱等为老功能及数据。不仅可满足综老中心运营和服务的个性化需求，还为上海康养多维度、不同层级的各项数据分析展示奠定基础。闵行区将搭建认知症管理信息系统，对老年人风险测评结果、早期干预服务、资源链接等内容进行跟踪记录，为认知症友好社区建设打下基础。

在居家层面，闵行区通过"老吾老——家庭照护能力提升计划"，为家庭照料者提供了认知症照护培训及上门指导，提高了居家照护能力。闵行区还积极推进"社区宣传—健康筛查—个案建档—持续跟踪"的全病程管理模式，通过以专业社工师为主体的养老服务人员为老年人设计个性化的干预内容，提升了照护效果。为满足认知症老年人居家养老的安全性、舒适性、便捷性，闵行区寻求专业第三方机构进行合作，于2023年10月底，为150户家庭进行认知症适老化改造，并对接市老年基金会闵行区代表处，安排100万元专项资金计划为2000户家庭提供认知症专项适老化改造。

在认知症照护专业建设方面，一是打造一支认知症专业照护队伍。闵行区积极对接市养老服务行业协会，打造一南一北两个培训中心，上海（闵行）养老服务能力建设基地和上海闵行区敦敏职业技能培训学校，开展认知症照护赋能实训。截至9月底，已有435名养老护理员完成专项培训；424人参加中级工培训、7人参加高级工培训。计划至2025年，中级及以上养老护理员达到护理员总数的25%以上。二是形成一套市内领先的专业照护服务标准。计划制订《专业照护型日间照护中心标准》，持续推进居家和社区认知症老年人专业化、规范化、标准化照护服务。在适老化改造方面，试点探索空间设计、设施配置、氛围打造等方面进行认知症适老化改造，制定《闵行区认知障碍专业适老化改造工作指引》，为认知症老年人提供推荐性改造套餐。

在社区网络建设方面，2023年12月，闵行区积极与医疗机构开展与医疗、心理相关的认知症介护合作。在心理支持方面，有来自社区卫生服务中心的家庭医生坐诊，中心还将与市级医院医疗专家以及心理咨询师合作，设立情感充电站、心理陪伴站等功能，为有心理健康需求的老年人提供个性化心理咨询服务。在医疗保健方面，浦江镇与区精神卫生中心、浦江鲁坤养老院与市仁济医院分别结对签约，深入开展医养结合合作，为中重度认知症老年人提供坚强的医疗后盾。

第三节　上海尽美长者服务中心认知症干预案例

一、尽美长者服务中心背景介绍

上海尽美长者服务中心（以下简称"尽美"）自2012年9月25日成立以来，已经发展成为提供综合性老年人服务的重要机构。尽美的业务涵盖了预防、培训、服务实体和信息平台四大板块。尽美通过"活力58社区"系列活动，倡导早预防和早诊治，旨在减少认知症的发病率。尽美建立了一个专业培训支持体系，以增强居家和社区认知症老年人的照护力量。此外，尽美还建立了连锁经营的日间照料中心，并提供上门居家照护服务，以满足老年人的日常需求。尽美通过建立认知症家属支持平台，整合了数据、案例、产品、服务等相关信息，形成了一套全面的"认知症整体解决方案"，包括宣导、筛查、评估、诊断、非药物干预、上门关爱及家属俱乐部等环节。

从2017年开始，尽美将业务重心逐步转移到家庭支持上。尽美目前的家庭支持服务主要由两大板块构成：一是针对家庭的个案管理服务，尽美与精神卫生中心的各类专家合作，进行了家庭评估量表的学习和汇总，制定了标准工作流程；二是针对家属的俱乐部服务，"海马家庭——认知症家属俱乐部"自2015年起创立并运营，该俱乐部从最初的线上社群到线下各类活动的开展，并在2017年进一步丰富活动类型，始终以家属需求为导向，不断升级和迭代，形成了包括主题沙龙、记忆咖啡、机构走访、实务之旅、上门关爱等多种核心服务产品。

尽美还在2017年推出了"记忆家——社区认知症家庭支持中心"，该中心以家庭支持为核心，目标是构建认知症友好社区，为认知症家庭提供基于社区的专业支持。记忆家通过科普宣导、筛查转诊、早期干预、照料支持、家庭顾问、社区支持网络建设六大板块的核心内容，在老年宜居社区的宏观背景下，建设认知症友好社区。尽美作为《上海老年认知障碍友好社区建设指引》的起草单位，为28个街镇和承接社会组织做了关于友好社区建设指引解读。2019年12月，上海养老服务行业协会认知症专业委员会正式成立，尽美作为发起单位之一，继续在社区层面推广认知症家庭支持服务。此外，尽美与合作伙伴记忆健康360工程共同将"认知症好朋友"项目引入上海,并努力将上海模式推广到长三角乃至全国。

2022年,尽美在长宁区江苏路街道打造了一个以行业孵化与赋能培训为主要目标的长宁区赋能中心。2019年,自老年认知症友好社区在全市试点工作开展以来,尽美迅速承接了一批友好社区的项目,团队规模从不足10人迅速扩张到40人,服务站点也从一两个点扩展到了20个点,显示出尽美在社区服务领域的深厚实力和广泛影响力。

二、案例内容

(一)轻中度认知症案例

1. 案例一

(1)案主基本信息

姜奶奶,受教育程度为小学,退休前职业为会计,与家人(配偶和子女)共同居住,喜好跳舞和唱歌。尚未就诊或诊断为认知症,但MoCA评分为19分,表明有记忆退步(忘记银行卡密码)。听力正常,但视力存在障碍,存在高血脂、抑郁、支气管炎、牙周炎等健康问题。日常生活和使用卫生间完全自理,能够独立出行和行走,无卧床或失禁问题。经常感到心情低落,常有失眠问题。

(2)照护需求

认知和记忆功能障碍:提供认知支持和改善记忆力的干预措施。

心理和情绪管理:通过增加社交活动缓解心情低落和改善睡眠质量。

视力障碍导致的安全性问题:提供必要的无障碍改造和辅助工具。

(3)照护措施

为了提高姜奶奶的记忆力,社工指导她在洋泾记忆咖啡馆的记忆角一体机上操作了66脑线上智力游戏。姜奶奶选择了"动物森林"的智力游戏,根据游戏规则,出现几张动物图片后判断是否有相同动物的图片。姜奶奶用手指点击一体机的大屏幕,系统即时给出正确或错误的判定,在限定的时间内完成游戏。姜奶奶对66脑线上智力游戏很感兴趣,经过反复训练,提高了反应速度和准确性,记忆力和逻辑判断能力得到了锻炼。针对姜奶奶的抑郁情绪,为姜奶奶提供心理支持,组织适合视障老年人参加的社交活动,如有声读物俱乐部、音乐会等。在和家属沟通后,进行了无障碍环境的调整,增强家中照明,特别是在夜间常用区域，如走廊、厕所和楼梯等地方安装感应灯。姜奶奶反映不再像之前那样害怕夜间行走，担心摔倒，心里踏实很多。针对姜奶奶存在高血脂、支气管炎、牙周炎等健康问题，为姜奶奶及家属提供了就医咨询。

2. 案例二

（1）案主基本信息

曾爷爷，一位退休的工会主席，高中教育水平，有丰富的兴趣爱好，如下棋、参与球类运动、阅读每日的报纸。他是一位空巢老人，随着年龄的增长，健康问题比较突出。他反映自己的听力大不如前，几乎听不见周围的声音。记忆的退步让他感到困扰，尤其是在得知自己的 MoCA 评分为 17 分后，这种忧虑变得更加明显。此外，他的医疗记录显示，他患有高血压、糖尿病、高血脂、心脏病和脑卒中，家族中也有认知症的病史。在日常生活中，他需要接受一定的帮助，尤其是在使用卫生间和洗澡时。尽管他不完全失禁，但便秘的问题一直困扰着他。心理上，他经常嗜睡，有时心情会低落，甚至常常因小事发脾气。由于行动不便，他不再参与任何社交活动，这种孤立无援的感觉有时使他的心情更加沉重。

（2）照护问题

认知退化和记忆力问题：曾爷爷的 MoCA 评分为 17 分，表明存在认知功能的轻度退化。需要提供认知训练和刺激活动，如参与益智游戏和阅读，以促进大脑功能的保持和改善。

听力和视力障碍：由于听力大不如前，曾爷爷几乎听不见周围的声音，这导致他在日常生活中交流困难，需要定期进行眼睛健康检查和配备适当的视力辅助设备，以减轻视力障碍对他生活的影响。

多重健康问题：曾爷爷患有多种慢性疾病，如高血压、糖尿病、高血脂、心脏病和脑卒中，这些疾病需要定期的医疗监测和管理。

日常生活自理困难：曾爷爷在日常生活中需要一定程度的帮助，尤其是在使用卫生间和洗澡时。可以提供居家护理服务，以协助他完成这些日常活动。

心理健康支持：曾爷爷经常嗜睡和心情低落，有时会因小事发脾气，这表明他可能存在心理健康问题。需要提供心理支持和咨询服务，以帮助他应对情绪波动和心理压力，提高生活质量。

社交活动障碍：曾爷爷因行动不便而不再参与任何社交活动，这导致他感到孤立和无援。需要建立支持网络，并提供社交活动和交流机会，以减轻他的孤独感并改善心理状态。

（3）照护措施

为曾爷爷提供医疗咨询，协助其定期到医院进行身体健康检查。提供定期的心理咨询，以及参加支持小组活动以提高情绪状态和增强应对技能。依据其兴趣爱好，安排曾爷爷参与棋类社交群体，鼓励其参与绘画和手工艺活动，以提供情感表达的途径，进行大脑刺激。曾爷爷一开始参与活动的主动性不够，后来在同伴的支持和鼓励下，逐渐展现出参与活动的积极性。曾爷爷表示记忆力差，记不住绘画活动中的顺序，没有足够的耐心去完成绘画。因而将指令简化，步骤分解，确保他能够理解和跟随，并在活动中设置更多的重复和常规环节，帮助他逐渐适应和学习。在曾爷爷独处的时候，播放轻柔的音乐或他喜欢的旋律，以缓解情绪低落，促进情绪稳定。

3. 案例三

（1）案主基本信息

蒲爷爷，小学教育水平，农民，空巢老人，与配偶共同居住，配偶是他的主要照护者。没有接受过具体的认知症诊断，但 MoCA 评分为 19 分，表明蒲爷爷有轻微的记忆衰退。此外，他有高血压、高血脂、心脏病和脑卒中病史，且有过脑外伤，视听功能维持正常。蒲爷爷能够完全自理，可以独立使用卫生间和进行其他日常活动。蒲爷爷不参与社交活动，原因是个人不喜欢参加。平时心情一般，还能说得过去，但偶尔会感到心情低落。平日依靠退休金，主要开销包括日常生活和医疗费用。蒲爷爷计划以后继续居家养老。

（2）照护问题

认知功能减退：尽管蒲爷爷的 MoCA 评分表明他只有轻微的记忆衰退，定期的认知评估和适当的认知支持活动，如记忆训练和思维激励游戏，仍然是必要的。

心理健康支持：蒲爷爷偶尔会感到心情低落，这需要关注和进行适当的心理健康咨询，或是通过社区支持团体和社交活动来提高他的情绪状态。

家庭压力：配偶作为主要照护者，感受到的压力虽有所缓和，但照护任务依然艰巨。

（3）照护措施

定期为蒲爷爷安排心理咨询服务，以帮助他处理偶尔的心情低落和改善睡眠质量。鉴于他的轻微记忆衰退，鼓励参加记忆咖啡等认知刺激活动，以延缓记忆力下降。社工指导蒲爷爷在洋泾记忆咖啡馆的记忆角一体机上操作了 66 脑线上智力游戏，他对 66 脑线上智力游戏很感兴趣，经过反复训练，提高了反应速度和准确性，记忆力和逻辑判断能力得到了锻炼。考虑到他有心脏病和脑卒中病史，为他进行居家安全改造宣传和转介服务。考虑配偶照护压力大，建议可以考虑雇用居家保姆帮助配偶处理日常照护任务或者接受上门干预服务，以确保蒲爷爷的健康状况得到妥善管理。

4. 案例四

（1）案主基本信息

金奶奶，接受过小学教育，空巢老人，与配偶共同居住，配偶是她的主要照护者。她喜欢丝绣，这是她的主要休闲活动。金奶奶未正式诊断为认知症，但 MoCA 得分为 20 分，显示记忆力退步，经常忘记事情，注意力不集中。金奶奶有高血压、高血脂、心脏病（2015 年安装心脏支架）、脑卒中、抑郁症、颈椎问题及脑梗病史。目前没有参与社交活动，原因是自认为身体不方便。需要帮助洗澡和上厕所服务，不能独立完成所有日常活动，使用拐杖行走。经济来源依靠退休金，主要开销包括日常生活和医疗费用。金奶奶计划养老方式包括居家和养老院照护。金奶奶的配偶存在睡眠不良、精神恍惚、记忆衰退的现象。

（2）照护问题

精神和情绪问题：金奶奶经常失眠，感觉心情低落，神情恍惚。

健康和医疗需求：日常生活自理困难、记忆力下降和注意力不集中表明可能存在轻微的认知症，应进行更深入的评估。

日常生活自理困难：需要帮助进行洗澡和使用卫生间等基本生活活动。日常生活自理困难，需使用拐杖行走，行动能力受限，可能需要更多的居家改造，如无障碍设施的安装，以提高她的自理能力和安全保障。

社交和心理支持：金奶奶目前没有参与任何社交活动，主要是因为她觉得身体不方便，这种社会隔离可能加剧她的抑郁症状和心理问题。因此，可以促进她参与适合她身体状况的社交活动。

（3）照护措施

社工指导金奶奶进行一对一的宝盒干预活动，金奶奶对翻转冠军宝盒很感兴趣，她按照游戏规则逐一寻找卡片，完成卡片四边相同图案的配对任务。由容易到复杂，循序渐进，金奶奶的注意力和判断力得到了锻炼。经过反复训练，金奶奶提高了图案的配对速度。根据金奶奶的需要，为其安排居家保姆服务和上门护理服务，以支持她的日常生活需求，减轻配偶的照护负担。

5. 案例五

（1）案主基本信息

王爷爷，专科学历，曾任职于华生厂技术科科长。与配偶和子女共同居住，由配偶和子女共同照护。他的兴趣爱好是听音乐。2009年在公立医院被诊断为血管痴呆，还有糖尿病、高血脂、脑卒中病史，但无脑外伤史和认知症家族史。MoCA评分为15分，MMSE评分为14分，存在明显的记忆力减退。听力和视力正常，睡眠质量不佳，心情一般，时常精神恍惚。没有参与社交活动，主要因为定位困难，怕找不到回家的路。尽管可以独立行走，但在洗澡和其他日常生活中需要帮助。病症状况基本维持，睡眠不良，精神恍惚，按照医嘱正常服药。王爷爷的照护者焦虑情绪较大。

（2）照护问题

认知功能的支持：王爷爷已被诊断为血管性痴呆，并且MoCA和MMSE评分显示他有明显的记忆力减退。这要求提供认知支持和刺激活动，如记忆训练和适当的认知疗法，以减缓病情的发展。

日常生活自理困难：尽管王爷爷能独立行走，但在洗澡和其他日常生活活动中需要帮助。这要求护理人员或家庭成员提供必要的协助，可能还需要居家环境的适应性改造以提高安全性和便利性。

睡眠管理：王爷爷的睡眠质量不佳，这可能会加剧他的认知退化和情绪问题，应考虑采取改善睡眠的策略。

心理和情绪支持：王爷爷有时会感到恍惚，精神状态不稳定，心情一般。提供心理支持和适当的活动，如音乐疗法或与兴趣相关的活动，可能有助于改善他的心理健康和生活质量。

社交活动障碍：王爷爷没有参与社交活动，主要是因为定位困难和害怕找不到回家的路。可以考虑在家中或附近环境中组织小范围的社交活动，或者利用技术支持（GPS定位设备）帮助他更安全地参与外部活动。

（3）照护措施

采用66脑这种认知训练工具，帮助王爷爷提升认知功能，尤其是记忆力。利用音乐疗法，尤其是通过王爷爷喜欢的音乐类型，缓解其心情低落和焦虑，促进心理健康。根据王爷爷儿女的需求，安排专业的护工定期上门服务，提供日常生活支持和健康监测，减轻家庭照护者的负担。同时，为王爷爷和照护者定期提供心理咨询，以管理焦虑情绪，支持照护者的心理健康。

6. 案例六

（1）案主基本信息

梁爷爷，大学及以上学历，曾担任工程师、处长和党委书记。与配偶和子女共同居住，照料者为配偶和子女。目前没有参与社交活动，主因是行动不便。

2018 年在第九人民医院被诊断为血管性痴呆,存在听力和视力障碍。患有高血压、糖尿病、高血脂和脑卒中,家族中有认知症病史,姐姐也患有认知症。MoCA 评分为 13 分,表明记忆力有退步,近期的事情总是记不清楚。睡眠质量不佳,情绪时好时坏,但按照医嘱正常服药。需要帮助洗澡和进行其他日常生活活动服务,虽然能独立行走,但不能独立出行。经济来源依靠退休金,享有老年卡,主要开销为日常生活和医疗费用。计划继续居家养老。

(2) 照护问题

睡眠障碍:建立固定的睡前例程,如听轻柔音乐、阅读或冥想,帮助身体和大脑放松,适应睡眠。

出行困难:不能独立出行,缺少外出活动,提供计划和陪伴支持。

记忆功能障碍:记忆力有退步,近期的事情总是记不清楚。需要认知支持措施,如认知刺激活动和记忆训练,以减缓认知衰退的速度。

(3) 照护措施

对于梁爷爷的睡眠障碍,社工鼓励他日间进行肢体锻炼,阳光下散步,以提升夜间的睡眠质量。社工平时也会教授梁爷爷一些放松技巧,如深呼吸、冥想、听轻柔音乐等。梁爷爷现在学会了如何深呼吸,他说每次呼吸都让他的身体更加放松。因梁爷爷不能独立出行,工作人员推荐家属联系社区的提供特殊交通服务。此外,为延缓记忆力退化,社工平时会引导梁爷爷参与特定的记忆训练程序,如记忆游戏或认知活动。在辨认形状及形状配色卡片的活动中,社工首先向梁爷爷展示如何进行游戏,然后,他请梁爷爷尝试识别并命名手中的卡片。起初,梁爷爷有些迟疑,不太确定自己的回答,但社工耐心地鼓励他,告诉他没有对错之分,重要的是参与和享受过程。随着活动的进行,梁爷爷逐渐放松下来,能够准确地辨认出大多数形状,并尝试着将它们与正确的颜色相匹配。社工注意到,随着时间的推移,梁爷爷在这个活动中表现出越来越好的注意力和记忆力。

7. 案例七

(1) 案主基本信息

沈奶奶,小学教育水平,与配偶和子女共同居住,平时的生活主要由子女照顾。她热爱戏剧,认为戏剧为她的日常生活带来了情感上的慰藉。她没有参与更广泛的社交活动,因个人没有兴趣。沈奶奶虽然没有接受过正式的认知症诊断,但她的 MoCA 评分为 13 分,她表示自己的记忆力明显下降,会焦虑,情绪容易波动。除了认知问题,她的视力也不如从前。此外,她有高血压病史,但没有脑外伤和认知症家族病史。沈奶奶能够完全自理日常生活。经济上，她依靠退休金生活，主要开销集中在日常生活和医疗费用上。沈奶奶目前享受长护险和老年卡所提供的福利，计划继续居家生活，并考虑日托养老服务。

（2）照护问题

记忆功能障碍：虽然她没有接受过正式的认知症诊断，但这个评分足以说明其需要进行针对性的认知支持和刺激活动，如运用怀旧物品锻炼老人的记忆力。

情绪管理和心理支持：沈奶奶提到自己会感到焦虑，情绪波动较大。这可能与认知下降相关，也可能是由于缺乏更广泛的社交活动和孤立感。提供心理咨询和参与情感表达活动，找出焦虑的原因，避免谈论容易使其焦虑的事情。使用薰衣草精油，减轻焦虑。

社交活动障碍：沈奶奶目前没有兴趣参与更广泛的社交活动，可能是因为她的行动能力受限或视力问题。尝试引导她参与一些能够适应其健康状况的轻松社交活动。

（3）照护措施

通过记忆咖啡活动和66脑设备来提供认知刺激，帮助她维持和提升记忆能力。沈奶奶参加了洋泾记忆家芳香疗法小组干预活动，尽美特邀爱知里养老院的院长带领小组活动。李院长先向长者和家属介绍了芳香疗法的功效，在问答环节，沈奶奶积极参与，举手回答问题正确，获得了现场颁发的小奖品。随后，李院长带领老人们体验不同精油的使用方法。柠檬精油口服涂抹、野菊精油、薄荷精油和薰衣草精油涂抹和嗅吸，沈奶奶和大家一起认真学习各种芳疗方法。活动中，穿插了《丢手绢》音乐小游戏，沈奶奶和其他人一起唱歌拍手，并表演了文艺节目，在互动中促进了交流沟通。最后，沈奶奶亲手滴精油，倒溶液，制作了精油膏，不仅锻炼了手眼协调能力，在芬芳温馨的氛围中身心愉悦，还收获了芳香疗法的相关知识。

8. 案例八

（1）案主基本信息

于奶奶，退休前从事驾驶员工作。于奶奶的兴趣包括看电视、唱戏和腰鼓。她的健康状况较为复杂，患有多种慢性疾病，包括高血压、糖尿病、高血脂、心脏病、脑卒中和肥胖，并且有抑郁病史及脑外伤经历。此外，于奶奶有记忆退步和失眠问题，通常依赖药物来管理。尽管她的沟通理解能力基本正常，听力视力未受影响，但由于行动不便，她几乎没有参与社交活动，生活质量受到明显影响。在照护方面,于奶奶的配偶和子女是她的主要照护者。她的活动能力下降明显,在日常生活中需要较多帮助,比如洗澡和上厕所。她平时的行动需要依赖轮椅。尽管于奶奶目前享有长护险、四级残疾证和老年卡等社会支持资源,但她的配偶和子女表示仍有相当大的照护压力。

(2)照护问题

多重健康问题:于奶奶患有高血压、糖尿病、高血脂、心脏病、脑卒中和肥胖。这些慢性疾病需长期管理,增加了照护复杂性。

行动不便:因为身体状况和脑外伤经历,她不能独立行动,依赖轮椅和需要他人协助进行日常活动,如洗澡和上厕所。

认知功能障碍:她表现出记忆退步,这可能影响其日常生活中的决策和独立性。

失眠和心理健康问题:她每日失眠和心情低落,表明可能存在未充分管理的心理健康问题。

社交活动障碍:由于行动不便,她无法参与社交活动,这可能导致社交隔离和进一步的心理问题。

(3)照护措施

为于奶奶提供66脑游戏的训练,以促进记忆保持和认知功能的提升。同时,定期提供心理咨询服务和薰衣草的香薰疗法,帮助于奶奶处理心理和情绪问题,特别是针对她的抑郁倾向和失眠问题。考虑到于奶奶行动不便,已通过转介居家改造服务以改善她的居住环境,如安装扶手、无障碍浴室等。通过转介辅具租赁服务,为于奶奶提供改进的轮椅。协助家属为于奶奶找到容易触发记忆的物品或照片来保持于奶奶的记忆能力。鼓励于奶奶参与社区活动和小组聚会,以减少孤立感并增强社交网络。

9. 案例九

(1)案主基本信息

姜爷爷,小学教育水平,退休前为医院供应室工作人员,与配偶和子女共同居住。他的生活兴趣包括旅游和佛教信仰。目前,他的主要照护者是他的子女。姜爷爷被诊断患有额颞叶痴呆,这是一种影响个人沟通能力的认知症,他还有高血压、糖尿病、肥胖和帕金森病。在认知评估中,姜爷爷的MoCA得分为19分,MMSE得分为24分,表明他存在一定程度的认知功能下降。

(2)照护问题

沟通困难:额颞叶痴呆可能导致语言理解和表达能力的退化。姜爷爷可能在日常生活中需要额外的沟通支持，如使用简化的语言或非言语沟通工具。

社交活动障碍：姜爷爷可能会因额颞叶痴呆表现出社交行为的改变，如冲动性、缺乏社会意识等。照护者应提供日常的情绪调节支持和行为管理策略，帮助他维持社交礼仪和人际关系。

（3）照护措施

姜爷爷开始在儿女的鼓励下在记忆咖啡馆做志愿者，尽管对自己的语言表达能力和记忆力弱化等问题有所担忧，但他还是带着一丝期待参与其中。在开始的几天，尽管姜爷爷偶尔会忘记查看订单的流程，但咖啡馆的工作人员和顾客都非常包容和理解。他们会温柔地提醒他，有时甚至一起开玩笑，使得氛围轻松愉快。这样的环境逐渐增强了姜爷爷的自信，他开始享受与顾客的互动，发现自己能够为他人带来快乐。随着时间的推移，咖啡馆为姜爷爷提供了更多适合他能力的任务，如组织小型艺术活动，这些活动让他可以利用自己的兴趣和长处，进一步增强了他的参与感。在这个过程中，他遇到了许多同样情况的朋友，大家共同分享经验，互相鼓励。姜爷爷通过在记忆咖啡馆的工作，不仅改善了自己的生活质量，还激励了周围的人，证明了即使在认知能力有所下降的情况下，每个人仍有贡献社会的能力和价值。

10. 案例十

（1）案主基本信息

孟爷爷，高中毕业，与配偶共同居住，主要家庭成员还包括子女和兄弟姐妹。他爱好京剧，但随着年龄的增长和健康状况的变化，他已不再积极参加社交活动。尽管他可以独立行走和出行，但他的日常生活需要一定程度的协助，特别是在洗澡和部分生活自理方面。孟爷爷有高血压和高血脂的病史，并曾经有过脑卒中，但无脑外伤或家族认知症史，有失禁表现。虽然他未被诊断为认知症，但他的记忆力已出现退步，总是记不住是否吃药。MoCA 得分为 12 分，显示出认知功能明显下降。

（2）照护问题

记忆功能障碍：孟爷爷记不住是否吃药，回忆近期发生的事情比较模糊。

日常生活自理困难：孟爷爷的视力受到影响，且存在失禁的问题，存在生活活动的部分依赖。

（3）照护措施

孟爷爷在刚开始参加 66 脑智力拼图训练时，表现出了一定的冷漠和困难。对于这种新的挑战，他显得有些迟疑，拼图对他来说似乎是一项艰巨的任务。

这种冷漠可能部分源自于他对自己认知能力下降的自觉感受，以及面对未知活动时的不安。尽管起初有些挣扎，孟爷爷在护工和家属的鼓励下逐渐开始积极参与。随着时间的推移，他开始显示出越来越多的兴趣，并逐渐习惯了拼图的规则和操作。护工注意到，孟爷爷在参与这些活动时，不仅认知功能有所激活，他的情绪也逐渐变得积极。他开始主动要求参与更多的游戏，并与其他参与者交流解题技巧。为了更好地支持孟爷爷，照护中心还引入了一系列其他的认知刺激活动，如记忆卡片和数字游戏，这些活动旨在通过不同的方式激活大脑功能，适应他的兴趣和能力水平。此外，中心还安排了定期的认知评估，以监测孟爷爷在这些活动中的进步，并根据他的具体需要调整活动难度。

11. 案例十一

（1）案主基本信息

章奶奶，高中毕业，子女不在身边，为空巢老人。由于身体和能力状况限制，其主要的照护人是配偶。虽然她未被诊断出认知症，但她的 MoCA 评分为 19 分，记忆力呈现出下降的迹象。章奶奶存在听力障碍，且几乎完全失去视力的情况。此外，她患有高血压、糖尿病、心脏病、脑卒中和冠心病，并且曾有因跌倒而导致头部受伤的经历，偶尔还会失眠，并且因为行动不便，她无法参加任何社交活动或独立出行。章奶奶的主要经济来源是退休金，且她的大部分开销用于日常生活和医疗费用。她勉强能够生活自理，可以使用卫生间和进行其他日常活动。章奶奶对未来的养老方式，是期望能够在家中和日托中心之间转换，以适应她的生活需要。家属对照护表示担忧，不能合理安排自己的时间。跟踪随访时，章奶奶病情基本维持，睡眠不良，精神保持良好，照护者身体指标正常，照护者精神较之前有缓和，新的服务需求为养老机构的转介服务。

（2）照护问题

感官障碍：章奶奶有听力障碍且视力几乎丧失，这对她的日常生活和与社会互动构成了重大挑战。这种感官限制可能导致她在沟通和参与社区活动时遇到困难。

认知障碍：尽管没有确诊为认知症，章奶奶的 MoCA 得分为 19，显示出一定程度的认知退化。这表明她可能需要认知支持和刺激活动来维持或改善她的认知功能。

精神健康：章奶奶的偶尔失眠可能指示着潜在的情绪问题或精神压力。长期的精神健康问题可能会对她的整体福祉产生负面影响。

社交活动障碍：由于行动不便和感官障碍，章奶奶无法参加社交活动，这可能导致社会孤立和情绪问题。

日常生活自理困难：章奶奶需要在洗澡和其他日常生活活动中得到帮助，这说明她的自理能力受限，需要从护理人员那里获得相应的支持。

（3）照护措施

对于章奶奶的情况，长者照护中心的干预方案专注于提高她的生活质量，并尽可能地维持她的独立性。由于章奶奶的视力几乎完全丧失，中心提供了居家改造转介服务，在卫生间安装了手抓杆和滑防设备，避免跌倒。社工小张给章奶奶进行了触摸疗法干预，通过触摸不同的纹理和物体，如软织物、冷石头或温暖的沙子，促进感官刺激和认知关联。尽管章奶奶最初对新的活动感到些许迷茫和不安，但小张温柔而耐心的解释帮助她放松下来。小张首先引导章奶奶触摸一系列不同纹理的物品，从光滑的丝绸到粗糙的麻布。每触摸一个物品，小张都会描述它的特征，并鼓励章奶奶分享她的感受。开始时，章奶奶的反应较为保守，她的手指轻轻搭在每样物品上，不确定地移来移去。然而，过了一段时间，当她的手触到一块温暖的羊毛毯时，她的脸上露出了微笑。小张注意到这一变化，便细心询问："章奶奶，您喜欢这种感觉吗？"章奶奶点点头，她微笑地说回忆起了冬日和孩子裹着毯子看电视的场景。章奶奶似乎能暂时忘却视力障碍带来的困扰，回到一个更简单、更感性的世界。通过这次触摸疗法，章奶奶的情绪明显好转，她开始更积极地与小张交流，表达对不同物品的偏好。这不仅为她带来了情感上的舒缓，也增强了她与周围环境的联系，使她感到自己仍是一个能够体验和享受生活的人。

12. 案例十二

（1）案主基本信息

靳奶奶，初中文化水平，为已退休的纱厂工人，为丧偶独居状态，平时她的子女作为主要照护者。她主要的兴趣爱好是看电视。她没有接受过具体的认知症诊断，但她的 MoCA 评分为 16 分，显示出一定程度的记忆衰退，时常忘记物品的位置。靳奶奶存在高血脂、心脏病、低血压、心肌缺血、肝囊肿和胆结石等疾病，日常生活受到视力障碍的影响。靳奶奶拥有一级残疾证和老年卡，并且享受社区送餐服务和三级长护险政策。靳奶奶的生活自理能力还算完整，但经常失眠多梦。她的社交活动十分有限，表达出不愿意参加活动的意愿。尽管能够独立出行，她对外出表示不便，这可能与她的视力问题和心理状态有关。

（2）照护问题

认知功能障碍：MoCA 评分为 16 分，表明靳奶奶有一定程度的认知衰退。

她经常忘记物品放置的位置，这可能导致日常生活的困难。

视力障碍：靳奶奶的视力受损严重，影响了她的生活质量和独立性。视力问题可能限制了她的活动能力，加剧了她对外部帮助的依赖。

社交隔离：靳奶奶没有参与社交活动，表达了不想参与的意愿。这种社交隔离可能导致孤独感和情绪问题，影响心理健康。

多重健康问题：靳奶奶有高血脂、心脏病、低血压、心肌缺血、肝囊肿和胆结石等多种健康状况。这些疾病需要持续的医疗关注和管理，特别是在记忆力衰退的背景下，她可能需要额外的支持来管理这些健康问题。

失眠和精神状态：尽管靳奶奶的睡眠质量很好，但她也有失眠的情况，这可能与她的心理状态和健康状况有关。

（3）照护措施

靳奶奶最近在夜里总是辗转反侧，很难入睡。在一次定期的家庭访问中，社工带来了一套薰衣草精油，因为它被广泛认为可以帮助人们放松和改善睡眠质量。社工向靳奶奶解释了这个疗法，并一步步地展示如何使用扩香器。靳奶奶对这个新奇的设备感到好奇，尽管她不完全理解它是如何工作的，但她欣赏那种温和的香味，她认为很像乡间田野中的味道。当晚，社工在靳奶奶的卧室里启动了扩香器，轻柔的薰衣草香气渐渐充满了房间。那天夜里，靳奶奶还是醒了几次，但每次醒来时，她都能闻到那令人安心的香味，感到一种莫名的安慰。尽管精油疗法没有立即解决她的失眠问题，但她在白天情绪变得更加稳定。整体而言，靳奶奶似乎很放松和满意。

13. 案例十三

（1）案主基本信息

宋爷爷，农民，丧偶，与子女共同居住，平时主要由子女照护。他的兴趣爱好包括种花和养狗。尽管他没有接受认知症的诊断，但目前他存在沟通和理解上的障碍，MoCA 得分为 17 分。宋爷爷有高血压、糖尿病、高血脂、心脏病和脑卒中的病史。虽然宋爷爷能够独立出行，但基本上不愿外出。宋爷爷的心情"过得去"，但没有参与任何社交活动，这可能与他的健康状况和心理状态有关。经济上，他依靠退休金，并主要将开销用于日常生活费用。尽管他目前的生活自理能力尚好，但照护者对未来的照护表示担忧，特别是在他的记忆衰退和行动能力受限的情况下。宋爷爷自述其核心问题是记忆衰退和行动不便，这使得他在家中的活动受到限制。

（2）照护问题

记忆衰退和认知功能障碍：宋爷爷的 MoCA 得分为 17 分，表明他的认知功能有一定程度下降。这可能影响他的日常决策能力、记忆力和问题解决能力。

沟通理解障碍：尽管听力正常，但宋爷爷的沟通和理解能力存在障碍。

社交隔离：宋爷爷不愿参与社交活动，这可能导致社交孤立，从而加重心理压力。

多种慢性病：高血压、糖尿病、高血脂等慢性疾病的管理对于维持宋爷爷的整体健康至关重要。这需要定期的健康教育，以提高他对自我管理慢性病的认识。

日常生活自理困难：尽管宋爷爷日常生活自理能力良好，但他的独立出行能力受限，对外出活动表示出不愿意。可能需要为他提供适当的运动和活动计划，如散步或轻度体育活动，以增强他的身体功能和提高其生活的积极性。

（3）照护措施

宋爷爷由于语言沟通障碍，一直不愿意多说话。考虑宋爷爷喜爱种花，在照护中心工作人员的鼓励下，宋爷爷开始参与中心组织的园艺疗法活动。每周五，园艺疗法会在中心的小花园举行，宋爷爷总是第一个到达花园的。活动开始前，他总会仔细检查自己的园艺工具。尽管视力有所下降，他的手依然灵巧，他熟练地处理着土壤，种植着各种花卉。在种植新花朵的过程中，宋爷爷展现出了卓越的耐心和细致。他喜欢向其他老人解释所种植物的特性，分享自己多年的园艺经验。尤其是当他讲述如何精确地种植鲜花，以确保它们最好的生长状态时，他的眼睛里闪烁着光芒。这些互动不仅改善了他的心情，也帮助他缓解了记忆问题带来的挫败感。宋爷爷对花园中的新芽格外关心，经常检查它们是否健康成长。

通过参与园艺疗法，宋爷爷不仅保持了自己的兴趣和活力，也显著改善了他的社交互动和情绪状态。

（二）重度认知症照护案例

1. 案例一

（1）案主基本信息

谢爷爷，小学教育水平，已退休军官。未接受过任何认知症诊断，但显示出记忆退步和认知症的迹象（MoCA 得分为 4 分）。存在心脏病和脑卒中病史，家族中有认知症病史。视力受损，听力正常。对日常活动如穿衣、洗澡需要帮助，无法独立出行，经常失眠，晚上很难入睡，存在失禁问题。有时感到心情低落，存在沟通障碍，目前因不愿意而未参加社交活动。主要与配偶和子女居住，第一照护者是子女。经济来源为退休金，主要开销用于日常生活，享有长护险二级和老年卡福利。照护者在日常照护方面感到压力较大，尤其是在协助穿衣和洗澡等方面。

（2）照护问题

认知功能障碍：鉴于其存在严重的认知症和记忆力下降，需要定期的医疗评估和治疗干预。

日常生活自理困难：需要对日常生活进行协助，特别是个人卫生和基本生活需求。

社交活动障碍：目前因不愿意而未参加社交活动，应相应增加社交活动以改善心理健康和提升生活质量。

睡眠障碍：谢爷爷经常失眠，需要非药物干预，如放松技巧训练、冥想等。

（3）照护措施

针对谢爷爷经常失眠，进行了音乐沙发干预活动，在音乐治疗的基础上，融入体感音乐康复治疗理念，通过物理换能产生谐振，激活大脑古皮质和旧皮质区域功能，促进人体微循环，消除紧张感。谢爷爷通过音乐沙发干预，欣赏了空灵的旋律和多元化的音乐元素，心情愉悦。与音乐同步的体感振动刺激了神经末梢的感知能力，达到了预期的干预效果。

2. 案例二

（1）案主基本信息

刘奶奶是一位退休的女工人，未接受过文化教育。刘奶奶与配偶和子女共同居住，子女承担了照护她的责任。刘奶奶平时喜欢观看电视、聆听沪剧和越剧。尽管刘奶奶从未正式接受过认知症的诊断，但最近的 MoCA 测试显示她的记忆力较去年有所下降，得分仅为 5 分。此外，她的视力已经出现了障碍，还存在多种慢性病，如糖尿病、心脏病和抑郁症。在社交方面，刘奶奶倾向于一种较为孤立的生活方式，目前没有参与任何社交活动，她表示自己不愿意参加，刘奶奶能够完全自理日常生活和卫生间使用，保持了一定程度的独立性，但她发现记忆力正在退化。她的精神行为问题，如妄想和情绪暴躁，给照护者带来了重大的心理压力。她的生活经济依赖于退休金，同时享受着长护险一级和老年卡带来的福利。

（2）照护问题

精神行为问题：认知功能严重受损，并且有妄想行为，情绪暴躁，这给照护者带来了相当大的心理压力。这需要通过行为管理策略和环境干预来处理。

社交活动障碍：刘奶奶目前生活较为孤立，没有参与任何社交活动。需要通过社区资源和活动来促进她的社交互动。

视力障碍：视力障碍可能会影响她的生活质量和独立性。应提供适当的视力辅助工具和适应性设备，以便她更好地进行日常活动。

（3）照护措施

为刘奶奶提供认知刺激活动，如记忆咖啡会和使用66脑（一种认知训练工具），帮助她练习并改善记忆力。利用她对沪剧和越剧的兴趣，通过音乐沙发等设备播放她喜欢的剧种，提供情绪舒缓和心理慰藉。社工带领刘奶奶同其他的认知症老年人们一起做手指操，做热身运动。老人们自我介绍，互相打招呼，但刘奶奶一开始表现得比较拘谨，后期的活动中逐渐放开，表示对活动很有兴趣。社工为刘奶奶安排定期的心理咨询，帮助她管理情绪暴躁和抑郁症状，同时提供支持给家庭成员，尤其是主要照护者。

3. 案例三

（1）案主基本信息

李奶奶退休前是市总工会组织部处级干部，丧偶，目前与子女共同居住，子女是她的主要照护者。李奶奶在2020年6月曾前往华山医院就诊，被诊断出患有血管性痴呆。她的沟通能力受到了一定的影响，但听力和视力正常。她有高血压、糖尿病、高血脂和抑郁症，没有脑外伤史或认知症家族史。目前她的MoCA得分是4分，认知功能受到严重影响。李奶奶面临的照护需求包括记忆力退步和偶尔失眠，同时她不能独立出行，且日常生活需要较多帮助，特别是在洗澡时。尽管李奶奶能独立行走，但她参与的社交活动有限，主要是通过健身操锻炼身体。由于认知功能的严重退化，她的生活自理能力受限，家属在照护过程中感受到很大的身心压力，并且在精神和行为管理上遇到困难。

（2）照护问题

认知功能障碍：李奶奶患有血管性痴呆，MoCA评分为4分，显示她的认知功能严重受损。主要表现为记忆力严重下降，影响了她的日常生活和社交能力。

社交活动障碍：尽管李奶奶偶尔做操，但她的社交活动相对有限，这可能加剧了她的孤独感和社交隔离。

行动不便：虽然李奶奶可以独立行走，但她不能独立出行，需要他人的陪伴和支持才能参与外出活动。这限制了她的社会参与和生活自主性。

睡眠问题：偶尔失眠的问题影响了李奶奶的睡眠质量，可能与认知症及其心理状况有关，这进一步影响她的整体健康和日间功能。

日常生活自理困难：尽管日常生活可以自理，但李奶奶在洗澡等方面需要帮助，表明在某些个人护理活动上她已经开始丧失独立能力。

心理压力和护理挑战：李奶奶的家庭成员认为照护压力很大，特别是在精神和行为管理上面临困难，表明照护负担重且可能缺乏足够的支持资源。

（3）照护措施

定期安排66脑游戏和记忆咖啡会，以刺激李奶奶的认知功能，并提供社交互动机会。鼓励家属讲述李奶奶的往事，唤起李奶奶的记忆，并引导其共同参与并主动分享自己以往的故事。同时，开展音乐疗法，帮助缓解李奶奶的抑郁症状。转介专门的居家保姆或上门干预服务，对李奶奶日常生活活动，像个人卫生、用餐和服药进行协助。

4. 案例四

（1）案主基本信息

钟爷爷，退休前为销售人员和前海军成员，与配偶居住，为空巢老人。他有着丰富的社交爱好，包括聊天、旅游和乒乓球，这些活动曾是他日常生活的一部分。不过，自2019年6月在公利医院被诊断出血管性痴呆后，钟爷爷的生活出现了一些变化。钟爷爷反映其记忆力有所下降，经量表评分，其MoCA得分为7分。尽管他的沟通能力基本正常，听力未受影响，但他的视力已经出现障碍。此外，他还患有高血压、心脏病、脑卒中和眩晕症。他目前仍能参与社交活动，如聚会等。然而，他不能独立出行，经济来源主要是退休金，开销集中在日常生活和医疗费用上。钟爷爷的未来养老方式预计为居家养老。

（2）照护问题

认知功能障碍：由于血管性痴呆，钟爷爷记忆力衰退和认知功能下降，这可能影响他的日常决策能力和独立生活能力。

视力障碍：视力问题增加了跌倒和误伤的风险，需要适当的居家安全措施和可能的辅助工具。

社交活动障碍：虽然钟爷爷能参加社交活动，但行动不便限制了他更广泛的社交参与。

心理压力：认知症诊断和日益增强的依赖性可能导致其有情绪和心理压力。

（3）照护措施

社区根据钟爷爷的情况对其进行了小组干预。在照护中心组织的音乐沙发会上，钟爷爷起初显得有些疏远和不情愿，他坐在角落的沙发上，目光有些迷茫地望着窗外。随着轻柔的钢琴旋律响起,空气中熟悉的旋律吸引了钟爷爷的注意。那是他年轻时常听的一首老歌,音乐的力量慢慢地触动了他的心弦,他的表情开始有了微妙的变化。音乐老师注意到了这一变化,便鼓励他参与到更多的互动中来。在接下来的环节中,老师递给他一张打印着他年轻时照片的卡片,询问他是否记得那是何时何地。钟爷爷虽然努力回忆,但只是模糊地说出了一些片段,这反映了血管性痴呆老年人出现的记忆断片现象。社工小张慢慢地引导钟爷爷谈论那个时代的事情,试图通过音乐和对话帮助他激发更多的记忆。虽然钟爷爷的回答不总是准确或完整,但明显感到他的愉悦和参与感,这个过程对他的情绪有显著的积极影响。

5. 案例五

(1) 案主基本信息

马奶奶,一位退休音乐教师,大学学历,丧偶并独居。尽管已年长,她仍然保持着对音乐的热爱,这也是她社交活动的一部分。由于年纪的增长,马奶奶遇到了记忆衰退的问题,但没有接受认知症相关疾病诊断,其 MoCA 评分为 7 分,目前沟通理解能力基本正常。她的身体状况相对健康,视力和听力未受影响,除了有骨质增生的问题外,没有其他严重的健康问题。

(2) 照护问题

认知功能障碍:记忆衰退可能影响她的日常功能使用和生活质量,需要通过认知训练和适当的认知刺激活动进行管理。

社交活动障碍:虽然马奶奶参与社交活动,但作为一个独居老人,她可能面临孤独和社交隔离的风险,需要更多的社交互动和参与感。

(3) 照护措施

长者照护中心举办了一场特别的音乐沙发会,邀请了有相关需求的认知症老年人共同参与。中心特别邀请了马奶奶作为嘉宾,分享她作为音乐教师的经验,并指导一场小型的音乐会。在会议开始时,马奶奶坐在音乐沙发上,手里拿着她最爱的乐谱。尽管她的记忆已经开始衰退,但对音乐的热情依然未减。一开始,马奶奶显得有些紧张,她担心自己的记忆问题会影响演出。然而,随着音乐的响起,她渐渐找回了自信。她还指挥老人们一起唱她曾教授的经典歌曲,她的指挥充满了专业与热情。随着音乐的流淌,马奶奶感受到了自我价值和久违的成就感。工作人员和老人们的掌声给了她极大的鼓励,使她意识到自己依然能够通过音乐影响和启发他人。

6. 案例六

（1）案主基本信息

李奶奶，前车间工人，未接受过文化教育，目前处于丧偶状态，与子女共同居住，其子女为主要照护者。李奶奶患有多种慢性疾病，包括高血压、心脏病、肥胖和抑郁。她还遗传了父亲的认知症，MoCA 得分为 6，显示她有严重的认知功能障碍。她的日常生活受到极大限制，不仅视力受损，还因为行动不便而无法独立出行，导致她的社交活动极为有限。退休金主要用于日常生活和医疗费用。李奶奶需要洗澡、上厕所等方面的帮助，她日常生活完全无法自理。此外，她有失禁问题，且心情经常低落易暴躁，这增加了照护者的心理和身体压力。尽管她享受到了三级长护险、三级残疾证和养老卡等社会支持，家属仍觉得照护压力巨大，尤其是在经济、身体和心理上。照护过程中如厕、穿衣、洗澡等日常照护存在困难，且脾气暴躁给照护者带来更多的压力。

（2）照护问题

认知功能障碍：李奶奶的 MoCA 评分为 6 分，表明她存在显著的认知功能下降。这可能影响她的日常决策能力，需要持续的认知支持和监督。

视力障碍：视力问题加剧了她的行动不便，限制了她的独立性，增加了跌倒的风险。

多重健康问题：患有高血压、心脏病、肥胖和抑郁，这些健康状况需要定期的医疗监控和管理，可能需要多种药物治疗。

心理和情绪问题：李奶奶的心情低落和暴躁可能与她的抑郁症和孤独感有关，需要心理健康支持和适当的社交活动以提高其情绪状态。

社交活动障碍：由于行动不便和视力障碍，她缺乏社交活动，这可能加剧了她的孤独感和抑郁症状。

日常生活自理困难：尽管她能够完成一些基本的自理活动，但洗澡和使用卫生间时需要帮助。这指出了她对于日常生活辅助的需求。

照护者压力：家属感到照护压力很大，这不仅包括物理照护的负担，还包括心理和经济上的压力。需要通过提供家属支持和可能的外部照护服务来缓解。

（3）照护措施

考虑到李奶奶的记忆衰退和认知障碍，社工安排她定期参加记忆咖啡会、66 脑等认知刺激活动。此外，社工还安排音乐沙发为其提供音乐治疗，帮助她放松心情，缓解抑郁和焦虑症状。考虑到李奶奶的视力障碍和行动不便，居家改造是必要的，因此通过转介服务，为李奶奶的家里安装扶手和无障碍设施。

同时，家属也通过辅具租赁服务，为李奶奶制备了专用的轮椅，以增强她的移动性。李奶奶每周三下午会参加由长者照护中心组织的音乐疗法小组。在一次活动中，社工选择了一些悠扬的古典音乐和李奶奶年轻时候流行的歌曲。当音乐响起时，李奶奶起初显得有些心不在焉，脸上的表情也比较僵硬。社工轻轻地引导她跟着音乐的节奏轻轻拍手，慢慢地，她开始放松，眼角带上了一丝微笑。随着活动的进行，社工引导她尝试操作一些简单的音乐器械，如小手鼓和铃铛。李奶奶在操作这些乐器的过程中逐渐找到了乐趣，她的情绪似乎随着音乐的旋律渐渐舒缓。音乐疗法对她整体的情绪管理和心理健康都有极大的帮助。

7. 案例七

（1）案主基本信息

刘奶奶，小学文化水平，农民，为丧偶老人，目前独居，并由其大儿子作为主要照护者。她的生活相对独立，享有一定的自理能力和社会福利支持，如社区送餐服务和老年卡政策。尽管刘奶奶能够独立出行并生活自理，喜欢打麻将，但她的社交生活相对闭塞。刘奶奶有几种慢性疾病，包括高血压、糖尿病和心脏病。她的记忆力明显下降，没有接受过认知症的相关诊断，MoCA得分为7分，表明可能存在一定的认知损伤。她的沟通和理解能力基本正常，听力良好，但存在视力障碍。刘奶奶的睡眠质量很好，心情平稳，在遇到问题时，她习惯于自行做出决策，这表明她仍保持一定程度的独立性。

（2）照护问题

社交活动障碍：虽然刘奶奶有退休金并能独立生活，但她缺乏社交活动和广泛的社交网络，这可能导致她社会隔离和孤独感增强。

认知功能障碍：刘奶奶的记忆力退步和低 MoCA 得分提示她可能需要认知支持和刺激，以减缓认知衰退的进程。

视力障碍：视力问题可能限制了她的活动能力降低了生活质量，需要适当的辅助工具和适应性调整。

（3）照护措施

刘奶奶在邻居的介绍下联系了记忆咖啡馆，并参加了社工组织的绘画活动。虽然在初始时她有些犹豫，担心自己画得不好看会被笑话，但在邻居的陪伴和工作人员的热情引导下，她渐渐放松了心情，开始尝试着将她的小花园转化为色彩斑斓的画作。绘画活动不仅激发了她对美的感知，也让她的思维在色彩的搭配和画面的布局中得到锻炼。刘奶奶表示对咖啡馆的活动比较感兴趣，表示自己在有空的情况下很愿意过来参加。在社工的推荐下，刘奶奶加入了一个玩益智游戏的小组，他们一起玩记忆卡片匹配和拼图游戏。通过游戏，刘奶奶不仅锻炼了她的记忆力，还与其他参与者建立了友好的关系。每当她成功匹配出一对卡片，或是找到拼图的正确位置，她的脸上都会露出满意的笑容。参与这些活动后，刘奶奶的生活明显变得更加充实和活跃，也显著改善了她的心情和社交生活。

三、案例述评

这些案例涵盖了不同背景和健康状况的老年人，展现了认知症照护的复杂性和对个性化需求的必要性。老年人普遍面临的挑战包括认知功能退化、日常生活能力下降、社交活动减少和伴随的心理及情绪问题。认知功能的退化是所有案例中共有的特点，MoCA得分越低，老年人显示出的记忆力衰退和精神行为症状问题越突出。因此，照护计划中须包括旨在支持和刺激认知能力的活动，如记忆咖啡、66脑和音乐疗法。此外，多数老年人在洗澡、穿衣和使用卫生间等日常活动中需要帮助，这不仅说明需要更多家庭照护人员的支持，也突显了进行居家环境适老化改造的重要性。随着行动能力的减弱和兴趣的减少，许多老年人的社交活动也随之减少，常导致孤立感的增加。同时，随着认知功能的退化，老年人常伴有情绪波动，如抑郁和焦虑。

为了应对这些挑战，个性化干预在认知症照护中扮演了关键角色，包括认知支持活动、辅助工具和居家改造以提升独立性和安全性，定制社交活动来增强社交参与，组织符合老年人兴趣和能力的社交活动或兴趣小组，以及综合健康管理，包括定期的医疗检查、药物管理和慢性病监控。个性化干预的效果会因个体之间的差异以及患者处于的认知症阶段而异。对于轻度至中度认知症老年人，干预的目标主要是维持和提升认知功能，这可以通过认知刺激活动如记忆训练、思维游戏和其他认知任务来实现。此外，保持社交活动能显著改善患者的情绪和生活质量，减少孤独感，而团体活动、社交聚会或兴趣小组是有效的干预方式。还需要为患者提供适当的支持和工具，以帮助他们尽可能独立地完成日常活动。

对于重度认知症老年人，干预的目标转向为其提供一个安全和舒适的环境，重点是症状管理，包括通过药物治疗、音乐疗法或轻柔的触摸疗法来减轻焦虑、激动或抑郁的症状。此外，简化沟通、适应患者的沟通能力，使用简单、重复和直观的语言和提示，以确保他们能理解和表达基本需求，以及支持基本的生理功能如饮食、睡眠和卫生，这通常需要更多的物理帮助和照护。个性化干预的效果受到多种因素的影响，包括患者的具体需求、病情阶段、干预的及时性与持续性，以及家庭和照护者的支持程度。轻度至中度认知症老年人可能从认知和社交活动中获益，有助于延缓病情进展。而重度认知症老年人的干预更加集中于提升生活质量和满足基本生活需求。这些干预措施需要根据患者的个人反应进行调整，以达到最佳的照护效果。

总的来说，认知症照护需要一个综合的方法，不仅要关注老人的医疗和身体健康需求，还应兼顾其心理健康、社交需求和整体生活质量。考虑到每位老人的情况都是独特的，照护计划必须是个性化的并能够适应其不断变化的需求。此外，照护者的支持也至关重要，他们需要获得必要的资源和接受培训以提供有效的照护。通过多方面的努力，改善认知症老年人的生活质量，减轻照护者的负担。

第六章

认知症老年人照护服务供需困境和原因分析

基于人本照护理论下个性化需求满足的价值规范及生态系统理论中生态资源的系统识别，认知症老年人照护服务供给在政策保障、照护资源、社会关爱、市场活力等方面都存在不同程度的缺失和不足。未来需要系统性加强各层面的认知症老年人照护服务资源建设，为认知症老年人创造更好的生存环境。

第一节 政策的偏差问题及其原因

一、多部门管辖交叉、责任分界不清

从机构管理来看，各类型养老机构隶属于民政部门，而医疗机构又隶属于卫生部门，医疗保险和长期护理保险费用报销事宜又涉及医疗保障部门等，主管部门之间职责界定模糊，极易出现利益纷争和责任推诿，从而不利于资源整合和照护服务的有效输送。同时，医养资源过度集中，受众可及性较小。我国开展医养融合服务的养老或医疗机构多是公建民营、大型且专业化较高的机构。这些机构具备充足的财力，从而可以顺利增设医养业务，但其收费往往较高，导致大众不可及。民营、小型养老或医疗机构则受到自身基础条件限制难以开拓医养融合服务且缺乏整合的动力。这种现状如果任由其发展将会导致有限的医养资源过度集中于高端养老服务市场的问题进一步加剧，从而难以满足人数日益增多的认知症老年人的照护服务需求。

二、政府补贴依赖性强且不可持续

政府对认知症专区的建设和运营提供补贴,但这种补贴的期限和数量不足以支持养老院在认知症照护服务供给的长期可持续发展。今后需要考虑将政府补贴延长或常态化,以确保养老机构能够持续提供高质量的认知症照护服务。

> 关于政府的补贴,上海的认知症专区建设目前除了建设性的补贴,还有运营补贴。只有认知症床位,且在建设指标内,才能享受运营补贴。但我认为,从养老院的能力和整体的可持续发展角度看,这三年的补贴可能还太短。政府补贴的依赖性,三年可能要更延长,或者常态化。(GL101301) (本段对话内容源自对养老机构护理员和管理人员的深度访谈,反映了他们在对认知症老人的照护和管理过程中遇到的典型情境。后文中类似的对话形式均来自相关访谈,不再另行注明)

三、保险和福利的城乡差距明显

首先,虽然城乡居民基本医疗保险在农村认知症老年人中普及率高,但这反映了农村地区对更全面的老年社会保障体系的缺乏。城乡居民基本医疗保险虽为主要医疗保险来源,但可能在覆盖范围和赔付水平上不如城市地区的城镇职工基本医疗保险或商业保险全面。这种保险的普及,尽管在一定程度上提供了基本保障,但对于认知症老年人复杂和多样化的基本医疗需求可能仍显不足。其次,基本养老金在城镇地区认知症老年人中的普及率显著高于农村地区,城镇地区的认知症老年人能够享受到更为稳定和丰厚的经济来源和医疗保障,这对于提高他们的生活质量和应对认知症带来的挑战至关重要。相比之下,农村地区的认知症老年人可能面临更多的经济困难和医疗服务获取障碍。最后,养老保险在农村地区认知症老年人中的普及率略高于城镇,可能反映了农村地区老年人较为依赖传统的经济支持方式。然而,这种经济来源可能在金额和稳定性上不及城镇地区的职工基本养老保险。

四、保险制度与补贴制度之间的责任边界不明晰

长期护理保险制度是以社会互助共济方式筹集资金,对经评估达到一定护理需求等级的认知症老年人的基本生活照料和与基本生活密切相关的医疗护理提供服务或资金保障的社会保险制度。养老服务补贴制度是保障经济困难认知

症老年人获取基本养老服务的兜底性制度。长期护理保险制度的实施使养老服务补贴制度的运行受到较大冲击，出现制度覆盖范围过窄的问题。第一，现有的长期护理保险政策是普惠型，对低保、低收入老年群体而言会出现利益受损的可能，因为长期护理保险提供的待遇水平无论是时间，还是内容都低于原有的居家养老待遇。所以，对低保、低收入者来说，长期护理保险并不具有吸引力。第二，一些临近60岁的低保、低收入的认知症老年人以及家庭成员的收入和实物财产在低收入标准边缘的人，也存在很大的现实困难，但无法享受到福利待遇。

五、服务质量评价及监管体系不健全

长期照护服务质量的优劣直接关系到认知症老年人的获益感，是长期照护制度持续发展的关键。因此，对长期照护服务质量的评价及监管是我国长期照护制度顺利推进的重要环节。当前，虽然各地均对长期照护服务的实施有一定的监管，但成效不明显。由于长期护理保险相关保障法律法规不尽完善，鲜有统一的认知症老年人照护与长期照护服务质量评价体系。另外，长期护理保险覆盖范围大、实施环节多、服务内容广、人员类别细、认知症老年人需求复杂、服务机构及形式多样，给长期照护服务质量监管带来巨大挑战。因此，如何建立覆盖"评估—计划—实施—评价—反馈"全流程的质量评价及监管体系，对评估机构、评估人员、评估分级、服务机构、服务人员、服务质量进行客观、公正、全面的评价是当前值得思考的问题。

第二节 照护资源配置较差问题及其原因

一、资源配置呈现城乡区域的不平衡

一方面，养老机构的资源配置效率在区域上存在不平衡现象。养老机构的规模从内向外逐步扩大，床位配置效率也随之提升，但区域差异明显。机构数量和床位数在不同地区、城乡之间的差距不断扩大，经济发达地区和城市的床位配置效率高于经济欠发达地区和农村。这主要由于政府重视程度和财政实力的差异，发达地区政府更为重视且财政资源更充足，从而加剧了这种不平衡。

养老机构中的护工、护士和医生配置也呈现出类似的情况。

另一方面，社区养老服务机构的资源不平衡现象尤为突出。经济发达地区和城市社区养老服务机构的建筑面积和床位数量显著高于经济欠发达地区和农村。经济欠发达地区和农村的硬件设施和人力资源仍处于初级发展阶段。此外，在生活照料和医疗设备的配置上，经济发达地区和城市的硬件设施明显优于经济欠发达地区和农村。在安全设施和智能养老服务设施方面也表现出同样的差距。由于社区养老服务机构在区域和城乡之间的发展不均衡，导致资源利用率低于服务供给量。同时，经济欠发达地区和农村对社区养老服务政策的宣传不到位，老人为服务买单的意愿较低。

因此，无论是养老机构，还是社区养老服务机构，其发展水平区域差异显著，城乡之间也同样如此。跨区域、跨城乡的认知症老年人照护服务资源转移、新型认知症照护模式探索等需要联动推进。

二、认知症老年人照护服务项目与需求有落差

一方面，养老机构服务供给层次偏低，照护服务项目与需求有明显落差。一是需求的多样性和个性化服务的缺乏。认知症老年人的需求不仅仅局限于基本生活照料，他们还需要心理支持、定制化的健康管理以及社交互动等服务。目前，很多养老机构还没有完全意识到这些层面的需求，服务提供往往"一刀切"，缺乏个性化和针对性。这导致服务内容与认知症老年人的实际需求之间存在较大差距。二是医疗护理服务的不足。虽然一些养老机构尝试提供医疗服务，但这些服务大多局限于基础的医疗检测和简单处理，缺少系统的医疗护理和专业的疾病管理。高级医疗服务，如专门的认知症治疗和长期疾病管理，往往不是养老机构能够提供的。这不仅影响了认知症老年人的生活质量，也加重了家庭的护理负担。三是"医养结合"模式的挑战。虽然"医养结合"被看作提高养老服务质量的关键，但在实际操作中存在许多困难，如政策支持、资金投入不足，以及医疗和养老服务融合的机制不健全。有效的"医养结合"需要整合医疗资源和养老服务，确保两者之间的无缝对接，提供连续性的护理。四是政策和资金支持。解决服务与需求落差的关键还在于政府的政策支持和资金投入。目前，政府对养老机构的支持更多集中在数量和基础设施上，而对服务质量和内容的关注不足。政策制定者需要从认知症老年人的实际需求出发，制定更有针对性的政策，同时增加对高质量医疗护理服务的资金支持。

另一方面，社区养老服务供给跟不上认知症老年人对照护服务的实际需求。

主要体现在以下三个方面：第一，社区养老服务机构等服务供给资源有限，无法与我国持续攀升的老龄化率相契合。第二，社区养老所提供的服务大多是基本日常生活照料，无法为更多的认知症老年群体提供更专业的服务，例如评估等级高的老年人，其最刚需的服务是身体护理、排泄护理和床上擦浴，试点地区的长期护理保险仅提供少量的服务时间，尚不能满足认知症老年人的全部需求。评估等级较低的老年人最刚需的服务是助洁和助医，但是试点地区长期护理保险的服务内容中没有这两项。此外，社区养老服务在康复、心理支持、认知功能训练等高级照护服务有很大缺口。多数社区养老服务的重点仍旧集中在基本的日常生活照护上，缺乏必要的医疗和心理支持。针对高需求老年人，如卧床患者的护理、认知功能训练、行为干预等服务往往不足，这限制了服务的有效性和覆盖面。第三，政策与服务存在地域限制。当前社区养老服务通常只针对本地注册老年人，对于非本地户籍但长期居住在当地的老年人，尤其是那些投靠子女的认知症老年人，往往无法享受相应的社区养老福利或补贴，这种政策限制加剧了服务的不平等。

三、认知症老年人照护服务供给结构衔接不畅

认知症老年人长期照护服务制度的最大困境，是居家—社区—机构养老模式与预防—诊疗—康复—护理长期照护服务两个体系间缺乏统一，实现链性贯通的有机联系。服务供给还存在序列单一、衔接不畅、模块分割等问题，主要体现在三个方面：第一，长期照护服务功能整合度不强，尤其是生活照料和医疗照料、正式照护和非正式照护间缺乏横向互动和合作，难以形成复合多元供给模式。第二，长期照护服务垂直网络尚未建立，不同层次服务纵向转介和流动相对困难。第三，服务产品特色不鲜明，无法充分满足个性化需求。供给结构的不良衔接，不仅降低了服务的整体供给水平，也在很大程度上影响到服务质量。以医养结合为例，尽管各地重视养老机构与医疗机构之间的签约率，但真正能够为入住老人提供专业性的涵盖院前健康管理、院后慢病管理、长期照护、康复、安宁疗护等"医、养、护、康"服务的养老机构少之又少。

四、社区信息化建设不足，评估及转诊机制有待强化

（一）认知症老年人社会服务使用率较低

首先，农村认知症老年人在获取起居照料、精神慰问、日常购物、社会和

娱乐活动、法律援助和家庭纠纷、保健知识服务方面的比例普遍低于城镇。这种差距源于农村地区基础设施的不足、专业人员的缺乏。在上门看病、送药服务方面，农村认知症老年人的获得比例高于城市，这反映了农村老年人获得医疗服务的途径单一、有限。农村认知症老年人在无人照料或非正式照料的比例高于城镇认知症老年人，而城镇认知症老年人获得更多的正式照护服务，这揭示了农村地区在专业照护服务方面的不足，认知症老年人更多依赖非正式照料或无人照料。认知症老年人的社会服务使用率低可能在于许多老人和家庭不知道如何获取帮助，或由于文化和社会因素的影响，不愿意寻求外部支持。此外，缺乏有效的支付机制和保险支持，认知症老年人无法承担社会服务的费用，也是导致照护资源利用率低的重要原因之一。总之，这种不平衡的状况可能加剧了城乡认知症老年人在照护质量和生活质量方面的不平等，今后需要通过政策调整和社会照护资源优化来解决。

（二）个人管理档案的建立与更新缺失

对于独居老年人或孩子无法陪伴的老年人，居家照护人员在初次接触时往往缺乏关于老年人个人和医疗的详细信息。这一问题在紧急医疗情况下尤为严重，因为照护人员无法提供老年人的关键健康背景，如病史和正在服用的药物等信息，从而影响了应对紧急情况的效率和效果。因此，建立和维护详细的个人信息档案对于提高照护质量和应对紧急情况至关重要。

"主要陪伴的对象有两类：独居的老年人和孩子无法陪伴的老人。对于初次陪诊的老年人，我们对他们并不太了解，因此在他们无法回答医生的问题时，我们也难以提供更多信息。有一个独居的老年人，我们定期为他提供陪护服务。但有一次，我们去他家时，发现他不能动也不能说话，只剩下微弱的呼吸。我们立即为他拨打了120，并将他送到了长海医院。但因为他没有家属在身边，医院无法得知他之前的病史和其他重要信息。"（GL101303）

（三）认知症筛查途径不统一，缺乏跟踪随访机制

全国范围内进行认知症筛查的途径不一致，认知症评估量表或相关信息技术的采用导致患病率把握的不精确性。评估量表经过长期临床验证，通常具有较高的准确性和可靠性。量表评估通常涉及医生或专业人员的直接交互，能更好地了解认知症老年人的情况，包括非言语的交流和行为表现。量表评估虽然

准确全面，但可能存在主观性判读、时间消耗大、人力成本高等实施难度。信息技术，如人工智能，可以快速处理大量数据，提供迅速的评估结果，但无法完全理解和评价认知症老年人的非言语交流和情感状态。评估结果也有可能受限于算法和数据。因此，在不同的筛查方法中可能出现对患病率的不同估计，这可能导致患病率的不精确性。

> 基因检测一样的，我只是算出来你有风险，有风险之后你再去做进一步的医疗检测，那么这个我觉得是可行的，哪种方式最简便快速、最让人接受、成本最低、最容易普及，我就觉得是好的方法。因此我认为认知症的筛查，用设备筛挺好的，因为筛一个十来块钱，人为的话报价可能是五十到一百左右的报价。

筛查仅仅是认知症诊断和管理过程的第一步。筛查后，对于显示出症状的人群缺乏有效的后续跟踪和随访机制，可能导致诊断的延误或疏漏。缺乏跟踪随访机制还意味着无法有效监测病情进展和及时调整治疗方案。对于初步筛查结果呈现阳性的个体，应提供进一步的医学评估、诊断确认以及定期的健康监测。

（四）转诊机制缺失造成服务的不可连续性

缺乏明确的认知症转诊机制可能导致一系列后果，尤其是在提供及时和专业医疗照护方面。不清晰的评估体系使得照护人员难以有效判断老年人是否应该留在家中还是转移到专业机构进行照护，这可能导致认知症老年人未能及时获得适宜的照护环境。此外，养老机构和医院之间缺乏有效对接，尤其在急救和医疗转诊方面，可能会导致在紧急情况下老年人无法获得必要的医疗援助，增加了健康风险和潜在的医疗并发症。因此，建立养老和医疗之间的统一对接机制至关重要，这不仅能确保老年人获得及时和专业的医疗照护，还有助于提高整个照护系统的效率和效果。同时，不同医疗及护理机构之间缺乏转诊机制，存在信息互通壁垒，难以保障认知症老年人治疗的连续性和高质量服务。

（五）科普教育不足，知识—信念—行为机制缺失

首先，社会对认知症的关注和支持不足，认知症老年人及其家庭面临的精神困扰和生活压力得不到有效解决。应加强对家庭成员和社会公众的认知症相关知识宣教，提高公众对认知症的理解。通过开展知识—信念—行为的调查，了解公众对认知症的态度与行为支持情况，从而更有效地提升社会支持系统。

其次，对认知症的普遍误解。在居家照护中，普遍存在对认知症的误解。很多人包括一些年纪较轻的家庭成员，往往将认知症的症状归咎于老龄化的普通现象，如健忘。这种误解阻碍了对认知症的早期识别和及时干预。因此，社区层面上对认知症的宣传和教育非常重要。

> 认知症，还有很多人不了解，在居家照护中很多比较年纪轻的，或者四五十岁的，他们不懂他们的长辈出现这样那样的情况的原因，他们就以为是老了，老了就是健忘了，他们不懂，所以还是需要靠我们去社区把这种信息给到他们，告诉他们。(HG102101)

即使在进行了科普教育之后，家庭成员对认知症的理解仍然有限。他们可能只是了解了一些相关名词，但在实际生活中仍然无法正确应对和照顾认知症老年人。单纯的知识传递不足以改变家庭成员的行为和态度，这表明了知识—信念—行为机制缺失，出现知识转化为信念的障碍、信念转化为行为的失败、科普教育缺乏持续性支持和反馈等一系列问题。

> 刚才那个大姐说她来的时候家属根本不了解她是因为疾病而引起的，甚至在家里抬杠，因为前期症状比较轻，他们不觉得她有认知症，她找我说天天跟妈妈在家吵架，老妈天天跟她抬杠，她说去医院治疗之后，医生也没有给下结论，尽管进行了评定，但是结果还没有出来，俩人天天在家打个不行，最后没办法来我们这里。(HG102102)

> 遇到什么最大的问题呢？就是家人不理解。你不要说护理员，就算我外公有认知症，我去向家人解释，他们都不理解。我试过很多方法，一开始就是和他们科普，什么是认知症，什么是阿尔兹海默病，什么路易体痴呆，什么是血管性痴呆。科普了之后，对我家人来说，就相当于听了一个名词，然后我外公该怎么干还是怎么干。我觉得理解是最困难的一个问题。(HG102103)

（六）养老机构赋能不足，认知症专业照护特征不突出

1. 职能单一与资源利用率低

当前许多养老院的职能相对单一，仅限于提供基本生活照料服务，而没有充分利用可用资源来提供更为综合的服务，如认知症照护。这导致了养老院床位的利用率不高，浪费了社会资源。

我认为养老院承担的职能太少了，有些床位很空，为什么不考虑将综合为老服务中心直接放在养老院里？这样可以提高养老院的利用率，使社会资源高效使用。养老院可以兼任多职，提高利用率，这样让我们的社会资源可以有效流转。在养老院其实认知症照料大多数我觉得还不够专业。可以赋能，比如说可以把康复、筛查评估和脑健康的锻炼在养老院里执行一部分职能，并向社会放开，这样养老院既有收入又有活力。养老院现在做的事情太单一，收费又低，所以会亏损。（GL101304）

2. 认知症专业照护特征没有突显

尽管一些机构专门为认知症老年人服务，但对大多数原有的养老机构来说，在进行必要的硬件改造后，如何提供专业的认知症照护服务仍然是一个挑战。员工的专业要求、不同类型老年人的照护人员分工及疗法选择等问题尚未得到充分解决。有些机构仅将认知症老年人与普通老年人进行单纯的区域划分，但认知症所需的特色照护场景并不具备，且加重了认知症老年人的社会隔离。

与此同时，有些机构专门为认知症长者服务，他们的服务方式和形式较为明确。但对于许多原先的养老机构，在硬件改造后，如何跟上认知症的专业性服务和照护的步伐是一个挑战。比如，员工的要求，活力老年人的照护人员和认知症老年人的照护人员是否分割、分工，疗法的选择等都是问题。在目前的情况下，我们还处于一个研究阶段。（GL101305）

3. 认知症老年人与普通老人照护差异性忽视

认知症老年人的照护需求与普通老年人有显著差异，简单的分区隔离并不是理想的解决方案。物理隔离可能导致诸如空间狭小、户外活动受限等问题，影响认知症老年人的生活质量。

认知症老年人的照护与普通老年人的确有很大不同，很难将两者混在一起。但我们也注意到，有些养老机构可能因为不具备认知症专区的条件，只是简单地对这些老年人进行了分区。尽管在物理上进行了隔离，但这种简单的解决方式可能并不理想。例如，这些专区的房间可能更小，老年人的户外空间可能不足，或者他们可能被限制在一个相对封闭的空间，无法与外界的老年人互动。（GL101306）

4. 日常照护和个性化需求难以平衡

居家照护人员的工作任务已排得很满，难以应对额外的特殊需求，如药物配送。照护人员无法在工作期间帮助老年人配药，需要借助家庭医生的协助。这表明长期照护服务需要更多的灵活性和对个性化需求的适应性，以便更好地满足认知症老年人及其家庭的实际需求。

> 有一个老人，他吃高血压药，也知道应该每天都吃，但是记不住，他一个星期吃三次，每次都要耽误，女儿不在家，他一个人住，他女儿叫我帮他，我们是长护险，服务期间不能配药，我们每天的工作量是安排好的，没有时间；如果不配，他就没药吃，但是他们家里有一个家庭医生，我就让这个医生把他的药配好，我中午吃饭的时间到医院门卫处帮他拿药。（HG102104）

第三节 市场活力和社会支持动力不足的问题及其原因

一、市场活力不够

资金压力、政府补贴依赖性、入住率等问题影响了认知症照护市场的活力，具体可以归因于四个关键因素。

第一，认知症照护的政策支持和法规框架尚未完全成熟。这包括对照护机构的监管、质量标准的设定、资金分配的规则等方面。缺乏明确的政策和法规，使得市场发展缺乏必要的指导和支持。

第二，从事认知症老年人照护的私营企业由于自身的盈利能力和市场驱动力较弱，对政府补贴存在高度依赖。其中原因在于养老行业投入大、回报周期长，而市场规模和消费能力有限，导致市场主体在没有政府支持的情况下难以维持运营。

第三，由于疫情防控需要投入增多，产出不增，市场主体面临巨大的资金压力。这种压力可能导致照护服务模式单一，缺乏创新和多样化，服务质量下降，进一步影响市场的吸引力和竞争力。

第四，社会保险和商业保险覆盖不足。社会保险和商业保险在认知症老年人照护方面的覆盖通常不足，导致很多认知症老年人和家庭负担过重，无法承担高质量照护的费用。

总之，政策导向，服务价格、质量、位置，公众认知等多种因素影响着市场活力，市场的充分发展需要更多刺激和推广手段。

> 说到策略或计划，从我们的角度，如果政府有补贴，我们也希望再多开认知症照护楼层，作为工商户还能得到一点补贴，因为养老产业压力很大，疫情防控期间投入也多，但产出不是很多，而且疫情防控期间老年人也流失不少，入住率一直不高。(GL101308)

二、缺乏个性化的居家无障碍环境改造

对认知症老年人的支持和照护面临着显著的挑战，尤其是农村地区。一方面，认知症老年人长期依赖的家庭支持遭遇照护缺口。农村地区普遍存在的空巢现象和年轻一代离家外出工作，导致代际照护的连续性中断。留存的家庭成员虽有帮助之意，却通常缺乏必要的照护知识和照护技能，难以满足认知症老年人复杂的需求。加之长期的照护责任给家庭成员带来沉重的经济和情感负担，使得非正式照护支持难以为继。另一方面，认知症老年人获得的正式照护服务明显不足。这反映在基础设施和专业服务人员的缺乏上。由于经济资源有限，农村地区在社区友好环境建设、认知症家庭照护床位建设的投入远不如城镇地区，导致了认知症老年人在获得专业医疗服务、日常照护和社会活动支持方面的困难。这些因素的综合作用，导致认知症老年人的照护质量不尽如人意，需要通过多方面的努力来解决这一复杂问题。

农村和城镇老旧小区有很大安全隐患。尽管部分地区进行了无障碍改造及认知症家庭照护床位建设，但改造的项目和配套措施以失能老年人为主，没有充分考虑认知症老年人的特殊需求，例如，缺少导向标识、照明设施，未使用颜色和图片作为提示，未设置软缓冲装置防跌倒，等等。此外，市场上虽有各种居家照护服务，但每个家庭的空间和格局不同，如何实现环境改造的标准化、承担改造费用以及满足服务个性化需求等问题尚未得到解决。政府提供的改造资金有限，且分配可能不完全基于实际需求。这导致一些家庭难以为认知症老年人提供适宜的居住环境，影响了照护的质量和认知症老年人的生活质量。

人是进化的，长辈的需求也会随着时间改变。居家照护中，我们能依赖的条件可能会变，需要考虑如何适应。每个家庭的空间和格局都不同，这给居家照护带来了挑战。目前，市场上有很多关于居家照护的服务，但如何标准化、如何承担费用、如何满足服务需求等都是问题。如何实现家庭改造的标准化是一个关键问题。每个家庭的环境都不同，改造的需求也不同。政府目前提供的改造资金是有限的，而且不完全根据需求来设定，这造成了一些困境。（GL101302）

三、公共资源和政策支持不足

认知症老年人长期照护服务供给的家庭支持矛盾已逐渐突显。第一，家庭照护与家庭成员特别是女性的就业与发展之间的矛盾。家庭照护传统上主要由女性来承担，但过多承担家庭照护责任势必影响女性的就业与发展，尤其是在中年时期退出劳动力市场很可能造成老年的社会养老保障和医疗保障缺失。第二，家庭内部照护与外部照护之间难以达到平衡。长期照护不同于一般的养老服务，其对专业化护理的要求更高，特别是一些重度认知症人员，离不开专业化的护理。家庭照护的政策支持还欠缺机构照护与家庭照护之间相互支撑的机制。解决这些矛盾，需要政府、社会组织提供社会支持，纾解家庭照护负担，但目前社会支持动能不足的特征比较明显。

（一）社会支持内容单一、效果欠佳

目前针对认知症老年人家庭照护者的社会支持内容较为单一，对紧急需要、专业帮助、未来规划等不同的需求维度未设置相应的支持内容。从需求和供给匹配的角度来看，目前认知症老年人家庭照护者的支持性需求满足层次较低，照护压力问题难以缓解。一方面，迫切性需求满足效率低。社会政策对极具不稳定特征的支持主体所发挥的作用存在限制，如一些地方推行的家庭照护床位政策，依托养老机构和社区服务，将提供床位服务的专业人员安排在就近的工作服务站，以解决家庭照护人员夜间突发的紧急情况。但真正享有这项政策的人群比例很低。另一方面，专业化需求满足质量低。社会支持内容侧重于服务性质的实物提供。其中喘息服务提供暂时性的、短期的协助，目前获得该项支持的家庭照护者占比很少，难以保证社会支持客体在服务获得上的可持续性。另外，社会支持内容缺少针对家庭照护者的个案辅导计划。

（二）社会组织的功能发挥受限

认知症老年人家庭照护成员中尤其是家庭照护者，其具有社会资源获取能

力低、社会互动强度弱等特点，在心理疏导、技能培训、信息支持等方面需要依托社会组织力量的支持。专业社会组织在提升认知症老年人家庭照护者生活质量中的缺位主要表现为：第一，关注到认知症老年人家庭照护者的非营利社会组织的发展较为缓慢，难以满足该类群体的服务需求，且非营利性社区服务组织的组建热情不高。仅有少数人接受过社会组织提供的专门针对认知症老年人家庭照护者的技能培训服务和个案辅导支持。第二，社会组织的活力并未得到充分发挥。因为嵌入社区的社会组织受到相关政府部门支持后，其活动开展的范围受到限制，导致挖掘到的问题并未得到实际解决。另外，在很多情况下，社会组织在提供服务时必须依照特定的政策和程序操作，这些流程化的操作限制了它们对服务需求的灵活响应。组织往往被迫关注满足政策要求而非实际的服务需求，这限制了它们功能的发挥。

（三）社会支持路径联结的断裂与通道的阻碍

虽然目前针对认知症家庭照护者的社会支持已经有了"评估—提供服务—再评估"的闭环模式，但是以项目制的形式提供试点支持服务模式，对于满足认知症家庭照护者在照护服务中不断面临的情景化问题、专业化问题、临时性问题时存在的困难，显得可持续性欠缺。一方面问题在于社会支持路径信息化程度不足。全面的信息指导更有助于家庭照护者获得可持续发展的照护能力。但是目前针对认知症老年人家庭照护者的信息支持缺乏统一整合的平台。另一方面问题在于社会支持路径单一且双向动能不足。政府、社会组织作为社会支持的正式支持主体，在向认知症家庭照护者提供支持的过程中，存在有服务但无人问津的情况。认知症家庭照护者作为社会支持的主要客体也存在获取社会支持动能不足的情况，将家庭照护内化为家庭责任和个人责任固然会巩固照护行为的持续性，但是也会造成照护者的负面心理问题，降低主观生活质量。

四、医养结合不强

（一）医养服务边界界定不清，服务模式雷同化

医养结合的相关政策和标准尚不完善，缺乏明确的规范和指导，导致医养服务的边界难以界定。目前设有医务室的养老机构仍以简单生活照护为主，以提供简单治疗为辅，无法为老年人提供全面的疾病预防、治疗、康复、护理和临终关怀等专业医疗保健服务，面对复杂的认知症病情，这些服务显得不足。二、三级医院在诊断和治疗方面具备专业优势，但由于医疗资源紧张和管理模

式的局限，无法为认知症老人提供全面的精神关怀和社会支持。各地医养结合机构的服务模式也因此趋于雷同，缺乏创新和差异化，除了基础的医疗护理和生活照料，缺乏针对老年人个性化需求的服务项目。此外，部分机构只能简单地将医疗服务和养老服务进行物理整合，缺乏服务流程和管理模式的深度融合，导致服务效果不佳。

（二）医养结合形式大于内容，机构积极性不高

一般低层次的养老机构主要提供生活照料服务，医疗护理以及文化娱乐服务则相对提供较少，精神慰藉提供更少。各地养老机构中医疗保健用房的配置比例比较高，但主要是发药、打针，看一些头疼脑热的小毛病等，医疗服务水平较低，认知症老年人"足不出户"看病的需求满足程度不高；能提供康复护理服务的养老机构比例也不高，至于中医保健室的配置比例就更低了。究其原因，第一，实行医养结合成本比较高，养老机构普遍没有积极性。养老机构要设立内设医疗机构，必须按照内设医疗机构的相关规定，引入医护设施和医护人员，这无疑会增加管理成本、减少营业收入，很多实力有限的养老机构难以承担。第二，医疗服务层次低、水平有限。绝大多数有内设医疗机构的养老机构，由于受场地、设施设备、专业技术人员等的限制，专科护理服务、康复训练，甚至是拍CT、化验等服务基本上无力提供。第三，医疗风险的存在。养老机构提供医疗服务，势必就会产生相应的医疗行为，由于缺乏医疗专业技术人员尤其是高水平的医疗专业技术人员，加上医疗设备不先进，发生医疗事故的风险激增，一旦产生了医疗纠纷，机构的营业收入将大幅亏损，这是养老机构开展医养结合积极性不高的主要原因之一。

第四节　照护人员的专业能力不强问题及其原因

一、护工的低层次认知，职责范围不清

在当前的认知症照护领域中，照护人员的数量和质量问题显得尤为突出。首先，照护人员严重短缺，难以满足不断增长的认知症老年人的照护服务需求。其次，照护质量同样存在问题，无论机构还是社区居家的照护人员专业知识和

技能的欠缺，只能为认知症老年人提供基本生活照料等较低等级的服务项目，认知症老年人的高质量服务项目无法被满足；另外，照护人员并未建立起对认知症老年人尊老爱老的服务意识，无法对认知症老年人的需求进行统一评估。

> 我们也只能提供一些生活照料服务，所以其实就算有认知症的老年人，他们的家属也只是希望我们能够帮他们洗洗澡，剪脚指甲和手指甲，喂饭，做一些日常的工作。（HG102105）

> 我们能问心无愧地赚个三十元、五十元的。用我们的责任心去换口饭，用我们的汗水换口饭，就这么简单。对认知症，我们不是科班出身，只能给它归纳为老年认知症。（HG102105）

二、照护人员的培训路径单一，实践技能掌握不足

护工的培训主要依赖线上课程和刷题，这种方式难以确保培训的实用性和有效性，尤其是在实际照护技能和处理复杂状况的能力方面比较欠缺。此外，由于护工分布广泛，集中进行面对面的培训存在困难，导致培训效果受限。这种情况导致了护工对认知症基本知识和照护技能了解不足，难以提供符合专业标准的照护服务。因此，提高照护人员的培训质量和专业能力成为当前亟须解决的问题之一。

> 我们专门找了剪爱，请他协助，因为最早的时候我们大家也没有经验，所以请他协助做装修设计，包括培训，甚至让他给我们做活动（培训）。开始时我们是一周四次让他来给我们做活动，慢慢也在减少，因为我们的员工也慢慢成长了，现在我们两院的员工基本上都能做很好的活动，每天带领老人唱歌、读报、做游戏等。（GL101307）

> 我们也是线上培训，起初刷题，然后就是听课，因为我们的护工都分布在外面，所以如果要把他们集中起来培训，是有难度的，所以我们利用线上。（HG102106）

三、医养康养人才不充分，流失率高

护理员、医护人员、康复治疗师等专业人才短缺是一个突出的难题。尽管各地大力推进养老护理员培训、实施家庭医生签约制度、鼓励医生和护士多点执业以及试点"互联网+护理服务"等措施，人才短缺问题有所缓解，但尚未得

到根本解决。以护士多点执业为例，虽然国家政策鼓励护士多点执业，但实际在操作中，审批流程复杂、跨机构协调难度大等问题，使得推行效果不佳。此外，护士多点执业对护理人员的工作强度和压力提出了更高要求。护理工作本身劳动强度高、压力大，如果再增加多点执业任务，会进一步加重护理人员的负担，容易导致职业倦怠和离职率上升。另外，养老机构内设医疗机构中招录专业医生和护士也存在困难。由于薪酬待遇低、工作压力大、社会认可度低等因素的影响，医护人员流动性较大，医护人员工作岗位具有很大的不稳定性。

"许多医学专业毕业生选择离开本行业，转投其他待遇更高、工作条件更好的行业。主要原因是看不到职业发展的前景，社会认可度低，进而影响其工作积极性和长期从业意愿。"（HG102106）

第七章

认知症老年人照护服务的国际经验与借鉴

认知症老年人的长期照护服务按照递送方式可分为居家照护、社区照护和机构照护。国外的照护服务递送发展给我们提供较丰富的经验和教训，最开始时注重的是机构照护，但是机构照护的成本呈现了快速的上涨趋势，导致了长期照护服务向家庭回归的趋势。北欧65岁以上老人选择在机构中居住的比例发生变化：丹麦由7.2%变成5.0%、芬兰由6.7%减到5.4%、瑞典则由9.5%变为6.4%。① 同样，美国机构照护支出从1996年占长护总支出的79%降为2006年占长护总支出的61%，② 而居家和社区照护的占比上升了。加拿大、爱尔兰、新西兰、瑞典和波兰已经扩大了社区居家照护，使认知症老年人能够继续住在自己的家中。许多经合组织国家正在进行的改革强调支持非正式家庭照护者在家庭和社区提供长期照护方面发挥关键和不可或缺的作用。③

荷兰的 Geriant 模式是一个以社区为基础的整合性照护模式，特别适用于社区居住的认知症老年人。美国老年人全方位照护服务模式是一项专门针对老年人的社会照护和医疗保健综合性社区养老服务供给模式，类似于我国的医养结合养老模式。加拿大的 PRISMA 模式强调协调和一体化的服务，通过一个中心点来管理和协调各种服务。日本的特色是系统性整合，形成照护合力，提高资源的利用效率。这几种模式对于改善、整合我国当前分散、缺乏协调的照护资源有很好的借鉴意义。

---

① 杨团. 中国长期照护的政策选择 [J]. 中国社会科学, 2016 (11)：87-110, 207.
② 民政部, 全国老龄委养老服务体系建设领导小组办公室. 国外及港澳台地区养老服务情况汇编 [M]. 北京：中国社会出版社, 2010：111.
③ FENG Z, GLINSKAYA E, CHEN H, et al. Long-term Care System for Older Adults in China: Policy Landscape, Challenges, and Future Prospects [J]. Lancet, 2020, 396 (10259)：1362-1372.

第一节 荷兰的 Geriant 照护模式

一、Geriant 照护模式建立的目标和框架

Geriant 是荷兰一家为认知症老年人提供全套认知症护理，涵盖诊断、病例管理及治疗的机构，其模式的核心是提供临床病例管理，并将其纳入多学科认知症护理团队，包括全科医生、医院、护理院、疗养院、家庭护理和社会护理组织。核心服务由 DOC 团队执行，DOC 是荷兰语缩写，意为"认知症评估与病例管理"。每个 Geriant 地点都设有一个 DOC 小组，由个案经理、社会老年病学专家、精神病学家、心理学家、认知症顾问和专业家庭护理护士组成。个案管理员是客户及非正式护理人员的主要联络人，负责协调护理服务、提供治疗和咨询。如需深入治疗，其他团队专家会介入。若需深入治疗或观察，DOC 中心提供 16 个短期住院床位。在就诊流程方面，客户一旦出现认知症症状，全科医生会将其引荐至 Geriant（图 7-1）。

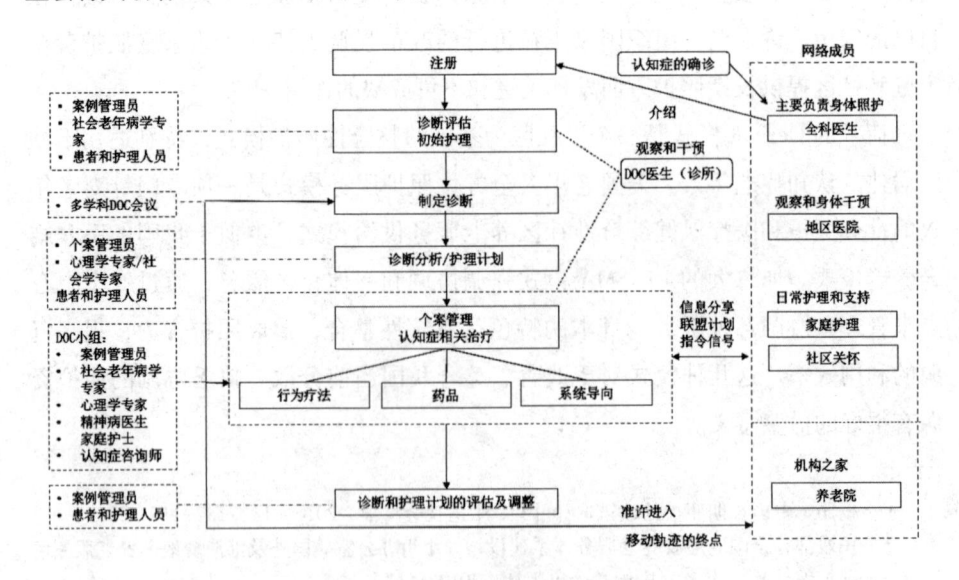

图 7-1 Geriant 模式就诊流程图

二、Geriant 模式的具体操作流程

若确诊为认知症，可纳入计划并获得医保资助。通常，全科医生转诊后 2 至 3 周，由个案管理员和老年病学家完成初诊。评估客户的身体和护理需求，可在家或 DOC 中心进行。接诊中，对客户及其非正式护理者进行面谈、认知测试、身体评估和实验室检查。每周的团队会议上，确认诊断结果，由社会老年病学专家做最后决策。如诊断结果为阳性（占 95%以上）会与客户及其家属讨论。诊断后，详细分析护理需求。该分析利用一个由 Geriant 开发的模型进行。模型包含 11 个"护理维度"，涉及非正式护理和客户网络与家庭环境。基于评估，与客户及非正式护理者确定主要目标，制订护理计划。每周团队会议上，讨论计划并开始服务。每年至少进行一次评估，更新下一年的护理计划。紧急危机时，如行为问题、护理中断或医疗问题，可联系个案管理员。个案管理员、医生以及其他相关的网络合作伙伴会评估客户状况，决定即时支持和治疗。必要时，可安排入住疗养院、短期诊所或医院。

在整个护理过程中，非正式护理人员是 Geriant 的核心对象。他们不仅被视为一种资源，还被视为可能需要咨询、培训和支持的共同客户。虽然大多数危机情况可以在家中处理，但有时也需要入住疗养院、短期诊所或医院。在 Geriant 的四个服务点中，每个服务点都有一名个案经理兼任当地养老院的安置协调员。他们对团队客户进行分流的能力得到了这些疗养院的认可，使他们能够将急诊病例放在候诊名单的前列，或利用疗养院备用的急诊床位。如果是急性行为问题或（相对不复杂的）身体问题，可由 DOC 小组和诊所的社会老年病学专家决定是否将其送入短期诊所。如果病情较为复杂，则由团队的社会老年病学专家安排入院治疗。

在个案管理方面，个案经理兼具指导者、护理经纪人和医疗从业者的职责。他们与客户及非正式护理人员定期接触，随时掌握他们的状态。根据客户需求，接触频率可能是每周一次的家访，也可能是每年一次的电话沟通。他们鼓励客户和非正式护理人员独立解决问题，确保他们始终感受到支持，即使当前没有迫切的需求。如有必要，个案经理会与网络合作伙伴协调，共同提供服务，分享客户的反馈。他们还可能通知家庭和社会护理服务提供者，关于客户状况的变化提供实际的药物管理支持。除协调与指导外，个案管理者还提供与认知症相关的治疗。如有需求，团队专家也会参与。DOC 团队可以根据情况提供行为疗法、药物治疗或系统导向的治疗。这主要包括认知行为疗法和动机访谈（由

个案管理者单独或与心理学家一起进行)、心理药物治疗(由团队的医生进行),以及为非正式护理人员或网络中的从业人员提供有关处理认知症症状的培训。针对非正式护理人员的培训计划也在网上提供。

在整合性照护方面,为了确保护理的连续性和服务的一致性,在 Geriant 组织内部和各个组织之间,无论是在战略层面还是在专业人员的日常护理实践中,都可以找到一系列整合机制。由于 DOC 团队的多学科特性,内部护理协调主要在团队日常工作中进行,跨部门协调较少。每位个案经理都具备认知症的相关知识,能进行基础治疗,简化了与团队的沟通。在团队中,个案经理是客户信息的主要来源,而社会老年医学专家对护理结果负最终责任。团队每周举行多学科会议,探讨客户的诊断、护理规划和评估等。个案经理会在年度评估后或根据客户需求与社会老年病学专家定期讨论客户情况。所有客户资料都存储于电子健康记录中,供各专业人员查阅。

除此之外,个案经理在与外部合作伙伴的协调中也起着核心作用。他们将客户转介至 Geriant,同时关心客户的基本医疗需求。Geriant 与所有全科医生保持联系,确保他们时刻了解客户的最新状况。他们还指导家庭和社会护理工作人员及时报告客户变化状况,并与其定期联系。针对病情特别不稳定和复杂的客户,Geriant 可组建跨组织团队,与住房、社会护理、家庭护理、认知症老年人利益团体、护理采购办公室和市政府共同合作。此类团队成立后,每2~3个月召开会议,分享经验,共同面对新挑战。如客户无法居家,Geriant 的个案经理会在养老院中协助其安置。每个团队都有一个专门的个案经理,负责在养老院中安置协调工作。Geriant 没有根据客户情况的复杂程度对其进行明确的分类,这就意味着案件量具有很强的异质性。个案经理在管理个案时,其团队专家通常不会有过多干预。

三、质量管理和保障措施

在质量管理方面,Geriant 十分注重个案管理者的临床经验,现仅聘请具备专业资质的护士作为个案经理,并要求他们接受为期一年的认知症临床个案管理培训。这个培训课程由 Geriant 创设,但现在已被一所学术医院培训机构采用并开放给更广大的受众。对客户来说,他们期望个案经理是容易接触的,并能提供周到的服务。因此,Geriant 要求每位个案经理每周至少工作3天,尽量更多,尤其考虑到荷兰的兼职工作比例较高。Geriant 为病例管理和诊断定制了详尽的手册,这些手册基于之前提及的11个护理维度,并在官方网站上公开。此外，Geriant 也建立了自己的质量管理体系，并已通过荷兰的主要医疗质量认证机构 HKZ 的认证。组织每年都有规划周期，每月主任与各单位负责人碰头，探讨进展，并对各单位进行年度评估。20 个关键指标被用于内部管理和问责，包括客户满意度调查、员工满意度调查、各种质量审计和财务指标。作为被正式认定的精神卫生机构，Geriant 每年都必须公开一系列国家规定的绩效指标数据。

第二节 美国的 PACE 模式

一、PACE 模式建立的目标

美国老年人全方位照护服务模式（Program of All-Inclusive Care, PACE），是一项专门针对老年人的社会照顾和医疗保健综合性社区养老服务供给模式，是典型的去"院舍化"老龄服务项目，类似于我国的医养结合养老模式。PACE 主要服务对象是低收入、失能的老年人，条件包括 55 岁以上、被认定符合养老院护理服务资格、居住在 PACE 服务区域内，并且能在社区环境中得到安全照顾。这个模式作为养老院的理想替代品，为参与者提供了从急症到长期照护的整合服务。

美国的 PACE 模式是基于明确的立法支持而产生的，它得到了政府强有力的资金支持，确保了该模式的稳定运行和发展。该模式旨在为满足特定条件的人群，特别是认知症等有长期护理需求的老年人，提供全面的医疗和长期护理服务。立法和资金的双重保障使得 PACE 模式能够真正为认知症老年人提供持续、高质量的照护服务。

在联邦政府层面，卫生部门主要负责制定 PACE 的医疗服务标准，组织开展医疗职业人员的培训指导工作。民政部门则重点负责长期护理方面的政策制定，比如制定 PACE 护理人员配比标准、护理费用报销范围等。两大部门通过建立工作协调机制，形成政策级别的合力，共同推进 PACE 的发展。在地方层面，PACE 中心与医院签署转诊服务协议，与护理院、社区养老中心签署日间照料服务协议，与认知症老年人的家庭医生建立合作伙伴关系。不同机构和部门在为认知症老年人提供医疗卫生服务过程中保持密切沟通和信息共享。

二、PACE 模式的整体框架

PACE 项目的主体主要包括社区独立身份的代办处、社区健康中心、社区卫生服务体系、长期护理提供者等社区服务组织或个体。PACE 模式强调为参与者提供全面的服务，资源分配旨在确保所有参与者，特别是认知症老年人，得到所需的医疗和社会服务。这种以人为本、以需求为导向的资源分配方式，确保了服务的高效性和针对性。PACE 中心接收新认知症老年人后，会按照标准进行认知症的筛查评估，评定认知症老年人的自理能力、认知水平、行动能力等。根据评估结果将认知症老年人分为极重度、重度、中度、轻度四个级别。轻度认知症老年人主要由社区诊所和家庭医生提供基础医疗服务。重度和中度认知症老年人可以获得 PACE 中心的日间医疗护理服务。极重度认知症老年人无法自理，PACE 中心会直接提供全天候住院医疗服务。根据认知症老年人不同级别的失能情况，进行个性化医疗护理资源配置。图 7-2 显示了 PACE 模式的具体就诊流程。

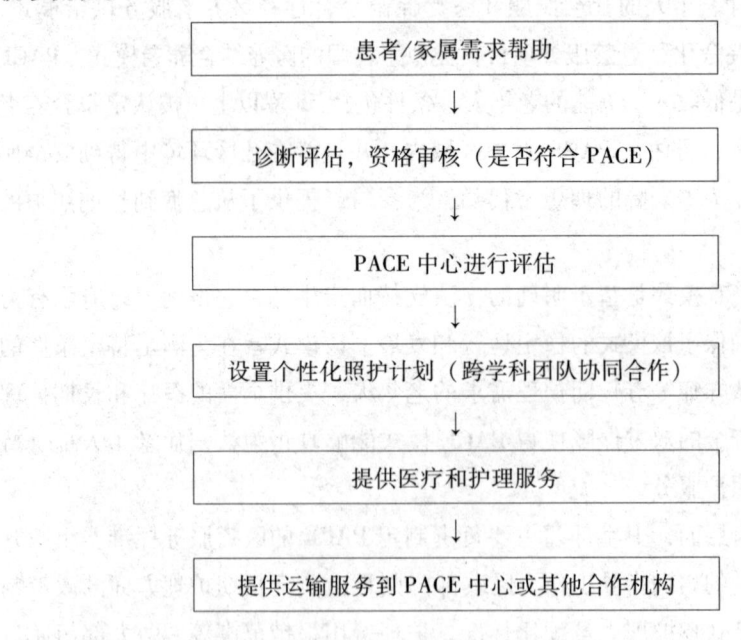

```
患者/家属需求帮助
       ↓
诊断评估，资格审核（是否符合PACE）
       ↓
    PACE 中心进行评估
       ↓
设置个性化照护计划（跨学科团队协同合作）
       ↓
    提供医疗和护理服务
       ↓
提供运输服务到 PACE 中心或其他合作机构
```

图 7-2　PACE 模式就诊流程图

在服务内容整合方面，通过设立 PACE 中心来为参与者提供集中、专业的医疗和护理服务。PACE 团队针对每位认知症老年人制订个性化的日间护理计划，内容包括日常生活辅助、用药指导、康复训练等。根据计划指派社工、护士等上门提供服务，或安排认知症老年人到 PACE 中心参加活动、进行检查。服务期限可以是长期的也可以是短期的。这些中心不仅提供治疗、康复和日常护理服务，还提供运输服务，确保参与者能够安全、方便地到达 PACE 中心和其他医疗提供者。此外，PACE 中心与医院、护理院、社区卫生服务中心建立认知症老年人快速转诊机制，避免服务中断。中心与合作方使用统一的电子健康记录系统，实时共享认知症老年人健康数据。

在资金来源方面，PACE 整合了医疗保险和长期护理保险两种资金的支付渠道。此外，参与者的月缴费也是 PACE 模式的重要资金来源，确保了该模式经济的可持续性。政府按人头拨付资金，由 PACE 中心负责统筹使用。中心从中支付医护人员的工资、服务费用，并负责资金使用的合规性。政府资助 PACE 中心的运营成本，鼓励中心扩大规模。如果出现超支，政府也会提供一定的风险分担补贴。

PACE 模式强调了团队合作和跨学科的协同工作。服务团队不仅包括医生、护士等传统的医疗健康专业人员，还包括社会工作者、物理治疗师、职业治疗师等其他专家。这种多学科的合作模式，确保了参与者能够得到全面、个性化的照护服务，满足其多方面、复杂的需求。PACE 中心会对团队成员定期进行岗前培训和在职培训，掌握综合的知识技能。在联邦政府层面，卫生部门和民政部门还联合发布 PACE 人员培训指南，组织开展培训师培训，推广专业化人才培养体系。同时建立质量监测考核机制，评估员工服务水平。

三、美国认知症老年人照护服务清单和标准

为了推动认知症老年人照护实践管理的有序和规范，充分满足认知症老年人对照护服务的有效需求，实现认知症老年人的高质量生活目标，美国制定和出台了一系列认知症老年人照护服务管理的规范和标准。

第一，美国制定和实施了《认知症老年人社区照护服务清单》。与我国同样，美国大部分认知症老年人采用了社区居家养老服务模式，如何满足大部分社区居家认知症老年人享受高质量的照护服务需求就显得非常重要。厘清社区居家的认知症老年人究竟需要哪些照护服务，是认知症老年人照护服务管理规范的基础。美国的认知症老年人社区照护服务清单一共有 23 项内容，涵盖了认知症老年人照护服务主体、服务内容等，这是一个比较全面的认知症老年人社区照护服务清单。清单的具体内容请见表 7-1。

表 7-1　认知症老年人社区照护服务清单

家庭照护
居家喘息/坐诊服务（探视服务）
康复/认知症支持工作者
日间照护（标准型或针对认知症特定型）
阿尔茨海默病咖啡馆、认知症社交俱乐部或其他支持团体
认知症友好活动
助餐服务
交通服务
认知症顾问
护理者教育计划
认知症护理者支持小组
家庭护理者咨询
认知症认知疗法
公共卫生照护专家
个案管理
初级保健中心
理疗师
职业治疗师
其他初级卫生护理（言语和语言/营养师/听力）
辅助装置和器具（基础）
转介至老年精神病学团队
疗养院临时照护
家庭照护床位

第二，美国制定和出台了《认知症临床照护标准》，具体有认知症护理的18项标准，主要包括了"护理系统组织""操作系统""人力资源管理""物资资源管理"的4个结构标准，和"高级评估""护理诊断""护理计划""高级护理实施""评估""教育""研究""咨询""咨询与合作""专业发展""资源利用""护理质量保证""伦理"的13个程序标准两大部分组成。这个标准的实施，不仅规范了美国认知症老年人临床照护工作，而且提升了美国认知症老年人临床照护水平。认知症临床照护标准的具体内容请见表7-2。

表 7-2　认知症临床照护标准

标准 1	1. 按工作专业组建照护团队 2. 制定照护团队的理念和理论
标准 2	3. 制定照护团队的管理规定 4. 制定照护团队政策 5. 制定评估体系 6. 建立信息管理系统

续表

标准3	7. 制定人力资源管理标准 8. 制定资格评定标准 9. 在每个部门安排合适的员工 10. 人力资源和成果的定期评估
标准4	11. 提供一个安全有效的治疗场所 12. 提供照护设施和设备 13. 制定设备和材料的管理指南 14. 定期检查设施和设备
标准5	15. 检查认知症老年人的健康状况和照护的紧迫性 16. 检查认知症老年人的家属 17. 使用各种检查技术和标准 18. 检查认知症老年人的社会、文化和精神状况 19. 持续系统地收集所有信息 20. 在适当的表格上记录指标内容
标准6	21. 用批判性思维分析收集的信息 22. 辨别实际和潜在的健康状况 23. 检查健康问题的原因 24. 基于分析结果进行诊断
标准7	25. 根据诊断制定照护目标 26. 根据认知症老年人的认知和身体状况制订适当的照护计划 27. 根据家属和健康管理团队的意见制订照护计划
标准8	28. 用高质量的知识和技术履行照护义务 29. 根据认知症老年人的病情和需求履行照护义务 30. 安全和道德地履行照护义务 31. 通过反应和效力修正义务
标准9	32. 评估照护程序 33. 评估照护结果 34. 健康管理团队一起评估
标准10	35. 学习照护认知症老年人的最新知识和义务 36. 根据培训师的知识水平对其进行培训 37. 编写培训材料
标准11	38. 研究如何为认知症老年人提供照护服务 39. 将研究结果应用于照护实践
标准12	40. 为认知症老年人及家人和照护人员提供信息和咨询
标准13	41. 对协商做出回应 42. 与健康管理团队和社区共享信息,形成协同工作体系

续表

标准 14	43. 参与制定认知症老年人照护标准和政策 44. 参与职业发展活动
标准 15	45. 为认知症老年人的照护保留有用的资源 46. 安全、有效和高效地使用资源
标准 16	47. 参与管理认知症老年人照护质量的活动 48. 照护质量管理成果的运用
标准 17	49. 倡导保护认知症老年人的权利 50. 遵循道德规范 51. 依据道德决策过程
标准 18	52. 定期评估工作 53. 接收来自认知症老年人及家属、照护辅助人员和健康管理团队的反馈 54. 在工作改进中反映评估结果

第三，美国制定和施行了《认知症临床照护评价标准》，该文件涵盖了55个认知症临床评价标准，具体包括了认知症临床照护的目的和目标、管理机制、照护程序、发展规划、数据库建立、员工培训、认知症老年人及其家庭的基本信息、服务内容等，比较全面具体，具有较强的可操作性。认知症临床照护评价标准的具体内容请见表7-3。

表7-3 认知症临床照护评价标准

标准 1	1. 组建教育、行政和病房部门 2. 成立委员会
标准 2	3. 提供照护认知症患者的目的和目标 4. 提供照护的愿景、职责和价值
标准 3	5. 建立照顾认知症患者的照护程序 6. 为认知症患者提供一系列照护 7. 确定照护认知症患者的注册护士的规则和义务
标准 4	8. 挑选任务以发展组织能力 9. 定期改善照护状态 10. 评估目标是如何实现的

续表

标准 5	11. 制定评估规则 12. 定期评估法规 13. 记录结果 14. 在组织发展中使用成果
标准 6	15. 选择和收集关于认知症的信息 16. 开发计算机程序来分析数据库 17. 通过分析和组合数据来管理信息
标准 7	18. 制定人力资源管理条例 19. 为每个领域分配适当的人力资源 20. 为新员工制订入职培训计划 21. 为照护的各个方面制订实用的培训计划
标准 8	22. 注册护士进修培训每年一次 23. 注册护士团队每月开展一次以上的工作培训 24. 注册护士团队每月开展一次以上的援助工作培训
标准 9	25. 从工作分析中估计人员供给和需求 26. 根据医疗法规将人员安排在合适的位置
标准 10	27. 识别照护劳动力的特征 28. 定期为员工提供咨询 29. 定期对护士进行评估
标准 11	30. 护士办公室建立无障碍环境 31. 提供便于治疗的空间 32. 为诊断提供空间 33. 为咨询和会议提供空间 34. 提供办事处
标准 12	35. 为编程提供办公室 36. 提供安全的电子电路 37. 为治疗提供室外空间（花园、步行道等）
标准 13	38. 随时准备好医疗用品和官方用品 39. 为认知症患者提供设备 40. 有足够的设备和用品储存空间
标准 14	41. 提供记录维护和维修情况的表格 42. 提供供货和付款申请的表格
标准 15	43. 定期评估和记录设施的状况 44. 定期评估和记录供应

续表

标准16	45. 检查认知症患者的病史 46. 为认知症患者进行健康检查 47. 确定认知症患者能在多大程度上管理日常生活 48. 检查认知症患者的认知功能 49. 检查对认知症患者构成危险的因素 50. 检查认知症患者的异常行为 51. 检查药物的不当使用 52. 检查认知症患者诊断设施
标准17	53. 评估家庭特征 54. 评估家人的支持 55. 评估家人对健康的信念和行为 56. 评估家庭的文化特征和价值观 57. 评估认知症患者家属的决策过程
标准18	58. 使用各种评估方法：观察、调查、面试和考试 59. 使用工具收集客观和主观数据
标准19	60. 评估认知症患者的情绪和心理状况 61. 评估认知症患者的社会特征 62. 评估认知症患者的价值观、信念和文化特征 63. 评估认知症患者的精神特征
标准20	64. 患者住院时填写临床图表 65. 完成健康检查和认知功能评估
标准21	66. 有标准的记录格式 67. 正确简单地记录
标准22	68. 患者及家属相关检查资料的整合与分析 69. 分析测量结果
标准23	70. 根据需要的严重程度检查调整情况 71. 根据认知症患者的情况发现预期的健康问题
标准24	72. 利用健康管理团队获取关于认知症老年人的信息 73. 与家人和照护人员一起检查危险因素
标准25	74. 根据优先级进行诊断 75. 对可解决的健康问题进行诊断
标准26	76. 制订长期和短期计划 77. 根据认知症患者的能力制订计划 78. 制定实现目标的时间框架 79. 使计划可用

续表

标准 27	80. 制订长期和短期计划 81. 根据认知症患者的能力制订计划 82. 决定实现目标的时间框架 83. 使计划可用
标准 28	84. 根据家庭需求制订计划 85. 反映健康管理团队提供的照护活动 86. 记录照护计划供永久使用
标准 29	87. 根据照护计划通过诊断履行照护义务 88. 履行维护和改善健康、预防和控制疾病的照护义务 89. 专业照护资源的选择和使用 90. 以事实为依据履行照护义务 91. 履行包括环境因素在内的照护义务 92. 实现临终照护 93. 按照药品管理规定履行照护义务 94. 按照感染管理规定履行照护义务
标准 30	95. 根据个性化照护计划履行照护义务 96. 履行照护义务，优先考虑认知症患者的剩余能力
标准 31	97. 形成认知症患者与护理人员之间的治疗关系 98. 在适当的时间以适当的方式履行照护义务
标准 32	99. 记录照护义务的反应和有效性 100. 通过检查记录修改和补充照护义务
标准 33	101. 评估是否针对认知症患者的特点和需求提供了适当的照护 102. 评估照护认知症患者时可用资源是得到充分利用 103. 评估照护认知症患者时是否使用了适当的照护技术
标准 34	104. 评估目标实现的水平 105. 评估认知症患者的反应和所提供照护的有效性 106. 记录评估结果并将其反映在照护计划中
标准 35	107. 健康管理团队评估所提供照护的有效性
标准 36	108. 参加教育项目和相关会议 109. 参加相关组织主办的会议 110. 从各种媒体收集最新知识 111. 开展临床技术和知识培训教育活动

续表

标准 37	112. 根据认知症患者的身体、认知健康状况进行日常生活训练 113. 实习护士的教育与评价 114. 向护士提供照护程序和安全教育 115. 教育健康管理团队关于照护患者的新知识和新技术 116. 为社区居民提供有关认知症的培训计划
标准 38	117. 为认知症患者的认知状况制定教育文件 118. 为家庭和社区居民制定教育文件 119. 为健康管理团队和提供照护服务的人员制定教育文件
标准 39	120. 检查照护问题并在实际情况中进行研究 121. 与其他专业人员一起参与联合研究 122. 保护参与者的权利
标准 40	123. 将发布研究结果中的可行结果应用于循证实践 124. 将基于研究的结果应用于循证实践
标准 41	125. 就认知症发病过程中出现的问题提供咨询，并提供情感支持 126. 家庭问题咨询 127. 临终问题咨询 128. 照护提供者工作咨询
标准 42	129. 为向认知症患者提供照护服务的同事提供咨询 130. 健康管理团队咨询 131. 对认知症患者家属的咨询 132. 为社区组织提供咨询
标准 43	133. 在健康管理团队和社区之间建立沟通渠道 134. 保持健康管理团队和社区之间的合作关系 135. 在决策过程中与健康管理团队合作
标准 44	136. 制定照护认知症患者的工作标准 137. 制定认知症患者照护工作条例 138. 参与制定照护认知症患者的政策
标准 45	139. 参加专业团队活动 140. 在专业领域互动 141. 树立榜样
标准 46	142. 检查组织和社区中的可用资源 143. 与认知症患者、家属、照护提供者和健康管理团队一起检查资源的有效性 144. 列出资源清单，形成一个有机系统
标准 47	145. 根据认知症患者的特点使用适当的资源 146. 根据病人的需要寻找和使用有用的信息

续表

标准 48	147. 制定政策、程序和实践指南以提高照护质量 148. 收集质量评估信息 149. 参加质量评估小组
标准 49	150. 将质量管理的结果用于组织和沟通系统 151. 提出改进质量管理结果的建议
标准 50	152. 维护注册护士和患者之间的临床关系 153. 为认知症患者提供安全和情感支持 154. 根据认知症患者的文化背景为患者提供社会认可的护理服务,不受护士意见影响判断 155. 当需要时代表患者的决定
标准 51	156. 尊重认知症患者的隐私并保守秘密 157. 尊重认知症患者接受或拒绝照护服务的决定 158. 为认知症患者提供非歧视性服务 159. 举报虐待或遗弃等不道德行为
标准 52	160. 揭示伦理冲突 161. 鼓励认知症患者和家属的决策过程 162. 将伦理理论和规则应用于决策过程
标准 53	163. 根据照护工作评估认知症患者的健康状况 164. 评估照顾认知症患者的照护成本 165. 检查并发症和其他损伤率(感染率、褥疮率、跌倒率等)
标准 54	166. 认知症患者对照护满意度的调查 167. 检查认知症患者家属对照护的满意度 168. 检查健康管理团队和护士提供者对照护效果的反馈
标准 55	169. 反映注册护士工作改进的反馈 170. 反映健康管理团队和照护提供者对工作改进的反馈

第三节 加拿大的 PRISMA 模式

一、单一入口机制与服务连续性

加拿大的 PRISMA 模式是一种纵向间的协作整合方式,强调多部门联合参与,形成一个互助、协同的工作机制。卫生部门、社会服务部门和民政部门等组成联合管理委员会，决策者就政策、方向及分配的资源达成一致。这样的工作模式确保了各部门之间能够共同制定服务理念、评估方法和信息系统，通过明确各部门的职责和分工，形成了一个周密、互补的工作网络，确保了各部门能够围绕认知症老年人的需求高效协作。

PRISMA 模式建立了单一入口机制进行服务输送。单一入口机制意味着所有需要服务的个体或家庭只需要通过一个中心或门户网站来获取所需的评估和服务。具体而言，当一个认知症老年人或其家庭需要支持时，他们只需联系这个单一入口（通常是一个联系中心或服务协调中心），而不需要单独去接触各种提供者或机构。多个服务机构，如医院、社区卫生所和日间中心等，都签订了服务协议，形成了一个共享认知症老年人健康档案的网络，确保了服务的连续性和无缝衔接。工作人员会对认知症老年人的需求进行全面评估，然后根据评估结果为其指派适当的服务。认知症老年人所有的信息和服务记录都集中在一个系统中，所以各个服务提供者都可以共享和访问这些信息，这样有助于避免重复评估、减少资源浪费，并确保服务的连续性和无缝衔接。

二、资源分配与管理

PRISMA 模式将认知症老年人的健康状态和日常生活能力作为资源分配的重要依据。使用统一的工具和标准对认知症老年人进行全面评估后，根据评估结果为认知症老年人提供相应的服务种类和次数。例如，轻度认知症老年人主要得到社区的支持，而重度认知症老年人则可以选择入住养老院。这种按需分配的资源策略，确保了资源能够被合理、及时调整和利用。图7-3显示了PRISMA模式的具体操作流程。

在资金来源方面，PRISMA 模式采用了多渠道融资的策略。其主要的资金来源包括政府的预算拨款、医疗保险和公共长期护理保险等。此外，社会捐助和认知症老年人的自付费用也成了其重要的资金来源。为确保资金的透明和高效使用，PRISMA 模式还建立了预算管理和审计监督机制。

从人员培训的角度看，PRISMA 模式强调团队合作和跨机构协同工作的重要性。通过统一的培训课程，加强了团队合作意识，并通过培训确保了各机构人员的专业能力得到补充。此外，还聘请经理来协调各机构之间的合作，并建立起质量监测考核机制，确保了服务的质量和效果。

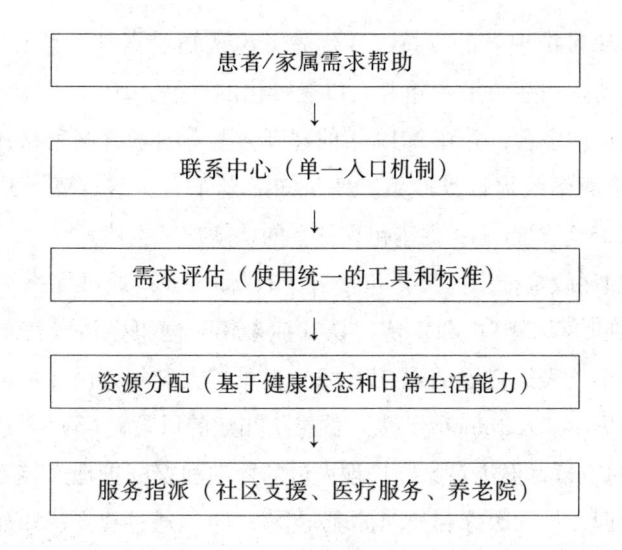

<<< 第七章 认知症老年人照护服务的国际经验与借鉴

```
┌─────────────────────────────┐
│       患者/家属需求帮助        │
└─────────────────────────────┘
              ↓
┌─────────────────────────────┐
│     联系中心（单一入口机制）    │
└─────────────────────────────┘
              ↓
┌─────────────────────────────┐
│   需求评估（使用统一的工具和标准）│
└─────────────────────────────┘
              ↓
┌─────────────────────────────┐
│ 资源分配（基于健康状态和日常生活能力）│
└─────────────────────────────┘
              ↓
┌─────────────────────────────┐
│ 服务指派（社区支援、医疗服务、养老院）│
└─────────────────────────────┘
```

图 7-3 PRISMA 模式就诊流程图

第四节 日本认知症照护的系统性整合与政策响应

一、政策发展与法规支持

日本的认知症政策通过一系列关键的立法和计划的发展，展示了对于改善认知症老年人生活质量和减少社会偏见的持续承诺。2000 年，日本政府颁布了长期护理保险法，该法案通过了为认知症老年人提供社区日常长期护理（团体住宅）的认知症专业服务，促进了认知症护理的发展，增加需要长期护理或支持的人数。2004 年，为了减少对认知症的偏见，日语中表示"痴呆"的词从"Chiho"变更为"Ninchisho"。2005 年，日本启动了"认知症支持者计划"，以促进公民对认知症的理解。同年，日本政府推出了《了解认知障碍和建立社区网络的十年计划》，培训各种团体和个人如何最好地支持社区中的认知症老年人及其护理人员，旨在全国范围内提升对认知症的理解和支持，这一举措极大地推动了认知症友好活动和社区的创建。继 2014 年英国的认知症峰会之后，2015 年日本启动了新橙色计划，这是由 12 个相关部门和机构组成的跨部门认知症战略。为响应这一新战略，法案进行了以下修订：提高对认知症的意识，全面促进适当的康复和对护理者的支持,并优先考虑认知症老年人及其家庭的观点。为了进一步推动认知症政策,随着人口老龄化的进展,2018年日本成立了认知症政策推广部长理事会,并在2019年的理事会上采纳了《国家认知症政策推广框架》。为了全面系统地推动政策,使认知症老年人能够有尊严并有目的地生活,日本于2023年颁布了《促进包容社会的认知症基本法》。

《国家认知症政策推广框架》包括五个目标:(1)通过促进"认知症支持者"(特别是在私营部门)和宣传"认知症老年人健康生活宣言",提高认识/支持认知症老年人表达自己的观点;(2)通过扩大老年公民在社区聚会、收集和宣传证据的场所"Kayoinoba"来降低患认知症的风险;(3)通过提高早期发现/干预系统的质量,促进对家庭护理人员的培训和家庭护理人员之间的同伴活动,加强对护理人员的医疗和长期护理/支持;(4)通过建立认知症老年人无障碍的生活环境,考虑对私营部门进行认证和奖励,以及促进社会参与活动,支持早发型痴呆症患者社会参与;(5)鼓励研发、产业推广、建立临床试验队列进行全球扩张。①

二、整合性照护服务和照护者支持

日本的认知症整合照护体系通过2000年启动的介护保险制度和社区整体照护模式的实施,展现出对认知症老年人照护的深度关注与创新。该体系以社区为中心,鼓励发展紧密结合的照护服务,并将其包含在介护保险范围内,如居家照护、护理服务、认知症团体家屋服务等。以中学学区划分为基础,构建了30分钟车程内可达的老年人服务网络,定期组织社区团体会议,联结住宅、医疗、照护、康复、疾病预防等方面的服务资源,并实现社区照护的共助与互助。在日本的社区照护模式中,特别推崇的做法是在人口密集地区建立小规模、多功能的居家照护机构,这种方式实现了机构内部的综合整合。这些机构或社区日间照料中心灵活地提供一系列服务,包括沐浴、饮食、日常生活支持、康复训练、暂时休息和临时托管,进而实现机构、社区和居家服务的一体化。

此外,为了应对居家照护需求,采用了上门服务或社区巡回车辆,配备照护员将老年人安全送至照护机构。这种小规模多机能照护在社区内实施,服务

---

① KEOGH F, PIERSE T, O'SHEA E, et al. Resource Allocation Decision-making in Dementia Care with and without Budget Constraints: A Qualitative Analysis [J]. HRB Open Res, 2020, 3: 69.

对象不超过 30 名，确保即便老年人白天未能前往日间照料中心，也能享受到照护员提供的上门关怀服务。家属如需临时托管服务，可将老人送往他们平时参加活动的日间照料中心，夜间则可在熟悉的员工的陪伴下过夜，满足"需要照护"级别老年人的特定需求。该照护系统的设计突出了正式与非正式照护服务之间沟通与合作的重要性，包括医疗机构、照护提供者、专家以及社区综合支持中心之间的协同工作。为了提升公众意识、进行有效预防、提供全面的医疗服务、支持社区参与及强化照护者的能力，日本在认知症照护领域在提高公众意识、预防、医疗服务、社区支持以及照护者的支持与培训等方面实施了一系列广泛而深入的措施，具体的路径如表 7-4 和表 7-5 所示。[①]

在提高公众意识方面，日本的"认知症支持者大篷车"计划，旨在教育和培训志愿者成为认知症支持者，以增强公众对认知症的理解并为其提供实际帮助。通过社区教育和宣传活动，如举办讲座、座谈会和宣传活动，向公众传达认知症的早期迹象、预防措施和照护需求。政府和非政府组织还鼓励媒体参与，通过电视、广播和网络平台向更广泛的受众传递信息。此外，一些大型零售商和企业也参与到提高公众意识的活动中，例如在商店内放置宣传资料或举办健康讲座。

在预防方面，除了卡约因诺巴计划外，日本还实施了其他预防认知症的举措，包括营养教育、认知训练和心理健康支持。此外，推广了认知训练游戏和智能手机应用，帮助老年人保持头脑活跃。日本政府鼓励居民参与社区活动和志愿服务，以增强社交网络和心理健康，从而预防认知症的发生。一些社区还设立了健康俱乐部或活动中心，提供定期体检、健康讲座和运动锻炼等服务，以帮助老年人保持健康的生活方式。

在医疗服务方面，日本的认知症老年人卫生保健体系展现了一个全面和综合性的支持网络，覆盖从早期诊断到晚期照护的整个范围（见表 7-4）。该体系基于几个关键原则：为早期认知症老年人提供坚实的支持，采用包括非药物和药物干预在内的综合治疗方法，以提升患者的生活质量；重视避免不必要的治疗，并为患者建立临终关怀计划。这一体系强调了跨领域合作的重要性，通过促进医疗机构、照护提供者、专家和社区综合支持中心之间的沟通与合作，提升照护效率和质量，减少对精神病院的依赖，并优先考虑门诊治疗和家庭护理。

---

① 赵坤鹏. 发达国家和地区社区居家整合照护模式之探索与启示［J］. 老龄科学研究，2018，6（7）：33-45.

社区和外联服务扩大了医生对患者的家访服务，尤其是那些难以或拒绝前往医院的患者，增强了急诊医疗服务的可达性，并提高了医务人员的出诊能力。此外，体系还注重医院和共病管理，包括为医护人员提供针对性培训，优化认知症老年人的入院和护理流程，并通过建立专家小组和制定治疗指南，提升患者护理质量。在立法和计划方面，政府为认知症护理提供者提供了更好的薪酬制度，并致力于开发早期诊断工具和药物干预方法，同时为低收入家庭提供医疗费用的财政支持。此外，通过加强全科医生的培训、改善医学生教育、开展公众宣传活动及教育儿童尊重老年人等措施，提升了社会对认知症的整体认识和尊重。日本还不断完善认知症的诊断技术和治疗方法，推广远程医疗和在线咨询平台，便于患者及其家人获取医疗建议和支持。政府鼓励医疗机构建立多学科团队，制定个性化的治疗方案，包括药物治疗、康复训练和心理支持，以应对不同阶段和类型的认知症。照护系统的一个关键组成部分是强化社区的角色，通过持续的社区教育和创建安全的社区环境，为认知症老年人创造一个包容和支持的社会位置。

在社区支持方面，日本积极发展社区照护服务体系，包括社区护理中心、日间照料机构和社会福利设施等。这些机构提供的居家护理、日间看护和社交活动等服务，帮助认知症老年人及其家人应对日常生活中的挑战，并提供心理支持和社交交流的机会。一些社区还建立了认知症友好型社区，通过提供无障碍设施、社交活动和社会支持，帮助认知症老年人和家人融入社区生活。同时，一些企业也积极开发智能辅助设备和无障碍技术，如智能定位跟踪器和记忆辅助器，为认知症老年人提供更好的生活支持。此外，一些社会组织和志愿者团体也积极参与到社区支持的工作中，为认知症老年人提供居家护理、日间照料和紧急援助等服务（见表7-5）。

除了护理人员的培训计划外，还开展了针对家庭照护者的支持和培训活动。这些活动包括照护技能培训、心理健康指导和社会支持小组等，帮助照护者更好地应对照护挑战和压力。此外，一些地方政府和非营利组织还开设了照护者支持小组和心理咨询服务，为照护者提供情感支持和专业建议，帮助他们更好地应对照护压力和挑战。除了认知症咖啡馆外，还有其他类型的支持组织和平台，为家庭照护者提供交流、学习和支持的机会。这些组织由专业机构、社区团体或志愿者团体运营，提供在线论坛、电话咨询和面对面会议等服务，以满足家庭照护者的不同需求。

表7-4 建立认知症老年人卫生保健体系的路径

原则
为早期认知症老年人提供更好的支持
不仅是药物干预，还需要考虑认知症老年人治疗的综合意义
分享认知症老年人治疗不妨碍日常生活的观点
认同精神行为障碍综合征和废用综合征是可以治愈的
培训医生根据具体的诊断就如何开展日常生活活动提出建议
为认知症老年人建立临终关怀
检查患者的生活意愿以避免不必要的治疗
支持日托服务和建立严重症状的医疗模式
尽量减少精神病院的住院治疗
分享认知症老年人的护理应在门诊基础上进行的原则
在精神病院住院期间尽量减少隔离、身体限制和服用抗精神病的药物
创建从早期到晚期的护理指南

专业人员的合作
专家和全科医生之间的合作
医疗机构和照护提供者之间更好地沟通
医疗机构和照护提供者之间的合作，以便在症状变得严重且在家庭环境中暂时无法控制时促进短期住院治疗
专家和医护人员之间的协作和沟通
专家之间的合作
全球定位系统和社区综合支持中心之间的合作
专家名单正式公布
当精神行为障碍症状变得严重时，建立便利的检查流程
专家和社区综合支持中心之间的合作
了解认知症常见和特殊疾病方面的专家和全科医生之间的合作

外联/社区
医生对无法前往医院或拒绝前往医院的患者进行家访
扩大医生家访服务
加强急诊医院精神科医生的出诊和咨询
提高出诊医务人员的能力
进行认知症患者检查并与家人分享检查结果

医院/共病
改善共病患者的医疗保健（住院治疗）
对护士和医院工作人员进行如何照护认知症患者的强制性培训
改善与认知症患者入院相关的医疗保健系统（防止因患有认知症而拒绝入院）
在核心医院建立认知症专家小组（包括医生、护士、社会工作者）
制定并发症患者的治疗指南
为有身体障碍的认知症老年人提供帮助服务

立法/计划	
为认知症照护者提供更好的薪酬制度	
早期诊断工具的开发	
药物干预的发展	
医疗费用的财政支持（针对低收入家庭）	
培训/教育	
全科医生培训	
改善医学生对认知症患者的健康教育	
宣传活动以改善认知症医生咨询的形象	
教育儿童尊敬老人	

表7-5　建立认知症老年人社会照护系统的路径

原则
在认知症老年人的日常生活中发挥作用
提供尊重认知症老年人诊断前生活的照护
根据认知症老年人的类型和症状的严重程度提供特殊照护
提供尊重认知症老年人的照护，使其在谈论他们的问题时感到舒适
提供深切表达尊重和善意的关怀
实施以人为本的护理
尊重认知症老年人和家人的自主权（照护提供者应该只是支持者）
无论方法或系统如何，克服日常护理中的问题并从中学习
尊重日常生活的重要性
考虑认知症老年人的感受，禁止在每日病例记录中描述"激动"或"好斗"
重新评估专门针对认知症老年人护理的日间服务
了解短期住院可能会造成与普通住院类似的伤害
联合
正式照护服务和非正式照护服务（非营利组织）之间的沟通
推广管理工具以保持家庭照护到机构照护的连续性
改善不同类型照护服务之间的沟通
医疗机构和照护提供者之间的合作，以便在症状变得严重且在家庭环境中暂时无法控制时促进短期住院治疗
专家和医护人员之间的协作和沟通
专家之间的合作
全球定位系统和社区综合支持中心之间的合作
专家名单正式公布
当精神行为障碍症状变得严重时，随时准备为认知症老年人检查提供便利
专家和社区综合支持中心之间的合作
了解认知症老年人常见和特殊疾病方面的专家和全科医生之间的合作

续表

外联/社区	
	为认知症老年人建立社交环境
	社区教育的持续努力
	创建一个社区，确保独居老人或老年家庭的安全生活
	通过使用社区资源，创建一个认知症老年人可以自由安全生活的社区
	改善教育
	通过教育增加志愿者和公民参与机会
	鼓励养老院访问，并向社区居民传授照护技术
	增加养老院居民和幼儿之间交流和互动的机会
护理机构	
	增加早发型认知症老年人的日间服务
	改善儿童之家的夜间工作人员配备
	改善老年保健中心和特殊护理院的入院和出院流程
	改善不同类型护理提供者之间的角色分担（日间服务、老年人特殊护理院、小型护理院等）
	改善老年人专用出租房的人力资源和管理
	单元式特殊养老院和集体养老院在人员管理方面的比较、分析和改进
	重新评估集体之家的功能
	改善护理设施，以便能够照护病人直至死亡
立法/计划	
	改善护理人员的工作条件和地位
	明确地方当局负责照护认知症老年人的人员
	加强对经济困难认知症老年人的支持
	加强社会网络，促进与家庭和社区的沟通
	加强对疑难病例照护提供者的支持系统
	市政办公室明确负责早发型认知症老年人的人员和部门
	支持早发型认知症老年人就业
	重新评估护理人员的工资
	了解如何设计照护认知症老年人的设施
	引入一个帮助者系统，以便在必要时照顾或指导认知症老年人
	引入能够提供建议和全面支持的联系人系统
培训/教育	
	改善护理人员的教育和培训
	增加医生对认知症老年人在日常生活、护理和福利方面的困难的了解
	医学专家向护理人员提供建议和医学知识
	培训专门从事认知症老年人护理的护理人员
	诊断后对认知症老年人和家属的教育计划
	分析案例并分享案例研究的结果和影响
	提高护理管理者的评估能力
	医生进行更好的、对认知症老年人更敏感的检查和处方习惯
	根据认知症老年人的类型及其严重程度学习特殊护理
	宣传活动以改善认知症老年人医生咨询的形象
	教育儿童尊敬老人

第五节　认知症老年人照护的国际比较

荷兰、美国、加拿大及日本在认知症老年人照护上既有相同的做法，但也有一些相异之处。我们从政策整合、服务输送、团队建设、资金来源和分配方式等方面做比较，具体内容见表7-6。

一、政策整合

荷兰加强地方政府、家庭照护和认知症老年人利益组织等机构的合作；美国加强立法支持，通过《平衡预算法》指定PACE项目是永久医疗保险项目，并得到了政府的资金支持；加拿大政府则强化与多个合作伙伴包括社区和健康服务提供者之间的合作。日本不断修改《护理保险法》，推进了社区整体照护体系，鼓励社区密合型照护服务，形成跨部门合作的综合服务网络。虽然各个国家的具体做法不一，但其都是为了认知症老年人照护各个主体的有效整合，实现政策等方面的无缝衔接。

二、服务输送

荷兰和日本通过其内部团队和与外部网络合作伙伴的协调，确保认知症老年人从初级照护到高级照护都能获得连续的服务；美国为认知症老年人提供医疗服务、护理服务和运输服务；加拿大则采用"案例经理"负责评估认知症老年人照护需求的形式，并制订认知症老年人个性化的照护计划。日本则注重社区基础服务，提供居家照护服务、居家护理服务、认知症团体家屋服务、照护管理服务、小规模多机能服务、辅具租售服务、住宅修缮服务等；应型日托照护和共同生活之家（Group Home）是其特色服务。

三、团队建设

荷兰采用由具有多学科背景专家组成的个案管理团队方式，包括护士、社会工作者和老年医学专家等；美国同样采用包括医生、护士、社会工作者、物理治疗师、职业治疗师和其他专家在内组成的认知症老年人照护团队；加拿大重视案例经理的作用，从而来确保认知症老年人照护服务的连续性。日本的服务团队由保健师、社会福利师、看护支援专业人员等组成。这些国家都强调团队的专业性和多元化，从而能够有效应对认知症老年人照护的复杂性。

四、资金来源

荷兰采取公共健康保险和认知症老年人自付相结合的方式；美国采用 Medicare、Medicaid 和认知症老年人付费三者相结合的方式；加拿大实行政府预算、健康保险和个人支付方式。虽然这些国家的认知症老年人照护资金来源具有差异，但有一个共同特征：公共部门和认知症老年人个人共同承担相应费用；这种做法不仅体现了资金来源的多元化，而且保证了资金来源的充足性。

五、服务分配方式

荷兰服务基于认知症老年人个体的需求，从家庭、社区到专业机构，确保个性化和综合化的照护；美国则采用 PACE 中心为认知症老年人提供全面的服务，确保所有认知症老年人得到所需的医疗服务等社会服务；加拿大则根据认知症老年人个体的评估来确定，从而确保提供的照护服务满足其具体需求。日本提供居家照护服务、居家护理服务、认知症团体家屋服务、小规模多机能服务等服务分配方式。

表 7-6 荷兰、美国、加拿大认知症照护资源整合策略对比

整合策略	荷兰	美国	加拿大	日本
政策整合	地方政府、家庭护理和认知症老年人利益组织等机构的合作	加强立法支持，并得到了政府的资金支持	与多个合作伙伴包括社区和健康服务提供者之间的合作	推行社区整体照护体系，鼓励社区形成密集型照护服务，形成跨部门合作的综合服务网络
服务输送	通过其内部团队和与外部网络合作伙伴的协调，确保认知症老年人从初级照护到高级照护都能得到连续的服务。	为参与者提供医疗服务、护理服务、运输服务	"案例经理"负责评估参与者的需求，并制订个性化的照护计划	注重社区基础服务，提供居家照护服务、居家护理服务、认知症团体家屋服务、照护管理服务、小规模多机能服务、辅具租售服务、住宅修缮服务等。应型日托照护和共同生活之家（Group Home）是其特色服务

续表

整合策略	荷兰	美国	加拿大	日本
团队建设	个案管理团队由具有多学科背景的专家组成，包括护士、社会工作者和老年医学专家	包括医生、护士、社会工作者、物理治疗师、职业治疗师和其他专家	案例经理来确保服务的连续性	强调多学科团队的协作，包括医生、护理人员、社会工作者等多方面的专业人员共同参与
资金来源	公共健康保险和参与者的自付	Medicare 和 Medicaid，以及参与者的付费	政府预算、健康保险和私人支付	政府、保险和个人三方共同承担费用
分配方式	基于个体的需求，从家庭、社区到专业机构，确保个体化和综合化的照护	PACE 中心为参与者提供全面的服务，确保所有参与者得到所需的医疗和社会服务	根据个体的评估来确定，确保服务满足其具体需求	根据认知症老年人需求，提供居家照护服务、认知症团体家屋服务、小规模多机能服务等

第六节 认知症老年人照护的国际经验和启示

整合照护作为全球老年人照护政策的主导方向和趋势，已成为我国长期照护体系构建的核心。在汲取国外经验的基础上，我国认知症整合照护资源的照护应遵循以下原则：首先，设定清晰的整合目标。这包括从决策者、执行者到服务提供者，每个层级都需有明确的目标导向。其次，确立统一的整合理念。考虑到认知症背景、服务提供者的工作理念、对合作组织的信任与态度，以及信息系统的有效沟通等，这些因素都至关重要。最后，采用多元化的整合模式。不同复杂程度的个案需求各异，整合照护服务应涵盖服务联结、协作合作、完全整合。

同时，根据国际经验可以发现认知症老年人的长期照护服务必须精准识别和匹配服务目标对象、严格控制长期照护成本支出规模、鼓励家庭非正式照护服务的发展、积极倡导居家正式照护理念兼顾"公私领域"服务资源的投入以及医疗服务与老年照护资源的整合。具体的国际经验可以借鉴如下。

一、政府部门合作和团队信任

(一) 政府部门的协同和合作

认知症老年人照护是一个多元化的管理体系,政府部门是认知症老年人照护的关键性管理主体之一,只有相关政府部门做到协同合作,才能实现其管理上的高效和无缝衔接。荷兰、美国和加拿大在这方面都做出了不懈的努力,有效整合了相关政府部门,有效应对了政府部门之间相互分割、不协同的问题。

荷兰加强地方政府等认知症老年人相关组织等机构的合作,美国基于立法强化了政府的资金支持,加拿大则加强了各个合作机构之间的合作。这些做法无疑大力支持了认知症老年人照护整体性和有效性的提升。

(二) 团队信任与合作

荷兰通过与各级政府、家庭护理、认知症老年人利益组织等机构的合作,形成了一个高效、连续的服务体系。我国在此基础上可以进一步拓展,例如,与学校、非政府组织、企业和社区组织等多方合作,形成一个更广泛的支持网络。为了鼓励跨部门和跨领域的合作与交流,我们应当建立一个信息共享的平台。同时,建立一个长效和稳定的合作机制,确保各方的利益得到保障。通过定期的沟通、交流和培训,以增强各方之间的信任和了解。

(三) 采取社会保险和商业保险相结合的混合模式

认知症老年人的长期照护服务成本很高,需要大量的资金支持。为了应对高成本和高投入,在保险制度上可以考虑采取社会保险和商业保险相结合的混合模式,即政府有关部门负责规划、收费和监督,而把资金的运营管理和保险给付交由保险公司负责。通过政府和市场之间的亲密协同,增强认知症老年人长期照护基金的支付能力,充分满足认知症老年人对长期照护服务的需求。

二、多样化服务整合和层次化服务提供

(一) 多样化的服务整合

针对认知症老年人的具体需求和病情,应提供层次化的服务。对于轻度认知症的老年人,以居家照护为主,可以提供日常生活指导和健康教育等基础服务。对于中度认知症的老年人,以养老机构照护为主,应提供药物治疗、心理咨询和家庭教育等综合服务。而对于重度认知症老年人,需要多学科团队综合评估诊疗和照护,提供康复治疗和心理支持等专业服务。

（二）层次化的服务提供

鉴于我国的地域差异之大，每个地区在制定认知症照护策略时都应结合经济发展水平、区域资源配置和当地老年人口的具体需求，制定差异化的认知症照护策略。例如，在经济发达的沿海城市，可以利用其财政优势和技术资源，引入智能健康管理系统，提供远程医疗服务，以及高端的认知症诊断与治疗设施。而在经济较为落后或人口较少的偏远地区，政策应重点关注基础医疗设施的建设，如增建乡镇卫生站，提高基层医疗人员对认知症的识别和初步处理能力。此外，针对不同地区的资源特点，优化医疗、照护及社会支援资源的分配。发达地区可通过建立认知症照护中心和专科医院，集中优质医疗资源，为认知症老年人提供专业化、集中化的治疗和康复服务。而在资源较为有限的地区，应通过政府资助、社会捐助等方式，加强基础医疗和日常照护服务，如开展社区健康宣教活动、培训家庭照护者等。

（三）强化居家、社区和机构服务的有机融合

由于认知症老年人的身体状况、家庭条件和个人喜好等要素影响着长期照护，使得长期照护问题变得复杂和养老难度陡增，这就需要认知症老年人的长期照护服务鼓励多元化主体合作，以充分发挥"1+1>2"和"1+1+1>3"的整体效应。例如，鼓励医疗、社会服务和长期照护部门之间的合作，通过共享资源、信息和技术，实现服务提供的优化和效率提升。例如，医疗机构可以与社区服务中心共同开发针对认知症的预防和干预项目，这些项目既可以在医疗机构执行，也可以在社区中心或者居家环境中进行。

（四）居家服务应兼顾正式和非正式照护

如果部分严重认知症老年人不愿去老年服务机构，他们也会成为居家服务的对象。为确保认知症老年人在家庭环境中接受到连续的照护，应包括由专业照护人员提供的医疗、生活和心理支持，以及家庭成员或其他非正式照护者的日常照料。例如，可以通过设置专业照护人员定期访问，为非正式照护者提供必要的指导和支持，同时，非正式照护者也可以参与照护计划的制订，以确保照护活动符合老年人的实际需要和喜好。对家庭内部提供的照护进行现金补贴，为服务供给者提供就业权益保障、专业培训以及喘息服务等是各国认知症老年人长期照护家庭支持政策的主要措施。

三、加强平台和机构建设

（一）强化中心化服务平台建设

通过建立类似 PACE 中心，我国可以集中提供医疗、康复和日常护理服务。通过案例经理机制，确保每位认知症老年人都能得到个性化的照护计划。在此基础上，我国可以加强案例经理的培训和专业发展，确保其能够提供高质量的服务。这种模式可以进一步结合社区健康服务体系，确保认知症老年人在社区就能得到全面的照护服务。

（二）完善入住机构建设

当老年人患有严重认知症时，应选择去老年服务机构。在规模化经营的老年服务机构中，认知症老年人可以得到更专业、更安全的长期照护服务。因此，政府出台相应政策鼓励严重认知症老年人入住养老机构养老，既能满足认知症老年群体的专业化养老需求，又能减轻其家庭人员的照护负担。

（三）鼓励认知症相关产品研发及产业推广

随着信息技术和生物技术的进步，新的治疗方法、诊断工具和照护产品正在不断被开发。这些创新有潜力改变目前对认知症的管理方式，提供更为个性化和有效的治疗选项、更有效的照护工具和服务，从而减轻照护者的负担，提高认知症老年人的生活质量。建立公私合作平台是推动认知症研究和产品开发的一个重要策略。政府可以促进企业、学术机构和政府之间的资源共享和知识交流，共同推动技术和产品的发展。此外，加强国际合作，与其他国家共享研究成果，合作开发新技术和产品，也是扩大研究和市场潜力的有效方式。

四、全科医生培训与角色强化

为了提高全科医生在认知症领域的专业能力，应加强对他们进行病理、诊断、治疗和康复等全方位的培训。通过组织线上和线下的培训班来实现强化，并引入国内外的专家进行授课，从而推动学术交流。此外，全科医生在社区和基层医疗机构中应当发挥桥梁和纽带的作用，成为认知症老年人和专家之间的关键联络者。

五、增强认知症老年人服务的个性化

（一）认知症老年人导向与灵活性

服务应始终以认知症老年人和家庭为中心。针对认知症老年人的具体情况和需求，应提供个性化和定制化服务。个性化服务可以通过建立详细的认知症老年人档案实现，其中包括认知症老年人的健康历史、喜好、家庭背景以及以往的护理效果。同时，鼓励认知症老年人家属参与到护理决策中来，了解不同类型的认知症症状、适应认知症老年人行为的策略和提高沟通技巧的方法，以确保照护服务更为人性化。为了持续优化服务内容和方式，还应建立一个服务反馈机制，让认知症老年人和家属能够对服务提出建议和意见。

（二）以评估为基础推行分级长期照护

通过有效的整合式照料以提升制度效率。老年人的认知损伤都是从社会功能丧失到生理机能的丧失，从生理机能部分丧失再到完全丧失。应实施定期和系统的评估程序，以确定认知症老年人的照护需求和服务等级。这些评估不仅应关注认知症老年人当前的医疗和功能状态，还应定期更新，以便适应认知症老年人状况的变化。此外，探索医、养、康、护与预防充分结合的整合式照料，使不同项目在各自运行过程中又能有效衔接，从而降低费用，提升认知症老年人群的生活质量。

第八章

认知症老年人照护服务资源整合研究

第一节 认知症老年人照护服务资源整合的理论基础

认知症的整合照护概念的多样性突显了在全球范围内对于这一照护模式的广泛关注和不断探索。缺乏统一的定义不仅反映了整合照护本身的复杂性，也指出了实践中实现有效整合所面临的挑战。整合照护的核心在于通过更好的协调服务来满足老年人的照护需求，这一定义为认知症的整合照护提供了明确的指导原则，即将认知症老年人的需求和体验置于服务设计和提供的中心。英国政府和世界卫生组织的定义进一步强调了整合照护的人本特质，将"以人为中心的协调照护"视为其核心。这意味着认知症的整合照护不仅仅是一种服务提供模式，更是一种以认知症老年人为中心，围绕认知症老年人和家庭需求设计的照护哲学。这种理念要求所有服务提供者和利益相关者共同努力，通过有效的沟通和合作，确保认知症老年人能够获得连续的照护服务。

分散和未充分利用的照护服务存在很多弊端。其一，认知症老年人的照护负担和经济负担加重。由于无法提供连续性服务，认知症老年人和家庭需要在多个服务提供者之间"跳跃"，接受重复的检查、不同的收费标准和支付机制，这无疑增加了他们的经济和时间成本。其二，服务质量不稳定。由于缺乏统一的服务标准和质量控制，认知症老年人可能会受到不同质量的服务，这对他们的健康和安全构成威胁。其三，照护服务资源的分散可能导致重复投资和资源浪费，这不仅增加了社会的经济成本，还使得有限的资源无法得到最有效的利用。鉴于此，当下应该探索多学科照护的认知症防控新方法，盘活基层医疗卫生资源，整合老年科、神经内科与社区、养老机构的资源，提高服务机构对认知症的干预和照护能力的同时，确保有限的资源得到最有效的利用。

认知症照护服务资源整合性研究的现实意义是多方面的，不仅关系到认知症老年人的福祉，也影响到家庭和社会的整体健康状况。首先，通过整合照护服务资源，可以有效应对当前认知症照护领域普遍存在的资源不足和分散问题，这对于提高照护服务的可达性和有效性至关重要，也有助于照护服务资源更加平衡和充分地分配，确保不同地区、不同经济条件下的认知症老年人都能获得相应的照护服务。其次，这种整合策略有利于改善认知症老年人的生活质量，通过提供更加个性化和连续性的照护服务，能够更好地满足他们的身心健康需求。此外，整合照护的实施还能减轻家庭和社会的负担。对家庭而言，更加有效和专业的照护服务能够减少家庭成员的照护压力，提高其生活质量；对社会而言，合理的资源配置和优化的服务流程能够降低社会成本，提升公共资源的使用效率。总之，为了应对我国认知症照护服务资源存在明显的供需矛盾和效率低下问题，需要采取系统性的资源整合与优化配置措施，最大限度地满足认知症老年人的多维需求，提高资源使用效率，减轻家庭和社会负担。

一、文献回顾

国内目前对于认知症照护服务资源整合有了初步探索。刘海桃等学者基于认知症照护者的经验研究，从照护者自我潜能开发、照护者家属互助、认知症社区支持系统、认知症社会工作服务机构与服务等视角提出了整合式照护方式。[1] 戴卫东等学者指出，面对资源碎片化问题，第一，最基本的前提是服务理念整合，第二，最应关注的是筹资机制整合，第三，最核心的是服务传递整合。[2]

国外认知症整合性照护的热点领域主要集中在如何通过多学科团队合作、数字健康技术以及特定的照护模型（DementiaNet 项目和 Admiral Nursing 服务模型）来提高照护质量和效率。为促进照护服务资源的整合，采取了以下措施。

---

[1] 刘海桃，顾东辉. 整合式照护：基于认知症照护者的经验研究［J］. 社会工作，2022（2）：1-12，104-105.

[2] 戴卫东，余洋. 中国长期护理保险试点政策"碎片化"与整合路径［J］. 江西财经大学学报，2021（2）：55-65.

（1）DementiaNet 项目通过加强跨专业合作，提高照护网络的成熟度；① （2）在英国，推出了一个新的整合后的认知症诊后照护服务，强调健康和社会照护服务的无缝对接；② （3）利用数字健康技术，如实时的临床支持系统，来增强家庭护理者的能力和赋权；（4）通过多学科团队，如专门的认知症病区、精神医学联络团队和社区心理健康团队，来满足认知症老年人在生物学、心理学和社会领域的复杂需求。③

关于认知症整合型照护服务的研究学界有了广泛关注和多样化探索，但也存在一些显著不足。其一，对认知症老年人需求理解不足。现有的照护服务往往更倾向于普遍的失能老人，普遍缺乏对认知症老年人行为、心理和社会需求的深入理解，未能充分考虑到认知症老年人的独特性和多样性。其二，照护服务的整合策略多停留在信息互通的表面层次，缺少对服务流程和操作规范的深度重构。其三，研究倾向于关注正式照护服务资源，而忽视了非正式照护服务资源的价值，导致整合策略不全面。其四，资源整合的广度和深度有限，缺乏医疗、护理、康复以及社区支持系统的跨领域综合体系的建立。因此，应深入探讨如何基于动态的认知症需求评估机制、有效的服务传递机制，构建一个整合型照护体系。

二、认知症生态资源供给模型构建

生态位理论为识别认知症的照护服务需求、优化认知症照护环境和服务提供理论依据。具体来说，这意味着在认知症照护中考虑认知症老年人与其环境的相互作用，以及如何最好地利用可用资源以支持他们的生活质量。例如，考虑认知症老年人的生物需求（健康状况、营养和运动）、社会需求（家庭支持、社区参与和人际关系）和环境需求（安全的居住环境、适宜的活动空间和刺激的社交环境）。通过理解和改善这些生态因素，可以创造一个更加适宜的生活环境，从而提高认知症老年人的生活质量。将生态位理论应用于认知症照护，意

---

① OOSTRA D L, NIEUWBOER M S, MELIS R, et al. DementiaNet Facilitates a Sustainable Transition toward Integrated Primary Dementia Care: A Long-term Evaluation [J]. Alzheimers Dement, 2023, 19 (12): 5498-5505.

② PIERCY H, FOWLER-DAVIS S, DUNHAM M, et al. Evaluation of an Integrated Service Delivering Post Diagnostic Care and Support for People Living with Dementia and their Families [J]. Health Soc Care Community, 2018, 26 (6): 819-828.

③ GLIMMERVEEN L, NIES H. Integrated Community-based Dementia Care: The Geriant Model [J]. International Journal of Integrated Care, 2015, 15: e020.

味着需要超越单一的医疗护理模式,更多地关注认知症老年人的整体生活环境和他们与这个环境的动态关系。

(一)认知症老年人的生态资源

生态位理论认为,认知症老年人是生态元,其生存与发展需要家庭、社区、医疗卫生机构、社会支持和政策保障等各种照护服务资源,这些资源即生态因子。老年人置身于自然和社会环境之中,通过与环境和他人的交互作用获取生态资源,动态改变自身生态位以满足生存所需。土壤因子意味着家庭资源(代际支持、适老化改造);地形因子意味着医疗和社会资源,如养老院、日间照料中心、认知症照护、各级医院等;气候因子包含心理健康、社会支持(由家庭成员、亲戚朋友、邻里街坊、社区/村委会成员等提供);生物因子包含老人的生理需求和疾病管理、医疗保健等;人为因子包括法律保护、文化认知、政策保障(基层公共卫生服务、城乡老人医疗保险、新型农村社会养老保险、农村最低生活保障制度)。认知症老年人在争取和使用照护资源过程中的动态变化,会发生生态位的重叠、分离、移动和重构,以适应或被迫调整以应对不同的环境和资源状况。

(二)认知症老年人照护服务资源的生态位分析

1. 生态位重叠

生态位重叠发生在多个生态元(认知症老年人、家庭成员、照护服务提供者等)对相同生态资源(医疗照护、社会支持等)有共同需求时。当照护资源充足、易于获取时,不同的生态元可以和谐共享这些资源,生态位之间的重叠表现为资源的有效利用和信息的顺畅共享。然而,如果资源供给有限,生态位重叠可能导致竞争加剧,如家庭照护者与专业照护服务提供者在照护方法或管理上的分歧,这可能影响照护的连贯性和质量。

2. 生态位分离

生态位分离是指不同生态元针对特定资源的需求出现明显差异,导致他们在资源利用上的分化。这通常发生在照护资源高度专业化或个性化需求显著之时。例如,一些认知症老年人可能更侧重于获取心理社会支持,而其他认知症老年人可能更需求专业的医疗治疗。生态位分离减少了资源竞争,但也要求照护资源供给能够灵活适应不同认知症老年人的独特需求。

3. 生态位移动

生态位移动指生态元在生态资源变化或环境压力下,改变其在生态系统中的位置或角色，以适应新的环境条件。在认知症照护中，这可能发生在照护需求变化、照护资源减少或认知症老年人健康状态变化等情况下。例如，随着疾病的发展，认知症老年人可能从依赖家庭照护转向需要更多专业照护服务，这要求照护资源供给能够及时调整以满足认知症老年人的新需求。

4. 生态位重构

生态位重构是一个更为积极的适应过程，涉及在新的环境条件下对生态资源的重新组织和优化。这通常发生在照护环境发生显著变化，或当现有的照护资源配置无法满足认知症老年人需求时。通过引入新的照护技术、改进照护策略或促进跨领域合作，可以为认知症老年人创造更适宜的照护环境。生态位重构强调的是照护资源整合的灵活性和创新性，目的是最大化资源效率，提高照护质量和认知症老年人生活质量。

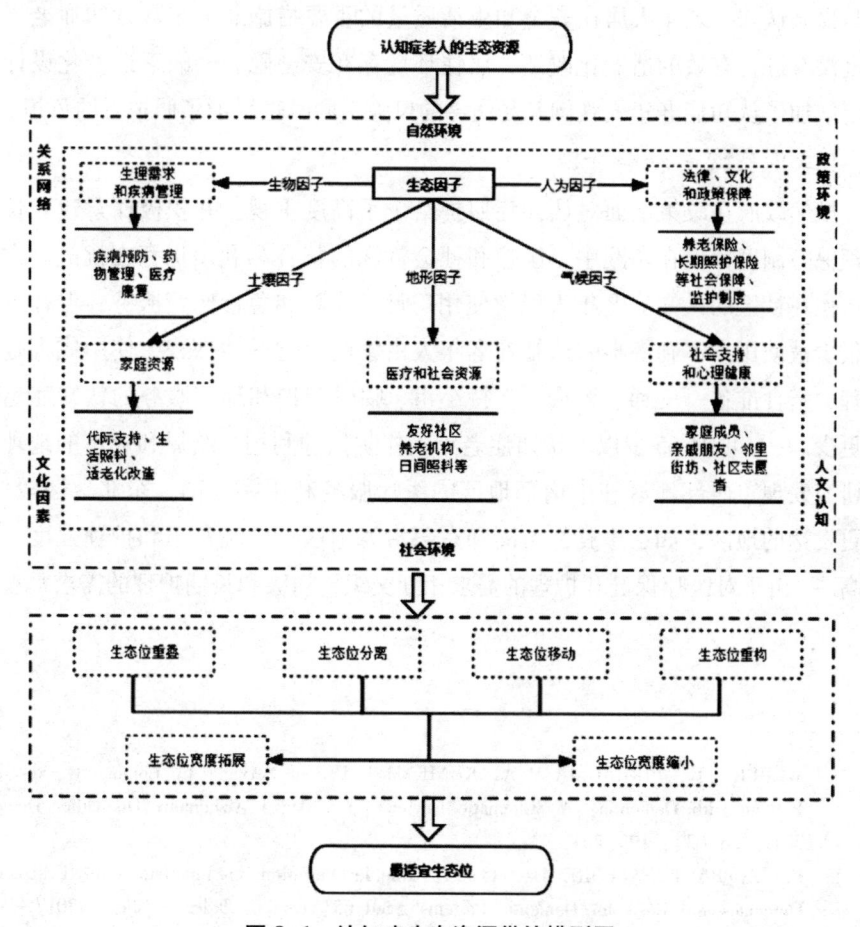

图8-1 认知症生态资源供给模型图

三、认知症生态资源供给现状分析

(一)家庭资源

家庭作为认知症老年人照护的第一线,承担着重要的照护责任。然而,家庭资源在质量和数量上常常不足以满足认知症老年人的照护需求。一方面,年轻劳动力外出务工比例在过去十年内持续增长,特别是在农村地区,这直接影响到了家庭内部的照护资源配置。另一方面,照护者,无论是亲属还是聘请的保姆,往往缺乏专业的认知症照护知识和技能,这限制了他们提供有效照护的能力。研究报道称,超过60%的家庭照护者表示他们在照护认知症老年人时感到无助和压力,主要原因是缺乏照护相关知识。大多数家庭照护者没有接受过任何形式的认知症照护培训,对疾病的理解和应对策略有限。此外,适老化改造是提高认知症老年人居住安全和生活质量的重要措施。大多数认知症老年人家庭没有进行有效的适老化改造,居住环境存在安全隐患。缺乏适老化设计的住所增加了认知症老年人跌倒和受伤害的风险,同时也增加了照护者的负担。

(二)医疗与社会资源

虽然政府在政策层面对认知症照护给予了高度重视,并积极探索建立长期护理保险制度,但在实践中,医疗和社会资源的整合和利用仍存在挑战。大多数居住在社区的认知症老年人经常使用门诊、住院和急诊医疗服务,但社区资源很少被使用。不到一半的认知症老年人由家庭保健医生探视,使用成人日间护理、膳食准备、交通、咨询、支持小组、临时照护和理疗服务的认知症老年人更少。[1] 一项对65岁以上认知症老年人住院护理利用、结局和成本的地理差异研究发现,西部地区和中南部地区的医疗服务利用率较高,东北地区较低。在更发达的地区,如京津冀都市圈和东部沿海地区,住院费用和护理强度一直较高。[2] 由于对医疗保健和护理的需求相互交织,初级和长期护理的需求常被忽

---

[1] WEBER S R, PIRRAGLIA P A, KUNIK M E. Use of Services by Community-dwelling Patients with Dementia: A Systematic Review [J]. Am J Alzheimers Dis Other Demen, 2011, 26 (3): 195-204.

[2] LIN Z, BA F, ALLORE H, et al. Geographic Variation in Inpatient Care Utilization, Outcomes and Costs for Dementia Patients Aged 65 Years or Older - China, 2017—2019 [J]. China CDC Wkly, 2022, 4 (45): 997-1001.

略或难以满足,特别是在欠发达地区。[1] 尽管社区大多数服务为老年人提供日间照护、康复护理、休闲娱乐服务、家政服务等内容,[2] 但存在宣传不到位、居民不认可、医疗资源欠缺、专业人员不足、信息化欠完善等问题。[3] 此外,个性化照护计划、注重优化感知和减少污名化、刺激社会参与、支持社会关系以及确保促进自治和文化敏感的环境的照护措施在社区照护中也常被忽视。照护资源稀缺,尤其是基础设施不完善的现象在农村地区尤为普遍。[4]

(三) 心理健康与社会支持

心理健康和社会支持对认知症老年人的整体福祉至关重要。研究显示,社区、亲友及其他社会支持网络对于提高认知症老年人的生活质量和减少其孤独感有显著作用。有研究显示,社区中具有较强社会网络的认知症老年人比社会联系较少的认知症老年人表现出更好的心理健康状况和较低的抑郁水平。然而,当前社区中针对认知症老年人的社会活动和互动机会有限,社会支持资源分布不均,特别是在农村地区。除此之外,当前的社会文化环境对认知症存在误解和污名化,这些负面因素影响认知症老年人和家庭寻求和接受帮助的意愿,揭示了心理健康和社会支持方面的资源供给需要进一步增强。

(四) 生理需求与疾病管理

认知症老年人的生理需求满足和疾病管理是一个复杂的过程,需要多学科团队的合作和专业的医疗资源支持。早期认知症老年人对于自身生理需求尚可自理,当随着记忆力、定向能力严重损坏时,无法感知到饥饿、口渴、大小便等需求,生理需求的满足逐渐过渡到完全依赖照护者的主动察觉和提供。有研究对护理院的认知症老年人需求调查发现,需求频次从高到低分别是尊重的需求、难以替代的爱与归属的需求、因阶段而异的安全需求、逐渐依赖外界帮助的生理需求和自我实现的需求。因而照护者需要根据认知症老年人的具体情况,灵活调整照护措施,既要注重满足其生理需求,又要尊重其尊严和自主性。在

---

[1] LIN Z, BA F, ALLORE H, et al. Geographic Variation in Inpatient Care Utilization, Outcomes and Costs for Dementia Patients Aged 65 Years or Older – China, 2017—2019 [J]. China CDC Wkly, 2022, 4 (45): 997-1001.

[2] 王睿. 徐州社区建立日托养老服务中心的必要性研究 [J]. 美与时代(城市版), 2021 (10): 121-122.

[3] 范敏华, 徐华萍, 张姚玲. 社区卫生服务中心日托型和居家型医养结合服务模式的实践探索 [J]. 中华老年病研究电子杂志, 2017, 4 (4): 18-21.

[4] 王莉达, 王卫红. 基于社区养老视域下农村老年人长期照护问题研究 [J]. 劳动保障世界, 2019 (11): 36-37.

病例管理方面，我国认知症病例管理仍处于探索阶段。团队组建规则、案例管理实施流程、管理成效评价等均未明确界定，社区化认知症团队管理模式尚未建立。[1] 在照护人员培训方面，国内的培训体系相对不成熟，主要是通过家访、电话随访、定期咨询等社区干预方式给照护者提供认知症相关知识培训，缺乏系统化和标准化的培训课程。多数照护人员缺乏专业的医疗和心理学知识，这限制了他们为认知症老年人提供有效照护的能力。上海市松江区养老护理员认知症照护知识掌握情况的调研发现，150名被调查的养老护理员文化程度普遍偏低，接受过照护培训及认知症照护培训的数量较少，对认知症照护知识的掌握情况不容乐观，尤其是疾病知识和精神行为症状护理这两个维度。[2]

（五）法律保护、文化认知、政策保障

在法律保护、文化认知和政策保障方面，我国在认知症照护方面取得了一定进展，如推出《"健康中国2030"规划纲要》等重要文件，旨在改善认知症老年人的照护服务。然而，具体到执行层面，如政策支持的广泛性、针对性和持续性仍然存在不足。近年来，政府发布的多项规划和纲要体现了对认知症老年人社区照护服务的高度重视，特别是在长期照护体系建设方面的积极探索和努力。这些政策旨在通过构建综合性老年人照护服务系统，改善长期照护体系，以及探索建立长期护理保险制度等措施，来协调家庭、社区和机构的照护服务，并实现医疗保健与长期护理的整合。然而，尽管政策资源不断丰富，实际操作层面仍面临资源整合效率低下、跨部门协作不足等挑战，这限制了政策效能的发挥，尤其是在资源分配、执行力度和覆盖面的广泛性上。

第二节　认知症资源整合的案例分析

上海作为我国的经济中心和人口老龄化最突出的城市之一，依托本地政策支持、长护险的广范围覆盖、一批提供专业服务的认知症照护机构，以及从事

---

[1] WANG M, SHAO S, LI J, et al. The needs of informal caregivers and barriers of primary care workers toward dementia management in primary care: a qualitative study in Beijing [J]. BMC Fam Pract, 2018, 19 (1): 201.

[2] 杨爱萍, 薛奔, 庹焱, 等. 上海市松江区养老护理员认知症照护知识掌握情况调查 [J]. 上海护理, 2020, 20 (5): 34-38.

认知症专业服务的社会组织，于2018年入选第二批全国居家和社区养老服务改革试点地区，于2019年启动"老年认知障碍友好社区建设试点"。在长宁全区5个街道开展老年认知症友好社区试点、开展社区筛查、发布友好社区建设标准之后，长宁区又于2023年6月发布了《社区和居家认知障碍照护规范》。本研究以上海市长宁区周家桥街道的服务供给情况作为典型个案，具有一定的代表性。

一、案例基本情况

周家桥街道位于长宁区中北部，面积为2平方千米，下辖21个居委会、54个自然小区。现有户籍人口4.6万，其中60岁以上老年人有1.63万，占总人口的35.4%。周家桥街道是全国首批智慧养老应用示范街道。从2021年开始，周家桥街道启动了友好社区建设项目，致力于打造基于需求分类的服务体系和支持网络。在项目周期内，累计开展客户宣传9910人次。其中，由第三方华康负责的宣传活动完成3016人次；风险评估完成2058人；早期干预225人次；建立家庭支持个案档案10户；进行个案服务追踪16人。

二、认知症老年人社区照护服务整合情况

周家桥街道照护服务的整合体现在以下五方面：一是优质加均衡，建立政府网络；二是专业加联盟，规范完善服务体系；三是全面加融合，加强宣传教育；四是医药加康养，抓实际预防干预；五是公益加市场，做精做细家庭支持。

在优质加均衡，建立政府网络方面，街道于2022年成立了服务站点，并专门委托第三方机构进行运维，建设了支持中心——勿忘我驿站。驿站内设了几个功能区，有49个床位，专门用于认知症老年人的照护。为构建社区养老服务网络，让老人就近获得服务，街道着力建设嵌入式综合养老服务基地，1个综合为老服务中心，4个老年人日间教育中心，4个社区卫生站点以及1个社区长者长期助餐点，老年人在家门口就能享受优质的社区养老服务。

在专业加联盟，规范完善服务体系方面，街道与上海市老龄服务行业协会认知症专业委员会签约，由浦东新区华康健康产业集团提供专业指导，定期开展项目调研和督导。在华康的专业指导下，进行了二次筛查和个案介入等工作。日常工作由街道一位老龄干部、一名事业单位工作人员和一位社工共同对接落实。华康也配备了8名工作人员进行中心的日常运维和项目推进。街道进一步整合了养老服务机构、医疗机构、社会组织和志愿者团队等资源，明确了认知

症服务流程，发展了认知症机构11家和认知症好朋友130名。

在全面加强融合，加大宣传教育方面，街道依托长宁区为老服务联盟，以知识中心为阵地，有针对性地宣传认知症的知识概念、识别方式、工作流程、转介渠道等信息，进行宣教的全面覆盖，基本实现每周有专题活动，每月有主题宣传的目标。同时，街道还设计了专门的周菜单，每周向认知症老年人发布当周活动，老人可以就近获得服务信息，并参与活动。街道菜单的阅读量很可观，截至2023年10月30日，街道菜单已累计达40次，阅读量接近3.1万人次。街道通过微信公众号每周发布周菜单，并在老年协会群和养老机构服务群中推送，要求各方全面转发传播。街道通过监控菜单的阅读数据，将阅读量作为重要考核指标。

此外，街道还通过党建引领，开展丰富的宣传系列活动，广泛动员志愿者、家庭医生、社工等人力资源参与，进入社区开展宣教，确保每年宣教不少于200场次。2023年已经累计开展宣传、干预活动478场次，服务人数超过1万人。在推进的过程当中，街道还专门编制了认知症漫画手册、家庭照护的一些日常照护的实用手册及上海市的认知地图，增加了趣味易懂性。

在风险评估方面，街道与社区卫生系统和华东医院合作开展了一个认知症调研课题。通过体检、慢病随访、日常用药等多种渠道，街道的医生、护士和社工对辖区30余位认知症老年人进行了培训，并开展了风险评估。截至2023年9月底，街道两年累计完成风险筛查4020人，2023年度筛查2058人。结果显示，3473人正常，295人低风险，202人中风险，50人高风险，高风险人群占比1%。根据风险级别，街道建立了相应的重点干预和分级预防机制，并建立了健康档案。对初筛有风险的老人，街道及时进行进一步检查，以尽早发现和转诊治疗。街道与社区卫生中心和华东医院建立了转诊配合机制。2023年已有12人次通过该途径就诊，7人进入记忆门诊，2人进入认知症照护专区。街道还与同仁医院合作开设了线上门诊，为认知症老年人提供便利服务。街道组织送医服务提高就诊率，依托社区资源为轻度认知症老年人提供非药物干预培训，已开展14场，参与者有225人。街道还与中医资源对接以提供中医服务。针对辖区内认知症比较严重的，尤其是带有精神行为问题的老人，通过绿色通道转接到上海市精神卫生中心和长宁区精神卫生中心进一步治疗，通过药物和住院治疗待精神情况缓解以后再转回社区，全面落实家庭医生机制，每周一次上门进行随访服务。连接社区卫生服务中心的医疗机构资源，打造一条认知症分级诊疗的服务路径，针对不同程度的认知症老年人开展分级分层的诊疗护理，探索认知症医养加康养模式。

在公益加市场，做精做细家庭支持方面，街道通过联盟化运作和会议沟通，提供了一系列服务项目。例如，在微信公众号上，街道每周都会发布服务项目清单。这些项目包括老年人的宣建和入托服务，家庭成员可以到街道的服务站点，寻求所需的近距离服务。此外，街道的认知症照护中心也开始为认知症老年人家庭提供照护技巧、互助分享等服务。2023年，街道开展了七场家庭支持活动，服务了76个认知症老年人家庭。为了应对家庭外出旅游或处理突发情况，街道在各个站点推出了短期和微日托服务，以帮助家庭短期照护认知症老年人。街道还通过为老服务站点，采用公益加市场的服务模式，为认知症老年人家庭提供全方位的养老服务。比如，从2023年6月开始，街道已经实现了对特殊困难老人家庭的全年无休送餐服务。同时，街道利用社区智能服务点和新开放的老年之家等，为认知症老年人提供防跌倒、睡眠疗浴、运动等健康养老产品，以智能手段提高认知症老年人的生活质量。街道还与华康、国药等资源建立了联系，以及与松江社会福利院、闵行区养老院等认知症照护专区建立了合作。街道的志愿者和老龄干部也参与考察这些环境，以便为有需求的认知症老年人提供有效的转介服务。除此之外，街道还实施了配套的居家改造项目，特别注重认知症老年人的居家安全。2023年，街道完成了40户老年化改造，安装了318户的燃气报警器、457户的燃气熄火装置、321户的智能水表等，全面保障了认知症老年人家庭的安全。针对认知症家庭，街道还全面推进长护险服务，加大宣传力度，并利用长护险系统提供主动上门扶贫受理服务。截至2023年10月，街道辖区有1276名老年人享受长护险，其中有334位认知症老年人。街道正在与福寿康智慧医疗养老服务公司合作，推进认知症家庭照护床位的建设，特别是居家养老床位的项目，希望能将一些试点项目引入街道。针对上述情况，街道计划进一步加强科普宣传，引入更多社会力量参与社区认知症友好社区的建设。街道将构建多层次的老年人认知症志愿服务网络，分为两个梯队。第一梯队负责筛查及科普宣教，第二梯队则是将参加干预课程后的老年人，作为认知症项目的宣传大使，并向其他社区老年人传播相关知识。同时，街道加大家庭支持力度，依托长者照护之家，将专业照顾服务延伸至认知症老年人家庭，确保认知症老年人在家也能享受类似机构的专业服务。

三、案例总结

综合来说，该街道在认知症资源整合方面做了卓有成效的工作，为进一步完善服务网络打下坚实基础。具体表现在：街道成立了服务站点和支持中心，打通了政府、医疗、社会组织之间的联动合作机制，形成了服务网络，实现了组织上的协同配合。在人员配置上，组建了包括专业机构、医生、护士、社工等在内的专职团队，实现了专业化的服务供给。在服务内容上，整合了医疗、康复、日间照料、居家托管等多种资源，基本实现了全过程的照护供给。在宣传教育上，多渠道多方式开展宣传，较好满足了不同人群的知识获取需求。在监测评估上，建立了数据统计机制，为持续改进奠定了基础。

在认知症照护资源整合的实践中，也面临着诸多挑战，影响着认知症照护资源的有效整合和利用，限制了照护服务的范围和效率。

（一）跨学科团队人员之间的不信任和合作障碍

跨学科团队的构建面临的核心问题是专业和认识上的差异。不同专业背景的团队成员可能对认知症照护持有不同的观点和治疗方法，这种差异可能导致在决策过程中出现分歧，影响团队的协作效率。此外，缺乏对其他专业知识和技能的了解也可能导致某些专业人员对其他团队成员的专业判断产生怀疑。为了解决这一挑战，除了加强团队建设和跨专业培训外，还需要建立共享的照护目标和价值观，通过定期的团队会议和案例讨论等方式促进相互理解和尊重。

（二）信息共享的障碍

在信息共享方面，除了技术和隐私保护的挑战外，还有组织文化和政策制度的障碍。某些机构可能出于竞争关系或对保护数据所有权的考虑，对外部共享认知症老年人信息持保守态度。此外，不同机构和部门之间缺乏统一的数据标准和格式，也增加了信息共享的难度。因此，推动信息共享不仅需要技术解决方案，还需要政策引导和组织文化的改变，如通过建立跨机构合作协议和统一数据标准来促进信息流通。

（三）资源限制的挑战

经济资源的不足是直接影响认知症照护质量和覆盖范围的主要因素。首先，在城市地区，虽然人口密集，但由于认知症老年人数量的增加和对专业照护人员的需求不断增长，导致了专业人员供不应求的局面。其次，即使有一定数量的专业照护人员，但他们的技能和经验分布不均衡，导致一些地区或机构的照护质量较低，无法满足认知症老年人和家庭的需求。这可能是缺乏系统的培训机制或是专业人员的流动性不足所致。此外，现有的资源利用不足，即虽然有一定数量的照护资源，但由于管理不善或是流程不畅，导致了资源的闲置和浪费。

(四)社会和文化因素的影响

首先,公众对认知症的负面看法和误解,常常导致认知症老年人和家庭在社会中遭遇歧视和隔离,这不仅增加了他们的精神负担,还可能影响他们寻求和接受照护的意愿。其次,文化背景影响了人们对健康照护的期望和接受方式,包括对认知症照护资源的利用。不同的文化对于个人、家庭与社区在照护过程中的角色有着不同的看法,这影响了照护资源整合的策略和效果。例如,在一些文化背景中,认知症老年人的照护责任主要由家庭承担,而对社会和政府支持的期望较低,这可能限制了家庭寻求外部照护资源的动机和能力。社会和文化因素也影响了照护服务的提供模式和内容。照护服务需要考虑认知症老年人和家庭的文化习俗和信仰,以确保服务的文化适应性和敏感性。缺乏对文化多样性的理解和尊重,可能导致照护服务不被接受,或者在实际操作中出现障碍。

(五)技术应用的局限性

技术应用的局限性对认知症照护资源整合产生了显著影响,这些局限性不仅涉及技术本身的可访问性和适用性,还包括技术使用者的接受度、技术培训的缺失以及基础设施的不足等。首先,技术的可访问性和适用性对于照护资源整合至关重要。尽管数字化健康记录和在线照护协调工具的潜力巨大,但它们的实用性在很大程度上取决于技术基础设施的普及程度以及最终用户的技术熟练度。此外,即便技术可用,认知症老年人和一些照护者对新技术的接受和适应能力也可能存在限制,这在一定程度上制约了技术在认知症照护整合中的有效应用。其次,技术培训的缺失是影响技术应用的另一个关键因素。有效的技术应用需要医疗保健专业人员和照护者不仅要有访问技术的能力,还要有足够的知识和技能来有效利用这些技术。然而,许多医疗保健专业人员和照护者并未接受过足够的技术培训,这导致了技术应用的不充分和技术潜力未能充分发挥。再者,基础设施的不足也是影响技术应用的重要因素。

总之,从可持续发展角度来看,该街道认知症资源整合未来需要进一步完善。首先,可以进一步拓展社会力量的参与,发动更多志愿者等参与服务,增强组织活力。其次,可以与商业养老机构合作,加强对居家认知症老年人的托管照料,提供更贴心的上门服务。此外,运用智能科技,探索认知症友好社区建设,使环境更人性化。最后,建立信息共享平台,方便资源对接,继续做好监测考核,并以评估结果推动资源整合的持续提升。

第三节　认知症老年人照护资源整合的路径分析

一、整合照护理论运用

整合照护理论强调多方资源整合与连续服务，为本文整合资源内容、方向及服务输送的研究提供理论基础。其一，运用该理论明确认知症照护资源的内容，以优化资源配置和利用，指导不同资源的配合与衔接，实现认知症老年人连续性服务，提高服务质量。其二，将该理论用于指导资源的整合方向。通过建立起垂直整合的服务网络，整合基层卫生服务（社区卫生服务中心）、二级医院和三级医院之间的合作，实现资源上的上下联动。同时，同级的医疗、养老、社区等资源整合，形成横向协同配合。在认知症照护中，横向整合可能涉及不同的医疗机构、护理机构、社会服务机构和支持团体之间的合作。通过横向整合，不仅可以提高服务效率，还能够促进创新和知识的共享，提供更加一致和连贯的照护服务。其三，整合照护理论用于指导建立认知症照护服务输送的机制。在制度建设层面，整合照护理论强调要在国家层面制定统一的认知症诊疗标准、转诊规范等，明确各类医疗机构的责任。不同区域和机构之间签订服务合作协议，明确角色定位。在流程优化方面，明确诊疗和转诊的标准化流程，如转出评估、转诊申请、导向选择、转入接收等环节。在平台建设方面，建立统一的认知症健康信息平台，实现认知症老年人在各平台之间的信息互通，为转诊提供数据支撑。总之，以整合照护理论为指引，通过整合不同层级和类别的认知症照护资源内容，在不同层面建立规范化认知症服务输送机制，构建起连续性的服务网络，使认知症老年人获得规范化综合照护，切实提高服务效果。

二、认知症老年人照护资源整合的路径

基于整合照护理论，可以按照纵向和横向两个路径来进行分析。首先，纵向路径涵盖了整合的实践过程，包括宏观层面的服务系统整合、中观层面的服务组织整合以及微观层面的服务与专业整合。在宏观层面，政府应通过整合长期照护服务的政策体系，建立统一的服务框架和政策支撑，同时促进公私系统的整合，实现长期照护服务的社会化。中观层面则强调政府与服务提供者之间的合作，以及不同服务机构之间的联结，实现资源的协同配置。微观层面则着重于正式照护和非正式照护服务的整合，以及跨学科团队的专业整合，以提供个性化、综合性的服务方案，增强认知症老年人的满意度和获得感。其次，横向路径涉及整合的行动方法，包括功能性整合和规范性整合。功能性整合主要涵盖支付方式的统一与优化、薪酬激励机制的建立、利益分配的公正化以及信息数据的整合和共享，以确保照护服务的有效性和连贯性。规范性整合则旨在建立共同的价值观和愿景，并制定统一的政策和制度，以确保照护实践的一致性和高效性。通过纵向和横向两个路径整合，可以构建一个全面、高效、可持续的认知症老年人照护资源整合系统（图8-2）。

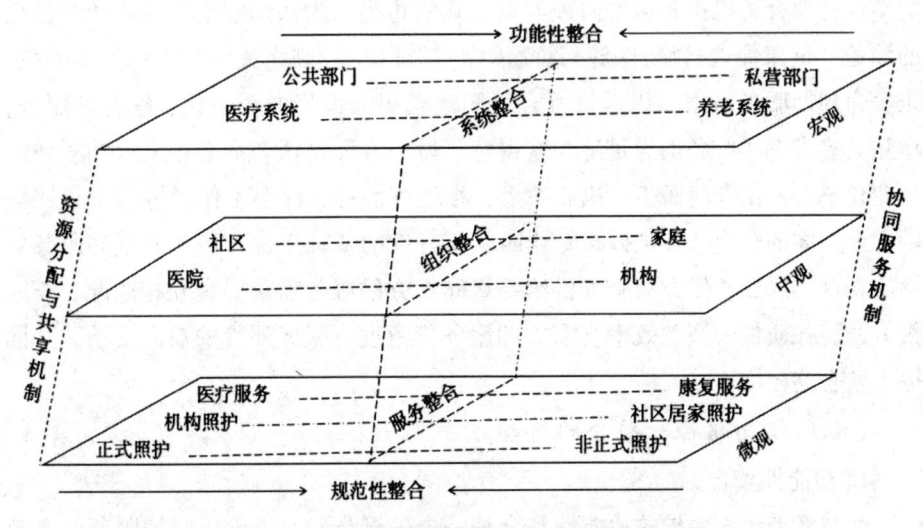

图8-2 认知症照护服务资源整合的路径框架图

（一）纵向路径：整合的实践过程

1. 宏观层面——服务系统整合

宏观层面的系统整合是对认知症老年人长期照护服务的政策体系进行整合，即将零散的长期照护服务政策、规则和制度整合到统一的服务框架中，形成完整全面的制度安排和良好的政策支撑。除此之外，系统整合还包括政府部门之间的协调与合作。通过公私系统整合，将民间资本引入长期照护领域，社会力量参与公办（公建）养老机构的改革和运营，使长期照护服务实现社会化。打破医疗体系和社会服务体系的界限，为认知症老年人长期照护服务领域实现跨系统合作和组建跨专业团队奠定基础。

2. 中观层面——服务组织整合

中观层面的组织整合是指政府与服务提供者的合作以及健康促进、医疗服务、康复照护及居家照护、养老服务等服务机构之间的合作。一方面，政府与服务提供者之间的合作主要表现为政府购买养老服务或者由政府承担合作成本，吸引社会资本进入认知症老年人照护服务领域。另一方面，由于认知症老年人的生命周期是一个从轻度认知症、中度认知症到重度认知症逐渐变化的过程，需要一条完整的健康服务链。社区服务中心、初级卫生保健机构、医疗卫生机构进行联结服务，实现各类资源配置方式的协同。

3. 微观层面——服务与专业整合

一方面是认知症老年人长期照护服务的整合。正式照护和非正式照护服务的整合，弥合了机构和居家两种养老方式的边界。为认知症老年人递送个性化的涵盖"健康促进+预防保健+诊断治疗+护理康养+临终关怀"在内的全方位、全生命周期服务方案，以提供符合认知症老年人偏好的个性化、综合性服务，增强其寻求健康服务的满足感与获得感。另一方面是认知症老年人照护服务的专业化整合。由全科医生、执业护士、心理咨询师、社会工作者等跨学科团队的专业主体的整合，在把握跨专业团队相容性的基础上提升服务质量和服务效率。在这一层面，供方的服务供给要素同需方的服务需求要素互相匹配，兼顾供方的服务质量、服务效率与需方的服务满意度、服务评价的双向反馈，共同嵌入整合路径中。

（二）横向路径：整合的行动方法

1. 功能性整合

认知症老年人照护的功能性整合是一个关键步骤，以确保照护服务的有效性和连贯性。功能整合主要包括支付方式、薪酬激励、利益分配、信息数据等。

第一，支付方式的统一与优化。在认知症老年人照护服务中，支付方式的统一是实现高效服务的关键。这不仅包括直接的医疗费用支付，也涉及相关支持服务费用的支付。通过建立一个公平、透明的支付系统，可以确保所有服务供应商获得合理的补偿，同时减轻认知症老年人家庭的经济负担。

第二，薪酬激励机制的建立。对照护人员而言，合理的薪酬和激励机制能显著提升服务质量和员工满意度。这不仅包括金钱报酬，还应考虑职业发展、工作认可等多方面因素，以激发照护人员的工作热情和专业承诺。

第三，利益分配的公正化。确保认知症老年人照护服务中各方利益的公正分配，是维持服务系统稳定性的关键。这意味着要在政府、私营部门、非政府组织以及家庭之间建立一个平衡的利益分配机制，以确保每个参与方都能在照护系统中获得相应的回报和认可。

第四，信息数据的整合和共享。借助互联网技术，建立一个认知症老年人照护服务信息管理系统，整合政策制定者、服务供给者、服务管理者等多元主体的信息资源，这是实现高效照护的关键。这不仅涉及认知症老年人的医疗和照护记录，也包括服务提供者的资源分配、工作安排等数据。通过这样的系统，可以实现信息的有效共享，提高服务的连贯性和个性化水平。

2. 规范性整合

认知症老年人照护的规范性整合是一个多维度的过程，旨在构建一个稳定而持久的照护体系，以满足认知症老年人的多样化需求。要实现这一目标，首先需要在所有参与方之间建立共同的价值观和愿景。这意味着政府、医疗机构、社区组织、家庭及认知症老年人本身都应共识于以认知症老年人为中心的照护理念，并明确其最终目标是提升认知症老年人的生活质量，并确保他们得到尊重和适当的医疗照护。

为了加强这种共识，制定统一的政策和制度至关重要。这包括政府层面的法律和政策支持及统一的认知症老年人照护标准和操作程序，以确保各供应方在照护实践中的一致性。此外，有效的沟通与协调机制也是不可或缺的。建立有效的信息共享机制和跨部门、跨学科的合作机制，能够确保供需双方信息的透明和及时性，促进各个供给主体之间的协调和沟通。

第四节 认知症老年人照护资源整合的运行系统

认知症老年人照护资源整合路径研究为识别资源整合的切入点和关键领域提供了理论基础，但在实际操作中需要将这些理论洞见转化为实际效益，构建一个具体的运行系统，该系统能够指导资源的实际整合和应用。认知症照护资源整合运行系统旨在通过一个综合性、多元化的服务体系来满足认知症老年人及其照护者的各项需求。该系统以人为本，关注认知症老年人的医疗治疗、日常照护、心理支持等多维度需求，同时为照护者提供必要的培训、咨询和支持服务。通过政府、医疗机构、社区服务、非政府组织等多方参与和资源整合，形成一个有效的服务供应链，优化资源配置，提升照护服务质量，也是应对照护挑战、满足认知症老年人和家庭需求的关键。

一、系统理论的运用

系统理论的整体性原则意味着在认知症照护中，照护服务提供不仅仅是单一服务或干预的集合，而是一个综合体，需要将医疗治疗、日常照护、心理支持等多维度需求整合在一起，从而为认知症老年人提供全面的支持。其中医疗保健、家庭照护、社区服务和政策支持等要素不是孤立存在的，而是相互依赖、相互作用的。因此，在系统构建时需确保所有相关方向共同目标努力，形成协同效应。

认知症照护资源整合运行系统是一个开放系统，与外部环境（社会文化环境、政策环境、技术环境）存在动态交互。系统理论指导下，构建此系统需要灵活应对外部环境变化，积极吸纳新的信息和资源，以适应和响应社会对认知症照护需求的变化。作为一个开放系统，认知症照护资源整合系统需具备适应性，以应对内外部环境的变化。系统理论指导下，系统应不断评估其效能，基于反馈进行必要的调整和改进，以持续优化照护资源的整合和利用。

系统理论认为系统具有自我组织的能力，可以在没有外部指令的情况下形成有序的结构和模式。在认知症照护中，这意味着照护网络能够基于实际需求和资源情况，自主调整服务模式和资源配置，形成高效的照护模式。通过识别照护过程中的成功模式和问题模式学习并自我优化。这包括识别哪些照护策略最有效，哪些资源配置最合理，以及如何通过调整来提高服务质量和效率。

二、认知症照护资源整合系统运行的关键要素

系统理论提供了整合照护资源时需考虑的整体性和互动性的理论框架，强调在照护资源整合过程中不同要素之间相互作用的重要性。认知症照护资源整合运行系统将多个组织、机制、环境和技术因素视为一个整体，强调它们之间的相互联系和协调合作，以提升整个照护系统的效率和效果。

（一）组织要素

在认知症照护资源整合运行系统中，组织要素扮演着极其重要的角色。包括政府部门、医疗卫生机构、社区服务中心、民间慈善组织以及照护者协会等，这些组织共同构成了一个全方位覆盖预防、诊断、治疗、日常照护、心理支持的服务网络。这样的网络不仅能为认知症老年人提供综合性的照护服务，还能

为照护者提供培训、支持和休息服务，从而减轻他们的负担。

（二）机制要素

涉及系统运行的各种政策支持、融资模式、服务采购和人才培养机制。通过创新这些机制，可以促进资源的有效分配和利用，确保认知症照护服务体系的可持续运行。例如，政府可以通过政策制定和资金支持，引导社会力量参与认知症照护，同时采用合同外包、服务采购等方式，提高服务质量和效率。

（三）环境要素

环境要素强调构建一个包容性的社区环境，推广认知症友好社区的建设。通过提高公众对认知症的认识和接纳程度，可以为认知症老年人创造一个支持度和理解度更高的生活环境。社区居民的参与和支持对于认知症老年人的日常生活和社会互动至关重要。

（四）技术与信息要素

利用信息技术建立认知症照护资源数据库，实现信息的共享和服务的精准对接是系统运行的另一关键。通过互联网平台、移动应用等技术手段，可以方便照护者寻找资源、学习知识、交流经验，同时也便于服务提供者更精准地满足认知症老年人和照护者的需求。

三、资源整合系统的运行机制

认知症照护资源整合运行系统的实施需确保各要素的高效融合和应用，以建立一个动态、互动和自适应的认知症照护资源整合系统，确保认知症老年人和照护者能够获得必要的支持和高质量的服务。

首先，组织要素确保了系统内多方机构的协同工作。政府部门、医疗卫生机构、社区服务中心、民间慈善组织以及照护者协会等，都是构成服务网络的关键组成部分。这个网络通过联合提供一系列从预防、诊断到治疗和日常照护的综合服务，同时，这一网络还需要协同工作，为照护者提供培训和支持，以及必要的休息和恢复时间，从而有效减轻他们的负担。各组织的决策共享与目标设定是照护服务整合的重要环节。医院应对初次入院的认知症老年人进行诊断并与社区共享信息，重度认知症老年人由老年专科接收，旨在延缓认知功能丧失、延长独立生活时间。同时，应组建由专业人员组成的照护团队，包括神经康复师、老年专科医生、营养师、护士长及经过专门培训的护士。在养老机构的基础上建立专业的老年认知症照护机构，与医院和社区协作，以适应家庭功能弱化的社会现状。社区作为防治和康复的主要场所，应建立专业团队负责筛查、家庭访问、照护指导和康复计划。家庭则负责提供长期基础照护和常规护理，以满足认知症老年人的个性化需求。照护的有效整合要求所有服务提供者共同致力于维护认知症老年人的内在能力和功能。重要的是让认知症老年人及照护者从一开始就参与决策制定和目标设定，这些目标应基于他们的个人需求和偏好。

其次，机制要素关注政策、融资模式、服务采购和人才培养的优化。政府应制定针对性的政策和提供资金支持，激励社会各界积极参与认知症照护。通过采用服务外包和服务采购等模式，提升服务质量和运营效率，保证认知症照护服务体系的持续运作和质量提升。

再次，环境要素强调在社区中创造一个包容和支持的环境。通过教育和社区活动提高公众对认知症的认识和接纳，创建友好的社区环境，使得认知症老年人能更好地融入社区生活，参与社会活动，这不仅有利于他们的心理健康，也促进了社区的整体和谐。照护人员需掌握认知症老年人健康状况的基础信息，并学习实用技能，如安全转移和协助洗浴等。应向认知症老年人或照护者提供社区资源信息，并探索机会让社区和邻里直接参与照护支持，尤其是鼓励有志愿服务意向的社区认知症老年人参与其中。针对家庭照护者通常缺乏专业知识的情况，社区应提供个性化干预措施，通过网络进行学习和培训，涵盖认知记忆训练、基础护理技能、心理干预方法等，提升家庭照护者的能力。

最后，技术与信息要素是通过高效的信息技术工具来实现资源数据库的构建和信息共享。利用互联网平台和移动应用，不仅便于照护者和认知症老年人寻找适合的服务和资源，同时也便于服务提供者更加精准地满足这些需求，通过数据分析来持续优化服务模式和资源配置。

第五节　认知症老年人照护资源整合的政策建议

一、政府需要制定和完善认知症老年人照护的相关政策

（一）制订国家认知症防治行动计划

政府应制订国家层面的认知症防治行动计划，明确防治目标，提出到2030

年认知症检出率和治疗率达到的具体指标。在国家层面成立认知症防治领导小组，负责统筹规划和督导工作开展。为了避免职责不明确或职能重叠，政府需要尽早建立跨部门整合通道，确定统一协调和管理认知症老年人整合照护服务的领导部门，如长期照护司、整合照护委员会等，明确牵头部门，牵头部门负责监督和协调跨部门的计划制订。

部门间建立责任分工和协调机制，明确各相关部门在认知症防治工作中的责任分工，充分考虑和解决行政职务划分、行业差异、利益分割、权责分配、资源配置等问题，明确问责机制，构建协同治理体系。卫生部门负责制定认知症诊疗规范和服务流程，组织开展认知症检测和诊断，提供用药指导。民政部门负责认知症老年人照护服务政策制定，负责养老机构和社区养老资源建设。两部门需要共同研究制定促进资源整合利用的政策措施，如推进医养结合，鼓励社会力量参与认知症老年人照护等。可以建立常设的协调机制，定期召开联席会议，加强信息沟通和政策协调。还可以设立跨部门的认知症老年人工作领导小组，统筹区域内认知症防治和资源整合工作。

（二）将认知症老年人照护纳入医疗保障体系

在医疗保障和社会保障制度层面：第一，完善基本医疗保险制度，将认知症的药物治疗和长期照护等内容纳入其报销范围，减轻认知症老年人家庭的经济负担；第二，在修改养老机构评审相关政策时，增加认知症康复治疗设施和专业照护人员配比等要求，推进医养结合；第三，在现有医养结合试点的基础上，进一步扩大试点地区和范围，探索可复制、可推广的模式。

（三）加大财政支持力度

国家需要加大在认知症防治科研和相关基础设施建设等方面的财政支持力度。第一，设立专项科研基金，鼓励开展认知症药物研发、诊断技术研究等前沿领域创新工作；第二，加大对基层医疗机构筛查诊断平台建设及运营经费的持续支持；第三，设立公益性项目及社会组织补助基金，促进认知症老年人康复护理等社区服务发展。

（四）完善法律法规保障

制定专门的认知症老年人权益保障法，明确认知症老年人在医疗、经济、人身等各方面的权益，完善认知症法律认定。落实认知症老年人优先原则，保障认知症老年人在就医、住房、照护等方面的合法权益。随着认知功能的退化，认知症老年人可能面临财产管理问题，必须制定严格的法律规定来规范代理人的行为，确保他们的财产和经济利益不受到不当处理。同时，需要设立有效的监督机制，监督代理人的行为，防止权力滥用。

二、合理配置资源，确保认知症老年人照护服务的高效与公平

（一）优先照顾中重度认知症老年人

应建立科学的认知症分级评估体系，使用标准化工具和流程来识别和评估认知症老年人的病情严重程度。定期对认知症老年人病情进行重新评估，及时调整资源配置方案。照护场所的选择需根据他们的特定需求和病情严重程度来定。对于轻度认知症老年人，优先在家庭环境中提供照护，照护资源重点要放在认知刺激、健康生活方式教育和轻度的家庭改造上。对于中度认知症老年人，对家庭环境进行必要的安全改造，由日间照护中心提供结构化的照护和社交活动，重点在于定期的医疗评估、药物管理和个性化照护计划。提供家庭照护支持，如培训、心理辅导和临时护理服务，以减轻家庭照护者的负担。对于重度认知症老年人，在需要时提供医院或专业疗养机构的照护。提供全天候专业照护，专注于维持基本生活技能，管理症状，确保认知症老年人的舒适和尊严。对于公立养老院收治比例向重度认知症老年人倾斜，且其床位及照护设施要优先安排。

（二）区分家庭、社区及机构人群，制定差异化的资源分配方案

家庭、社区和机构都是认知症老年人照护服务的提供主体，他们之间既有分工又有协作。只有这样，才能实现认知症老年人照护的及时有效。

家庭服务侧重于提供日常生活照料，如衣食起居、环境整理等。不同资源可发挥各自优势，家庭提供日常照料，社区负责指导康复锻炼，机构给予医疗支持，相辅相成，实现合理有效的资源配置。

社区服务侧重于进行康复锻炼指导，开展适宜的体能活动、认知训练等。因而，要加强社区嵌入式养老服务模式建设，推进认知症友好社区试点。作为社区内连接"机构—社区—居家"服务体系的枢纽，长者照护之家、日间照护机构需要按照人口数量及服务半径合理布局，均衡覆盖市区、郊区，可与养老院、护理机构等整合或邻近设置，优化服务资源配置。

机构服务重点在于医疗护理，进行药物治疗管理、护理操作等。在机构层面，应增加认知症服务资源，尤其是增加郊区机构数量布局，着重建设床位少、体量小、数量分布广的机构，满足郊区老年人对认知症床位资源的需求，促进

认知症照护服务更加充分、均衡、优质。

（三）大力整合居家照护服务，完善医养融合网络

第一，提升家庭照护服务质量。应加强对家庭照护者的培训指导，提高其专业护理技能，定期组织上门服务，解决护理过程中的困难。还应不断拓展非正式照护力量。发展认知症老年人家属互助组织，开展经验交流，提供精神支持，帮助家属营造支持性的护理环境。第二，拓展社区照护资源。应扩大社区日间照料中心的覆盖面，增加夜间照料选择。中心除了提供康复评估、日常护理、生活照料、康复训练等综合服务，还可发展上门医疗康复服务，定期为居家认知症老年人提供培训指导。第三，以"三社联动"助推认知症友好社区建设。以社区为平台或服务单元，以社会组织为载体或服务智库，引入社会力量和外部资源。鼓励社区认知症老年人、志愿者参与认知症老年人的照护与活动，通过社区团体和活动为他们提供社交支持和参与感，营造包容、理解和支持的社区文化。此外，社区内应设有绿化良好、环境宜人的公园和休闲区，这些区域应设计得易于识别和安全，以鼓励认知症老年人进行户外活动，从而促进他们的身心健康。第四，通过搭建综合支持体系和一站式社区服务平台，实现社区医养资源互补共享。利用现有社区卫生服务网络，推动医疗护理服务向社区、家庭延伸。强化社区医疗护理机构的依托与辐射作用，使其成为社区居家医养结合服务的支持平台。

（四）推动机构建设认知症照护友好专区

鼓励机构建设特色认知症照护专区以满足认知症老年人在身体健康和功能维持方面的需求。第一，强化现有养老机构认知症照护的能力，例如，对人员进行相关培训，支持对现有机构在设施、环境等方面进行适合认知症照护的改造，等等。机构的认知症照护专区可以采用小规模、家庭式的生活环境设计。在这样的环境中，由5~9位有相似疾病特征的认知症老年人组成一个生活单元，共同居住并接受专业照护，以有效地促进他们的社交互动和情感联结。第二，重视认知症老年人的个性化需求和生活历史。在照护过程中尊重他们的个人生活史，保持生活的延续性，这对于维持认知症老年人的身份感和自尊心至关重要。第三，根据每位认知症老年人的能力提供适当的自立生活支持，鼓励他们在日常生活如做饭、洗衣服和打扫卫生等活动中发挥作用。

此外，强调个人化的照护计划和家庭及社区的参与也很重要。由于认知症老年人的需求多样，因此需提供个性化的照护计划，同时加强与家庭成员和社

区的联系，建立一个支持性的照护网络。认知症老年人的照护不仅是家庭、机构和政府的责任，而且也是全社会成员的责任。第一，通过教育和宣传等手段在全社会要尽快达成这样的共识；第二，在此基础上全社会成员要有行动，当认知症老年人及其家庭遇到困难时，大家都有义务及时伸出援手。友好社区、友好社会建成后，社区和社会对认知症老年人应抱有更加包容、更加开放的姿态，把认知症照护专区的封闭型逐步废除，走向开放型。这么做，既可以减缓老年人认知症加重的进程，又能够实现尊重认知症老年人的自主意识。

（五）统筹城乡照护资源配置

资源在城乡之间则需要统筹，合理配置。在城市，要加快构建连续性的认知症老年人照护服务网络，实现基层—二级医院—三级医院之间的无缝对接。而对于部分医疗资源较为匮乏的农村地区，一是要加大对农村医疗卫生体系建设的财政支持力度。通过增加农村医疗基础设施建设和医护人员配备投入，提高农村医疗服务能力。同时逐步实现城乡医保政策统筹，使农村认知症老年人享有与城市相近的医疗保障。同时，加大对中西部等欠发达地区的转移支付倾斜力度。通过财政转移支付制度，逐步缩小各地在公共卫生服务支出上的差距，使医疗资源布局更加合理。二是要发挥电子信息技术在医疗资源下沉中的作用。建立国家统一的远程医疗服务平台，通过远程会诊等方式，使农村认知症老年人也能获得高水平的医疗服务。在区域层面推动医疗资源的协同配备，使不同地区间实现资源合理共享。

三、加强服务输送的连续性，确保认知症老年人的持续性照护

（一）强化认知症筛查、跟踪随访机制

在风险评估方面，联合相关公益组织开展"认知症风险测评"，掌握认知症人群的基础情况，建立"认知症风险人群库"，实施早期预防干预。在相关街镇及居委会开展老年人心理关爱项目试点工作，增强对常见心理行为问题和精神障碍早期识别的能力。

在具体的筛查方法方面，由于认知症的症状和进展在不同个体间存在差异，单一的筛查方法可能难以覆盖所有潜在的病例。这可能导致一些轻微或非典型症状的认知症老年人被漏诊，从而影响对患病率的准确估计。为提高认知症筛查的准确性和效率，需要结合多种方法和工具，考虑地区差异，并建立完善的后续跟踪和随访机制。对于初步筛查结果呈阳性的个体，应提供进一步的医学

评估、诊断确认以及定期的健康监测。这不仅有助于及时发现和干预认知症，还能为认知症老年人提供更为个性化和持续的照护。

(二) 建立个案管理方式，满足个性化需求

第一，制订个案管理计划。将认知症老年人的过往及每周身体健康状况、家庭经济、社交需求、文化娱乐、精神慰藉等状况均记录在册，通过分析了解老年人最切实的需求，针对其需求为不同的老年人提供差异化、多样化的照护服务。在档案系统建立之后，通过对老年人进行问卷调查、访谈等方式，及时了解其对社区养老机构及人员的意见和建议，并对老年人的档案进行补充、完善。每一位认知症老年人都应该有一个专门的个案管理计划，这个计划应该根据认知症老年人的具体情况和需求来制订，确保其得到个性化照护。指定专人进行跟踪访视，了解认知症老年人病情和生活动态，并建立预警系统，出现异常时及时介入。第二，建立个案管理团队。认知症老年人的照护都需要一个跨学科的团队来进行，这个团队应该包括医生、护士、社工、心理医生等，对初期认知症老年人家庭进行访问了解认知症老年人基本情况与生活环境，并在小组成员初步协商的基础上，向认知症老年人家属介绍专业诊断机构，讲解病情、未来发展趋势以及在日常和突发情况下的应对方法，并对起居环境、用药管理等居家照护进行指导，确保认知症老年人得到全方位的照护。个案管理者是连接认知症老年人和照护团队的桥梁，他们需要得到充分的培训和支持。三是建立个案管理信息系统。政府可以建立一个个案管理信息系统，用于记录和管理每一位认知症老年人的信息，确保信息的准确性和时效性。

(三) 建设信息化服务平台，实现信息共享

每一位认知症老年人都应该有一个电子健康档案，用于记录其病史、药物使用、检查结果等信息。在建立电子健康档案的基础上，政府需要建立一个统一的信息化服务平台，主要共享认知症老年人的个人信息、病例资料、用药方案、护理记录、康复训练情况等信息，相关医护人员按权限查阅。信息服务平台为认知症老年人及家属提供在线咨询、预约、药物配送等服务。借助信息服务平台先进的管理和信息化技术，将老年人、政府、社区、医疗机构和第三方服务机构紧密联系起来，为认知症老年人及家属提供在线咨询、预约、药物配送等全方位的服务。对于社区老年服务机构所在的每个社区，在基本养老服务设施建设的基础上，整合周边第三方企业，共同提供管家、餐饮、护理、法律咨询等服务供认知症老年人及家属购买。此外，在建立信息化服务平台时，政

府需要加强信息安全保护，确保认知症老年人的隐私不被泄露。

（四）建立转诊机制，保障服务连续性

转诊机制是医疗服务系统的重要组成部分，它可以确保认知症老年人得到及时、有效的医疗服务。一方面，要制定转诊标准。政府需要制定明确的转诊标准和流程，帮助医疗和照护工作者准确判断认知症老年人的状况，包括确定何时可以在家中照护，何时需要转移到专业机构或医院，并指导医疗机构如何进行转诊。此外，对于急救和紧急医疗状况，需要有一个明确且高效的转诊流程。包括急救响应的标准操作程序、紧急联系人列表和快速转诊通道。另一方面，要建立转诊网络。可以建立区域内包括基层医疗机构、中医院、大医院在内的转诊网络，签订转诊协议。认知症老年人可以在社区卫生服务中心就诊，经评估需要住院治疗后转入医院。出院后若能自理可以回家，需要职业护理可以转入养老院或照护中心。在转入不同机构间，建立信息共享机制，及时传递病情和治疗情况。完善双向转诊，一旦病情恶化也可以快速转入医院治疗。转诊过程中可以配备导医导护，保障转诊连续性。

四、多渠道筹资整合，待遇支付体现保障适度

（一）政府购买服务、社会捐赠、医保报销等增加资金来源

针对认知症老年人照护资金的筹集困难问题，需要采取多元化策略。政府预算拨款、医保统筹、社会捐助等途径均可作为资金来源。

第一，目前长期护理保险的各试点地区财政补助的力度不大。因此，当前非常有必要将各省份民政部门出台的养老服务津贴、护理津贴、高龄津贴，以及残联部门的重度残疾人护理津贴等源于公共财政支出且用途相同的资金加以整合。从国际经验看，各国政府财政投入都是长期护理保险重要的资金来源之一。长期护理制度可持续发展的一个重要方面是公共财政与私人筹资二者的平衡。其中，私人筹资主要是指个人和单位的缴费。但针对困难家庭，需要由政府财政出资实行家计调查式的津贴制度，以此达成长期护理保险与各种养老津贴的政策相互衔接的社会治理目标。

第二，在待遇支付方面，各地统一标准，做到"保障适度"，不是所有的照护服务费都由长期护理保险支付，学习德国和日本的经验，即照护利用者要承担10%~30%的自付费用标准，防止逆选择和道德风险的不可控制。

第三，鼓励认知症老年人家庭采取社会保险模式，以个人缴费为主，通过

购买老年护理保险来支付个人长期护理的巨额费用。此外，设立"认知症老年人照护救济基金"。虽然部分城市已经实行了长期护理保险制度，解决了一部分护理费用问题，但有不少老年人的养老金达不到这个水平，建议设立"认知症老年人照护救助基金"，重点救济特困、低保、低收入、计生困难家庭的认知症老年人。

（二）合理配置资金，防控财务风险

第一，建立专项资金。政府可以设立专项资金，用于支持认知症老年人照护服务的研究、培训、设施建设等。这个专项资金应该有明确的使用目的和管理办法，确保资金的有效利用。引入竞争机制，服务提供方通过市场竞争获取资金使用权。监管部门制定使用规范，开展抽查核对，确保资金合理规范使用。第二，建立风险管理机制。为防控财务风险，政府需要建立一个风险管理机制，对资金使用进行风险评估、风险控制、风险应对等工作。

五、人员培训和专业设置，实现认知症老年人的专业化照护

（一）人员培育和专业提升

为确保认知症老年人得到专业、高效的照护，必须加强人员培训和专业设置。第一，加强对医护人员的培育。国家层面应增加这些专业的招生和培养规模，以满足日益增长的服务需求。重点培养认知症神经专科医生、认知康复师、认知症护士等专业人才。同时，探索适合我国国情的认知症专业照护培训框架，制定认知症护理师资的专业标准，并建立资格审核制度。这不仅包括规范专业技能要求和考核流程，还应根据岗位性质调整培训形式，制定个性化、多样化的照护培训方案。第二，加强对护理人员的培训。应积极探索《认知症老年人照护职业技能等级标准》在技能认定、绩效激励、人事管理等方面的应用，优化专业人员团队结构及激励方案，以提高职业吸引力，减少人员流动性，从而更好地解决专业人员缺乏的问题。第三，加强对家庭照护者的培训。通过政府购买服务等方式，依托专业医疗机构、社区内的养老机构等专业社会组织，实施家庭照护者培训项目，为照顾老人的家庭成员或家政人员提供免费培训，提高其专业照护能力。

（二）积极培育和扶持养老服务社会组织

发挥社会组织的协同作用，培育认知症专项照护组织。政府可以通过制定相应的激励政策，吸引和鼓励更多的企业或社会组织参与社区居家养老服务。

通过提供税收优惠,降低社会组织参与的成本;对社区居家养老服务机构的水费、电费出台支持性政策,按社会福利机构的优惠价格收缴,或者予以补贴等。另外,政府还可以大力发展社区志愿者团队,大力鼓励和支持辖区内的高校、职业院校、中小学校加入志愿者队伍。继续扩充服务志愿者的数量,汲取更多的力量参与认知症的社区居家照护。志愿者团队可以根据住址、教育水平、个人喜好、特长等进行分类,筛选出核心成员,同时和追踪的个案或家庭建立匹配关系。

六、尽快完善认知症老年人照护服务规范和标准

(一)整合试点城市的认知症评估标准方法,完善认知症评估标准设计

建立和完善认知症评估标准是长期照护服务体系中的关键环节。认知症评估指标不仅影响受益人数和保险费用,还关系到缴费方的负担、财政投入的比例、服务供给能力以及服务质量的评价。为此,政府相关部门应与行业协会、专科医生、养老机构等利益相关方协同工作,共同制定认知症照护服务标准。在构建养老机构认知症老年人照护服务标准体系框架时,应围绕认知症老年人评估、服务专区设置、连续性照护服务流程、服务项目及服务质量管理等多个维度。根据认知症老年人照护服务的主要技术要点,应制定急需标准清单,并按照服务需求进行分层。同时,开展标准化试点工作,不断修订标准并向其他地区推广,以社区居家和养老机构认知症老年人照护服务的发展需求为依据,及时更新标准,并强化试点建设的效果评估及经验总结。

(二)加强长护险补偿评估标准与养老机构评定之间的关联性

在养老机构内部应建立与长期护理保险补偿评估相结合的管理和服务机制,鼓励养老机构参与认知症老年人的评估工作,提供专业意见,精确确定护理需求。通过加强长期护理保险评估标准和养老机构评估的关联,细化被保障老年人群的分类,按照病程、病情严重程度和护理需求将长期护理费用补偿水平向认知症老年群体合理倾斜,以确保长期护理保险更加精准地分配资源。此外,建立动态评估机制,以监测认知症老年人状况的变化,确保补偿标准与实际需求保持一致。

七、推动照护机构的产业融合与技术整合

（一）照护机构应集聚融合相关产业以寻求协同发展

养老机构应积极寻求养老服务业与金融业、制造业等相关产业的集聚融合。除了寻求投资合作以解决内部资金有限的问题，还可以走市场融合路径，向市场传递其服务优化过程中所面临的技术阻碍和认知症老年人的实际需求信息，促使产品制造企业、软件企业、服务企业、系统集成企业等相关产业有针对性地研发相关产品进而实现产业融合。建立跨行业合作网络，鼓励照护机构与医疗、教育、科技、金融等行业建立合作伙伴关系，共同开发创新的认知症照护解决方案。通过合作网络实现资源共享，如共享医疗设备、培训资源和研发设施。

（二）智能技术嵌入服务，实现技术整合

积极探索如物联网、大数据、人工智能等技术在认知症照护服务中的应用，提高照护效率和质量。物联网、大数据、人工智能等技术运用与照护服务等整合，可以帮助监测认知症的健康状况、提供个性化的照护计划，并促进照护服务的有效管理。例如，通过智能家居技术，利用传感器和监控系统来确保认知症老年人的安全。交互式技术，如虚拟现实（VR）和增强现实（AR），可以用于认知训练和娱乐，帮助认知症老年人维持或提升他们的认知功能。政府可通过税收优惠、补贴等方式鼓励企业和研究机构进行相关技术的创新和应用，研发适用于认知症老年人的产品与软、硬件设备。为医疗和照护人员提供关于智慧康养服务的培训，提高他们对新技术的使用能力。然而，应用这些技术的同时也需要考虑认知症老年人的隐私保护和伦理问题，确保技术应用的合理性和人文关怀。相关部门应建立数据保护条例，提供一个关于个人数据处理和隐私保护的强有力框架。

八、以知识—信念—行为机制推动科普教育

为了提高认知症老年人的照护效果，需要建立完善的"知—信—行"机制，这不仅包括提供信息和知识，还应包括促进知识转化为内在信念、指导信念转化为行动的实际步骤，以及提供持续的支持和情感关怀。因此，要开展"知—信—行"调查，了解公众对认知症的态度与行为支持情况，从而更有效地提升社会支持系统。

(一) 将认知症预防知识转化为信念

仅仅提供关于老年人认知症的信息和知识是不够的，因为这些信息往往未能转化为家庭成员的内在信念。如果家庭成员不相信或不理解这些信息的重要性，他们就不太可能改变对认知症老年人的态度和行为。即使了解到认知症的症状，家庭成员可能仍然无法接受这是一种疾病，而不仅仅是老年人的正常老化过程。关于知识转化为信念的过程，教育活动不应仅停留在信息传播层面，而是应通过情景模拟、家庭故事分享等方式，使信息更加生动和具体，从而更容易被家庭成员内化为信念。例如，通过讲述一个家庭如何成功管理认知症老年人的日常生活的故事，激发听众的共鸣，增强其信念的形成。

(二) 信念转化为行为

即便家庭成员在某种程度上接受了关于老年人认知症的信息，这种接受往往未能转化为实际行动。这是因为他们可能缺乏具体的指导，不知道如何在日常生活中应用这些知识来照顾认知症老年人，或者在面对现实挑战时感到无助和困惑。因而，将信念转化为行为的步骤需要具体的行动指导。例如，可以开发一系列针对家庭照护者的实用指南，如"认知症老年人日常照护手册"，提供具体的照护技巧和应对策略，使家庭成员能够在日常生活中具体应用这些知识。此外，组织定期的照护技能工作坊，让家庭成员在专业人士的指导下学习和练习，能够进一步巩固知识并将其转化为具体行动。

(三) 给予持续性支持和反馈渠道

有效的"知—信—行"机制需要持续性的教育、支持和反馈。在当前的情况下，家庭成员在接受了一次性的科普教育后，应维持后续的支持和指导，以便将知识应用于实际照护中。关于持续性支持和反馈渠道，建立一个持续学习和支持系统是关键。可以通过在线论坛、定期的家庭支持小组会议等形式实现，借助这些平台可以让照护者分享经验、讨论问题，并获得专业的心理和情感支持。

(四) 深入关注情感和心理层面

科普教育常常侧重于传递客观信息，但在认知症老年人照护中，情感和心理支持同样重要。家庭成员可能需要心理咨询和情感上的支持来帮助他们处理与照护相关的情感负担和压力。例如，在科普教育中加入情感支持的内容，如通过心理健康研讨会或情感管理工作坊，帮助家庭成员理解和处理照护过程中的压力和情绪困扰。这不仅能提升照护质量，也有助于维护家庭成员的长期福祉。

第六节　认知症老年人照护资源整合的配套保障

近年来有关长期照护制度建设，包括直接或间接与长期照护有关的制度、政策取得了一定进展，养老金保障、医疗保障作为基础性的制度保障也得到快速发展，为长期照护服务提供了更有利的制度保障基础。根据国际经验和实践过程中尚存在的问题，在长期照护的制度建设方面，还应注重以下四方面：第一，改变包括长期照护服务在内的老龄服务过程中的资源缺乏整合的问题，在优化服务资源供需路径的基础上，尤其要注重医疗卫生和社会照料领域保持资源的一致性、连续性，使长期照护服务过程的各个环节有效整合，优化长期照护服务供给的内容和结构，促进长期照护服务高质量发展。第二，长期照护系统要改变医和养相互分离的局面，重视医养康养人才的培育，通过加强卫生保健、疾病预防、社区与家庭卫生服务，为老年人提供连续的服务。第三，尽快统一长期护理保险与养老服务补贴制度的标准，为认知症老年人提供可负担、可获得的照护服务。厘清长期护理保险和养老服务补贴之间的边界，明确长期护理保险的承担范围、内容。第四，从法律和政策上承认家庭成员照护认知症老年人的经济社会价值，提升家庭照护者主观生活质量，建立有效的社会支持体系。

一、优化长期照护服务资源的供需融合

在服务资源整合视角下，长期照护服务供需平衡不仅以认知症老年人的服务需求为出发点，而且要反复考虑服务需求的满足程度，以及有效评估照护服务的供需平衡程度。通过服务资源有效整合，照护服务体系形成得以进入启动、演进、优化的循环。以制度优化、组织培育、服务质量提升为核心要素，以服务反馈和激励机制嵌入为载体支撑，以服务转介和资源共享机制为传输动力，在核心要素递进、载体力量支撑中，达成服务需求得到满足、供给效果进一步优化、供需平衡不断完善的目标。认知症老年人照护的具体供需融合分析如图8-3所示。

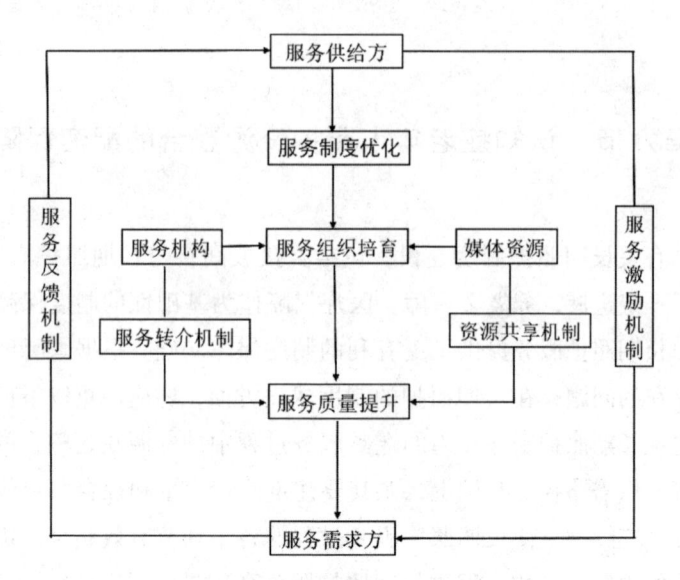

图 8-3　长期照护服务资源供需融合的路径

（一）制度优化，提供政策支撑

在制度优化方面，需要从国家和地方政府的层面出发，构建支持性的法规和政策框架来增强长期照护服务的连续性和整合性。具体措施可以包括制定专门针对认知症照护的国家标准和行业指南，确保照护服务符合统一的质量和安全标准。此外，政策应支持跨部门合作，如卫生与社会服务部门的联动，以实现资源的最优配置和服务的无缝对接。政府还可以提供财政激励措施，如税收减免和直接补贴，鼓励社会资本投入长期照护服务中，特别是在人力资源和技术创新方面的投入。

（二）强化组织培育，提供专业载体支撑

重视提升照护机构的服务能力和专业性，加强护理、康复医疗机构建设，提高基层医疗卫生机构护理床位比例。同时，通过培训和教育提高照护人员的专业水平，建立一个持续的职业发展路径，以吸引和保留照护人才。同时，建立多元体制的民办照护机构，支持社区嵌入式养老服务机构发展。发挥社会组织如非营利组织和社区基金会在此过程中扮演重要角色的作用，将其作为政府和社区之间的桥梁，提供定制化和灵活的照护服务。为了支持这些组织的成长和发展，政府应提供必要的指导和财政支持，包括为社会服务组织提供创新基金，支持它们开发新服务模式或改进现有服务。

(三) 创新服务机制，提升服务质量

服务机制创新应着重开发和实施更为高效和个性化的服务交付模式。这包括采用科技手段如智能健康监测系统，提高照护服务的效率和响应速度。同时，可以通过建立综合服务平台，集成医疗、心理、社会等多种服务，实现一站式服务。创新服务采购机制如通过竞争性招标和性能合同来提高服务提供的质量和成本效率。此外，政府应鼓励公私合作模式，动员私营部门和民间组织的参与，以丰富服务供应并推动服务创新。

1. 服务反馈机制

服务供给方由政府、社区、养老机构和家庭等参与主体构成，通过各主体的相互合作、信息共享来提供健康服务。服务需求方是认知症群体对健康服务的认知、态度和行为。应设置明确的反馈通道，考虑到认知症老年人的数字素养和自我主动性较低，因此要简化该群体的反馈渠道，着重剖析认知症老年人的需求表达内容和需求特点。在需求反馈过程中，供给方明确认知症老年人的生理和心理主导需求及其个性化特点，提高服务的针对性、适老性，并在服务过程中高度重视认知症老年人在服务种类、服务支出、服务质量评价、社会支持程度等方面的信息反馈，及时调整服务策略，持续改善服务质量。认知症老年人最关注的是医疗条件，社区、医院等场所是最好的收集反馈信息机构。这些机构应将收集到的反馈数据进行系统分析，以便识别服务中的问题和潜在的改进点。对此，机构可以设立专门的质量改进团队，负责制定和实施基于反馈的改进措施。此外，机构应定期向服务用户报告改进进展和结果，以增加透明度和信任。卫生健康行政部门要把认知症老年人对上述场所的服务满意度作为重要评价指标。

2. 服务转介机制

服务转介机制有助于使不同的养老服务主体、养老方式之间相互承接，进而实现养老服务需求方与供给方之间的无缝对接，为老年人选择适合的养老方式提供信息并进行对接服务，保障养老服务的持续性，同时可以预防资源错配。建立合理有序的服务转介机制，需要明确转介服务的标准和流程。转介机制还应支持跨部门合作，例如，卫生、社会服务和社区资源之间的联结，即要明确养老转介服务供给的参与主体，对转介服务机构的资质、服务能力、专业技术及服务人员的知识及能力要求制定专业化标准。在机制建立的基础上，成立转介一站式服务机构和统一的信息共享系统，这样无论老年人认知程度如何转变，允许不同服务提供者访问认知症老年人的健康和照护记录，对认知症老年人养

老资源的利用程度合理控制,避免出现床位周转率低、床位紧张、过度医疗等问题。

3. 资源共享机制

信息对称是实现多元治理主体之间有效沟通、平等协商的重要基础,实现媒体资源的共享要具备以下四方面:第一,健康服务人力资源要共享,通过照护服务人员在智慧养老信息平台的注册和统一调配,让认知症老年人有平等享受专业服务人员照护的机会。第二,医疗资源的共享。认知症老年人在条件允许的情况下,可以借助便携式健康监测设备,向平台注册的任一医护人员寻求救治并进行健康登记,不会被区别对待。第三,认知症老年人在享受养老服务时所使用的产品和设备的质量和功能在同一价格标准下不应有区别。四是数据和实践成果共享。通过建立地区或国家级的资源共享平台来实现数据共享,该平台整合了医疗、社会和社区资源,包括可用的床位、专业设备、人力资源等。平台可以提供实时数据,帮助服务机构根据需求和资源情况做出决策。此外,资源共享还应包括知识和最佳实践的共享,如通过举办研讨会、工作坊和会议,促进不同机构之间的学习和合作。

4. 激励机制

第一,要激励多元主体的参与。通过政府购买、合同外包、降税贴息等各种形式,吸引和激励私营企业、非营利组织和社区基层机构参与到长期照护服务中,丰富照护服务资源。鼓励建立合作伙伴关系,例如,与大型企业或基金会合作,通过合作增强服务网络的广度和深度,共同开发定制照护方案。第二,要激励需求方的服务利用率。推动跨部门、跨机构的整合型服务的多元支付方式改革,激励医疗机构主动引导认知症老年人接受双向转诊服务,持续推进基层首诊制的顺利实施,形成系统、连续、有序的服务模式。增强认知症老年人和家庭对可用服务的认知,通过教育和宣传活动提高他们对创新服务模式的接受度和利用率。第三,激发医护人员的参与动力。在绩效考核和职称评定上对参与家庭病床服务的医护人员予以政策倾斜。规定专兼职家庭病床医生的绩效水平高于门诊医生,评聘职称时,参与家庭病床服务的医护人员有额外加分等,以此来激励家庭病床医护人员工作动力和活力,鼓励更多医护人员加入家庭病床服务团队。除此之外,可以引入更多职业发展机会,如提供专业培训、国际交流、职业晋升路径等。此外,建立医护人员的心理健康支持系统,以减轻工作压力,提高职业满意度和留任率。

二、整合医疗服务与老年照护资源，推进各地区资源平衡分配

整合医疗服务与老年照护资源，推进各地区资源平衡分配，需要综合考虑各地区的实际情况，制定差异化的发展策略。通过建设社区养老资源平台和联合社会组织整合服务内容，可以有效提升养老服务的质量和覆盖面。

（一）因地制宜差异化资源配置

不同地区的认知症老年群体在健康需求和生活方式上存在差异，因而在资源配置上也应有所区别。经济发达的地区可以重点发展高端医疗护理和智能化养老服务，利用先进的医疗设备和信息技术，提供个性化的健康管理和高水平的医疗服务。经济欠发达的地区应注重基础医疗和基本养老服务的提升。通过政府财政支持和政策倾斜，加强基层医疗机构和养老院的建设，确保认知症老年人能够获得基本的医疗和生活照护。农村和偏远地区需要加强移动医疗和远程医疗服务的覆盖，利用信息化手段，实现医疗资源的共享和远程诊疗，解决老年人就医难的问题。

（二）智能化与信息化升级提升社区养老服务平台的效率

一是引入智能技术，在现有平台基础上，增加智能化设备和信息技术应用。利用物联网、人工智能等技术，建立智能健康监测系统，实现老年人健康数据的实时监控和管理。二是整合线上线下服务。整合线上咨询、健康管理、预约挂号、远程医疗等服务，与线下社区服务无缝对接，提供一站式综合服务。三是提升信息化管理水平。建立统一的信息管理系统，实现服务资源、健康数据和服务过程的全程可视化和可追溯，提高服务效率和管理水平。四是社区资源的共享与协同。通过建立区域养老服务联盟，实现医疗机构、养老机构、社区服务中心之间的资源共享与协同，推动跨机构、跨区域合作，共同提升服务能力。

（三）联合社会组织优化社区养老服务

社会组织在社区养老服务中发挥着重要作用，通过联合社会组织整合社区养老服务内容，进一步提升养老服务的质量和覆盖面。政府应制定优惠政策，鼓励和引导社会组织参与社区养老服务，通过购买服务和项目资助等方式支持社会组织开展各类养老服务项目。此外，联合社会组织整合医疗、康复、心理、文化等各类服务资源，建立多元化的社区养老服务体系，根据老年人的不同需求，提供综合性的养老服务。为了确保服务质量，政府应加强对参与社区养老

服务的社会组织的监督和管理，通过定期评估、培训和指导，提高社会组织的服务能力和专业水平。同时，应促进不同社会组织之间的合作与交流，分享经验和资源，通过联合开展项目和活动，形成合力，提高社区养老服务的整体水平。

（四）增强医疗机构与社区联动，形成信息共享、服务共管的横向联动

持续实施老年医疗护理床位增量政策，通过存量盘整和适度发展增量相结合的方式，鼓励现有的公立二级医疗机构及社区卫生服务中心将治疗床位逐步转型为护理床位。推进康复医疗重心从医院向社区延伸，形成社区卫生服务中心护理床位和家庭病床的有效转介，为认知症老年人提供早期、系统、专业、连续、就近、可负担的康复医疗服务；要完善认知症老年人就医便利服务，简化认知症老年人就医流程，开展认知症老年人友善医疗卫生机构创建活动。依托社区卫生服务中心，二、三级医疗机构，护理院，医养结合机构等资源，整合政府和社会资源，建立养老—医疗—护理—康复—安宁服务整合式服务体系。

三、完善长期照护服务的内容和结构，强化质量保障

（一）补短板、强弱项，优化资源配给结构

充分引导社会福利资源流向认知症老年人长期照护服务短板领域，调整供给结构以达到与需求分布方式、内容、质量、层次和空间的适配。在增强居家社区供给力量方面，通过政府购买、服务推广等方式鼓励发展社区嵌入式长期照护服务，支持将社区闲置资源升级打造成社区街道养老服务中心，鼓励资源向居家社区倾斜。对于多种并存病，认知症老年人的首选护理模式是通过协调和整合医疗保健和长期护理服务来提供连续性护理，这是许多发达经济体正在努力实现的模式。有效协调的护理系统将人口不断变化的需求纳入护理规划，加强以社区为重点的护理，并整合资源以提供连续护理，综合服务利用初级保健服务进行全面护理管理。由于信息和通信技术的进步，以医院为基础的住院服务越来越多地转向以社区为基础的流动护理或移动医疗。

（二）促进正式照护与非正式照护的协同发展

家庭照护难以满足技术性照护服务需求，社区和养老院等正式照护提供者在精神慰藉等方面也存在不足。基于此，需要在医养结合的基础上，推进非正式照护与正式照护的互补和协同发展。以典型国家的经验为鉴，德国鼓励家庭

非正式照护，强调非正式是正式照护的补充。其中一个显著的政策特征是以需求为核心。在居家照护给付方式上，由失能人员自主选择服务和现金给付比例，通过长达6个月的试用，最终确定服务模式。此外，通过建立社区照护站，提供照护规划和咨询服务，帮助认知症家庭选择合适的照护服务，减少盲目性。正式照护服务的提供者也在认知症人员选择范围内，更进一步加强了照护服务市场的竞争。相反，日本则强调实现照护服务社会化，以正式照护替代非正式照护。日本介护保险具有"慷慨普享设计"的特点，认知症程度较轻的个体也可得到保险给付，使用居家、社区正式照护资源，实现了轻度认知症人员向居家和社区的引导。为了充实正式照护服务，日本也积极推进预防照护，强化医疗与照护的合作，除了在介护保险法修订中提出建立社区综合照护体系，还以需求为核心，融合居住、照护、医疗、保健和援助等要素，成立了自立型看护管理并建立地域看护会议制度。总之，在正式和非正式照护的协调配合方面，尽管德国和日本的侧重点不同，但都强调"消费者导向"，以认知症人员需求为核心，以社区照护据点或介护管理员为桥梁，实现供求匹配，同时将照护咨询、照护计划制订、质量监督和反馈制度化。

正式和非正式照护的协同发展需要在借鉴德国或日本对二者的角色和责任定位的基础上，结合长期照护制度发展的历史脉络、社会价值以及人口和经济因素充分考虑。

1. 维持非正式照护的基础地位

目前我国绝大多数的长期照护以非正式的形式存在，受家庭养老观念的持续影响，当前以及未来很长一段时期，非正式照护仍将在照护服务体系中占有极其重要的地位。照护服务体系的建设首先应通过外部资源和服务支持强化非正式照护的基础地位，将对家庭照护者的社会支持与保护纳入制度体系，维持家庭照护的可持续。

2. 充分发挥正式照护的补充作用，逐渐增强正式照护购买意愿

第一，以照护保险给付作为正式照护购买的动力机制。给付的依据首先应是认知症等级，认知症等级越高给付金额越高。给付方式设计应充分体现居家/社区导向，居家照护的基金支付比例高于机构照护，以产生居家/社区照护激励。第二，在居家给付方式中，分为服务给付和现金给付两种，为了避免产生现金被挤出正式服务的结果，现金给付金额仅为服务给付的一半。同时，应赋予认知症老年人自主选择权，在现金和服务给付间可以按比例搭配使用。

3. 以认知症老年人为核心，依托照护管理中心优化供求匹配

社区照护管理中心连接了供求的两端，其中一端是正式照护服务，管理中心需要开发可供家庭选择的服务网络；另一端是认知症老年人，管理中心为他们提供服务信息，制订照护计划，推进计划执行，并实施监督反馈。同时，根据认知症程度的变化，适时调整照护安排，促进正式和非正式照护以整合的方式共同合作。

四、提升"医养结合"型机构医护队伍的稳定性和发展空间

（一）要研究建立"医养结合"型医护人员的薪酬管理体系

现阶段"医养结合"养老服务从业人员的薪酬和福利水平仍然存在较大提升空间，建立合理的分级薪酬体系，成为提高这一群体工资福利水平的关键措施。一方面，根据医护人员的岗位职责、工作年限、技术水平等因素，设立分级薪酬标准，确保薪酬水平与工作贡献相匹配。对于"医养结合"养老医护人员，需考虑其工作的多样性和复杂性，设立更高的薪酬级别。另一方面，应将养老机构内设的医疗机构及其医护人员纳入卫生计生行政部门的统一指导，在资格认定、职称评定、技术准入和推荐评优等方面，与其他医疗机构同等对待，并将"医养结合"型养老机构纳入住院医师规范化培训点。与医院医护人员相比，"医养结合"养老医护人员常年面对身体机能逐渐衰退的老年人，需要更多的耐心和情感投入，心理压力更大。应针对"医养结合"养老医护人员，设立专门的心理辅导津贴和生活护理专项奖励。

（二）推动医师多点执业和严格持证上岗以提高"医养结合"服务质量

我国的医疗资源集中于大城市和大型医疗机构，基层和偏远地区的医疗资源相对匮乏。鼓励医师多点执业，可以在一定程度上缓解这种资源分布不均的问题，使优质医疗资源惠及更多患者。政府应制定并完善相关政策法规，明确多点执业的法律地位和操作规范。同时，应建立健全的保障机制，确保多点执业医师在职业道德、医疗质量和工作环境等方面得到保障。此外，完善针对认知症老年患者护理的职业资格认证和岗位教育培训体系，以全面提升"医养结合"医护人员的专业化和规范化水平。通过科学合理的制度设计，建立起覆盖全面的职业资格认证机制和持续的职业培训体系，确保"医养结合"服务的高质量和标准化发展。

(三) 应出台多元化激励政策

为了应对"医养结合"型机构中护理人员严重短缺的问题，可以通过以下途径进行引导和支持：设立由政府支付工资和补贴的公益性岗位，鼓励成立护理公司，由护理公司负责招募和培训护理人员，为认知症老年人提供服务。对于获得国家养老护理员初级工、中级工、高级工或技师职业资格证书，并在养老护理和管理岗位上连续工作一定年限的人员，每月给予相应的奖励津贴。

五、尽快统一长期护理保险与养老服务补贴制度的标准

为使经济困难的认知症老年人能够获得最基本的养老服务，满足长期照护需求，现有制度应加强养老服务补贴与长期护理保险制度的衔接。

(一) 应明确长期护理保险制度的功能定位

需要明确在认知症老年人长期照护保障体系中，长期护理保险是其主要组成部分，而养老服务补贴属于社会救助，是不可或缺的有益补充。因而，不能将保险与养老服务补贴混为一谈，应厘清长期护理保险和养老服务补贴之间的边界，明确长期护理保险的承担范围、内容，以及与养老服务救助之间的衔接政策。列明长期护理保险及养老服务补贴制度的支付清单，避免制度之间产生遗漏、重叠和摩擦的情况。长期护理保险属于社会保险，由医保部门负责，对其采取保险机制而非社会救助或社会福利机制。养老服务补贴制度应由民政部门负责，体现政府托底保障和福利功能。

(二) 长期护理保险应具有兜底保障性制度安排

对于特殊困难人群，如最低生活保障家庭、低收入家庭的老年人，以及无子女、年满90周岁或年满80周岁且低于平均养老金的老年人，建议在享受长期护理保险的同时，也应保证其原有的救助保障水平；就财政投入而言，对养老服务类特殊人群的社会救助不能因社会保险而削减。

(三) 制定灵活的补贴协调机制

对于年龄边缘、低收入边缘的经济困难老人适当放宽申请条件。同时，长期护理保险及养老服务补贴标准由市民政局、财政局根据本市经济社会发展水平、养老服务成本变化等因素适时调整。

六、建立家庭照护社会支持体系

从法律和政策上承认家庭成员照护认知症老年人的经济社会价值，定期培

训家庭照护者并提供免费喘息服务，为有工作的家庭照护者给予照护休假，鼓励家庭长期非正式照护的投入。

（一）经济性支持

为了全面支持家庭照护者，政策应着重提高照护补贴并完善社会保险政策。首先，照护补贴的发放将基于对家庭照护者照护行为的详细评估，确立与其支持需求相匹配的补贴等级。此外，将通过建立照护救助机制，将因照护责任而经济受损的家庭纳入社会救助体系，特别是那些因照护老年人而离开劳动市场、有重新就业愿望的家庭照护者。这些照护者还可以接受专业护理培训，以促进他们的再就业，从而减轻经济压力。

在社会保险方面，家庭照护者往往因照护责任而中断工作，导致社会保险缴纳中断。对此，政策应当承认这些照护者的贡献，为无收入的照护者提供经济支持，如普惠式养老金，确保他们老年时的基本生活需要。特别是对于因照护责任而无法获得收入的女性群体，社会保险制度应确保老年家庭照护者能够继承配偶的基本养老金、失业保险金及基本医疗保险，从而防止他们晚年陷入贫困。

（二）服务性支持

首先，完善老年人的喘息服务机制是至关重要的。政府可以通过购买服务的方式，为60岁及以上的特困、低保、低收入及生计困难家庭中的认知症老年人提供喘息服务。这包括由养老机构短期托管老年人或提供临时的居家上门照护服务，以减轻这些家庭的照护负担。其次，建立社区老年认知症支持中心也是支持这一人群的有效策略。利用现有的社区综合为老服务中心等设施，提供全方位的支持服务，如防走失、防跌倒、防误食、防自杀指导等。这些措施将发挥社区平台的作用，合理配置资源，形成长效的社区支持机制。最后，推动康复辅具租赁事业的发展也是提升照护质量的关键。完善康复辅具租赁服务政策，加强上门指导服务，并确保使用安全和维修保障。同时，应加快将基本治疗性康复辅助器具纳入医保目录，从而为家庭照护者提供更多的便利和经济支持。

（三）情感性支持

家庭照护者面临的情感压力不容小觑，因此为他们提供有效的情感支持是至关重要的。首先，心理咨询和治疗服务对家庭照护者来说是一个宝贵的资源，能帮助照护者处理消极情绪，发展健康的应对机制。其次，参与照护者支持小组可以带来来自社区的慰藉，减少孤独感，通过与其他照护者的交流共享，他们可以产生共鸣并互相支持。此外,鼓励家庭照护者保持社交活动是非常重要的。与家人、朋友的互动和参与社区活动不仅可以减轻孤独,还能提供必要的情感支持,从而增强他们的积极情绪。

(四)发展性支持

为了确保家庭照护者能够兼顾工作与照护职责,同时维持其个人发展和社交生活,必须采取一系列发展性支持措施,以解决照护者在职业发展、工作时间管理方面的需求。首先,实施灵活的工作时间安排是支持家庭照护者的关键策略之一。通过提供弹性工作制度,如远程工作、弹性上下班时间或压缩工作周,照护者可以在不牺牲职业发展的前提下,更有效地安排照护任务。其次,引入带薪照护休假制度也是支持家庭照护者的有效途径,使照护者在必要时可以全身心照顾亲人,不必担心经济损失或职业前景。

七、依托信息化手段,健全长期照护服务质量监督评价机制

要在认知症老年人照护统一需求评估管理、长期护理保险制度扎实推进的基础上,构建认知症老年人长期照护服务的质量监督评价机制,构建完整全面的认知症老年人长期照护服务制度体系。

(一)建立长期照护服务项目、标准、质量评价等行业规范

动态更新认知症老年人的能力评估标准,建立规范的评估流程和机制。对于检查操作标准,从检查的实施、询问、材料收集、核对等检查事项建立目录化的操作标准。评估流程应从检查的准备、检查进入、检查的步骤、提出检查意见乃至检查效果考核等方面予以规范。

(二)细化长期照护服务的机构准入制度和人员资质要求

在对长期照护服务的机构准入制度和人员资质要求进行细化时,特别关注长期照护师的角色和资质要求显得尤为重要。针对认知症老年人的特殊照护需求,除了现有的《家政服务员职业标准》和《养老护理员国家职业标准》,新设立的长期照护师职业标准应具备更具体和专业的培训与认证程序。长期照护师应通过专门针对认知症照护的教育和技能培训,掌握高级护理技能,并了解认知症老年人的特定需要和挑战。这包括但不限于基本的医疗护理、日常生活支持、应急处理以及心理和行为管理。此外,他们还应该接受有关职业道德和维护认知症老年人尊严的教育,确保在提供服务时能够尊重认知症老年人的个人权利和需要。只有通过这样严格的评估和认证过程,获得相应资质的长期照

护师才能被准许为认知症老年人提供专业的服务,从而提高整个护理体系的管理和服务质量。

(三) 建立以长护险支付为抓手的绩效分配机制和质量监督评价机制

评估结果和护理人员的收入直接挂钩,调动护理人员的工作热情,提高服务质量,丰富服务内容,扩大服务满意度。可参照德国的做法,无论是正式照护还是非正式照护,通过照护保险法的形式,对照护服务质量责任、维护与改善照护质量的专家标准、仲裁机构的质量维护、质量监管主体、流程、审查结果等进行规定,保证了监管的严厉性和有效性。同时通过信息的透明化管理,以消费者选择倒推供给侧改革。

监管机制落实的重要条件在于明确监管主体及监管职责。现行试点阶段的长期护理保险工作主要由国家医疗保障局牵头,财政部门、卫生部门负责辅助监管工作,长期护理保险的监管主体包括医疗保障部门、医疗保险经办机构以及财政部门等。监管法规中应明确各监管主体的责任划分,如医疗保障局(医疗保障部门)以及医疗保障行政部门主要负责长期护理服务政策的实施及执行监管,从宏观层面把握长期护理保险工作落实和推进,负责监督各级医保经办机构落实长期护理保险制度的情况。财政部门在接受审计部门及行政部门的监督检查下,主管基金的收支及使用。医疗保险经办机构负责长期护理保险具体工作开展情况的监督管理工作,日常监管定点护理服务机构、定点评估机构。对于长期护理服务市场的监管也是使长期护理服务质量进一步提高的关键。政府部门可与提供服务的第三方机构签订协议,依照协议内容规范市场服务行为,并规定相应标准进行监督管理。

(四) 建立一套能够覆盖申请受理—评估—派单—服务—监管—支付一体化的信息系统

开发长期照护一体化服务监管信息系统具有强烈的现实需求,不仅可打破服务机构与监管机构之间的壁垒,实现双方信息的对等及有效衔接,还可以规范服务提供人员的行为,对服务的过程质量及结果质量进行实时监测,搭建长期照护服务大数据平台,汇集长期照护服务质量评价各项指标数据,定期向社会公布,提升长期照护服务监管效能。

第九章

智慧康养服务在认知症老年人照护中的革新应用及未来发展

近年来,信息技术被认为具有从根本上改变医疗保健的潜力,医疗保健系统的数字化转型正在不断推进。世界卫生组织认为信息技术有可能提高医疗实践和服务的覆盖面和质量,进而实现全民健康覆盖,是"应对卫生系统挑战的重要工具"[1]。我国对智慧化养老模式的实践也相当重视,智慧康养已成为破解养老供需不均衡、资源分布碎片化、管理主体联动性不强等问题的国家战略选择。[2] 发展至今,无论是以可穿戴设备、健康管理设备、家居设备为代表的智慧康养产品,还是包含了慢病管理、居家健康养老、互联网健康咨询等多种项目的智慧康养服务,均展现出了广阔的应用前景。[3]

尽管一系列信息技术在临床实践中不断被采用,智慧养老产业、智慧养老模式等均已有所建树,但是,在认知症老年人这一特殊群体中,信息技术具备哪些运用潜力?信息技术嵌入认知症照护服务的过程面临哪些挑战?应如何提高认知症老年人的智慧康养服务质量,且其具体的质量提升路径何在?针对这些影响智慧康养服务供给和发展的关键问题,目前还没有文献进行综合分析和思考。鉴于此,本章将分析智慧医疗技术在认知症老年人照护中的潜力,对其潜在的困境和挑战进行系统性考虑,进而分析智慧康养服务质量提升的路径,并提出相关建议。

---

[1] WHO Guideline Recommendations on Digital Interventions for Health System Strengthening [M]. Geneva: World Health Organization, 2019.
[2] 陈皓阳,葛鹏楠,刘易昕,等. 我国智慧康养政策执行困境及服务推进策略:基于史密斯模型[J]. 卫生经济研究, 2020, 37(12): 40-44.
[3] 杨菊华. 智慧康养:概念、挑战与对策[J]. 社会科学辑刊, 2019(5): 102-111.

第一节　智慧康养服务在认知症老年人照护中的潜力和优势

一、传统认知症照护方式的局限性及革新需求

传统的认知症照护方式限制了有效照护的实现。其一，照护资源的有限性和高负担是一个主要问题，家庭照护和专业护理人员在应对日益增加的认知症老年人时，承受了巨大的压力和负担，导致许多家庭难以提供持续和高质量的照护，且专业护理资源的短缺加剧了这一困境。其二，传统方式在实时监测与个性化照护方面也存在不足，认知症老年人的症状和需求高度个性化且动态变化，护理人员通常无法实现 24 小时持续监控，难以及时发现和应对突发问题。其三，传统照护在管理认知症老年人的情绪与行为问题上也效果有限，依赖于药物和人工干预，容易产生副作用和药物依赖。在安全保障方面，依赖人工监督和简单的物理措施，容易出现疏漏，导致安全隐患。因而需要信息技术和智能设备等革新措施，以优化资源配置，提高照护流程的效率，降低人工成本，提升整体照护效能和经济可持续性。

二、临床诊疗和康复技术在认知症照护中的挑战

目前，临床上尚无可治愈认知症的技术和药物，[1] 为缓解认知症的症状并延缓病程，临床医生和康复专家常采用诸如认知训练、物理疗法、言语疗法以及艺术疗法等多元化的康复技术，但这些方法和技术的应用存在一些不可忽视的局限性。首先，当前的康复技术通常缺乏个性化设计。认知症老年人的症状和需求各异，需要更加精准的康复方案。但是，康复技术的通用性与老年人的个体差异性、需求多样性的矛盾，使得康复效果遭受质疑。其次，很多康复技术的成熟度不足，尚处于初级阶段。尽管已有部分认知症康复技术得到开发和应用，但缺乏长期的、大规模的实证研究来证明这些康复技术的有效性和可持续

---

[1] RAO R V, SUBRAMANIAM K G, GREGORY J, et al. Rationale for a Multi‑Factorial Approach for the Reversal of Cognitive Decline in Alzheimer's Disease and MCI: A Review [J]. Int J Mol Sci, 2023, 24 (2): 1659.

性，因此，其科学性和稳定性仍存在争议。在提供长期支持和持续监测方面，现有的康复技术也面临挑战。最后，康复技术的接受度和利用率受限。对于认知能力受损的老年人，技术的复杂性、学习记忆曲线以及对数字设备的使用能力等多种因素都可能影响他们对康复技术的接受和应用。尤其是在农村地区，认知症老年人往往难以获得充足的医疗检查、准确的诊断以及持续的康复服务，这反映了技术在空间上的壁垒造成的低服务利用率问题。

三、智慧康养服务的运用潜力和优势

智慧康养服务通过改变信息传递方式、强化资源整合力度、提升服务管理效率等手段，既为医护人员提供更科学、准确的决策依据，又能提高认知症老年人的安全性、社会参与度和整体生活质量，为认知症预防、临床诊疗和照护提供了新的发展方向。其具体的运用技术见表9-1。

（一）认知症的预防和早期筛查

在认知症预防方面，智慧康养服务能通过数据驱动的方式，提供个性化的健康管理方案，从而协助个体控制疾病风险因素。这种服务借助智能设备和传感器实时监测老年人生活方式和健康指标，给予反馈和建议。同时，智能应用程序可根据认知症老年人的身体状况，提供针对性的营养、运动和认知训练的计划，以促进认知健康。在认知症早期诊断方面，智慧康养服务利用人工智能和数据分析技术，开发智能筛查工具，这些工具可以通过语音、图像或行为分析等方式，自动识别潜在的认知症风险因素，形成自动化的筛查系统，帮助医护人员快速发现潜在的认知症病例，及早开展进一步评估和干预。[①] 重要的是，信息技术利用数字网络平台，为交通受限的农村地区开辟出更多专业的疾病诊断和病程检测路径，这迈出了传统照护模式难以跨越的一步。

表9-1　认知症服务中常用的新兴技术

类型	用途
健康监测系统	结合物联网和传感器技术，可以实时监测认知症老年人的生理指标和活动情况，如心率、血压、步数、睡眠质量等。这些数据可以用于评估病情和提供个性化的康养建议

---

① SABBAGH M N, BOADA M, BORSON S, et al. Rationale for Early Diagnosis of Mild Cognitive Impairment (MCI) Supported by Emerging Digital Technologies [J]. J Prev Alzheimers Dis, 2020, 7 (3): 158-164.

续表

类型	用途
定位系统	借助装有实时定位系统和传感器系统的智能设备来监控认知症老年人的位置和行为。通过基本的传感器触发或通过学习认知症老年人常规行为模式,以人工智能学习算法的方式检测异常行为,并向照护人员发送警报
语音识别和自然语言处理	利用语音识别和自然语言处理技术,可以开发智能助手或聊天机器人,与认知症老年人进行交流,安慰其不良情绪,提供精神支持
物联网智能家居	将家居设备与物联网连接,使其能够自动化和智能化。例如,根据认知症老年人的行为和喜好进行智能灯光、智能门锁、智能日历等调整,为其提供更舒适和安全的居住环境
患者辅导系统/认知训练	通过环境传感器、摄像头和/或患者佩戴的设备对其生理、心理和行为数据进行记录。利用虚拟现实(VR)和增强现实(AR)模拟环境和情境,帮助认知症老年人进行记忆和认知训练。引导认知症老年人完成日常任务、体育锻炼和认知训练计划
脑机接口	通过脑机接口技术,将大脑信号转化为指令,使认知症老年人能够通过思维控制设备,如电脑或轮椅,以帮助认知症老年人保持独立性和自主性
面部识别设备	通过摄像头、智能设备和面部识别软件帮助认知症老年人识别与他们互动的人,并提醒他们这个人的名字以及他们之间的关系

(二)认知症的临床诊疗与康复

智慧康养服务可通过提供电子健康记录系统,提升医疗数据管理和信息传递的效率,从而方便医护人员更好地了解认知症老年人的病情变化和治疗效果,指导临床决策和个性化护理计划的制订。同时,它能通过建立双向通信的数字平台,实现远程监护和护理,解决就医过程中的交通、时间等问题。远程医疗和远程监控技术将临床评估、监测和反馈转移到家庭中,个性化制订康复计划,以为认知症老年人量身定制的方式调整服务,可更好地满足老人的需求。[1] 在智慧康养服务中可运用智能药盒、提醒系统,帮助认知症老年人正确按时服药,避免漏服或错误服药的情况;通过紧急呼叫系统、智能家居安全设备等帮助认

---

[1] ROSSETTO F, ISERNIA S, REALDON O, et al. A Digital Health Home Intervention for People within the Alzheimer's Disease Continuum: Results from the Ability-Telerehabilitation Pilot Randomized Controlled Trial [J]. Ann Med, 2023, 55 (1): 1080-1091.

知症老年人在紧急情况下获得及时援助,减少意外事件的发生。[1] 此外,智慧康养服务可提供个性化的认知训练和康复方案,例如,基于游戏、交互式应用程序的技术手段进行认知功能的训练和恢复,帮助认知症老年人改善注意力、记忆、语言等功能。[2] 这种将康复医疗技术游戏化的方式,有助于提高认知症老年人的依从性和满意度,赋予更积极的情绪体验,也使医护人员能够准确预测认知症老年人在日常生活活动中的表现。[3]

（三）认知症老年人的居家照护

首先,在监测与安全保障方面,智慧康养服务采用智能监测设备、智能家居系统等技术,如智能摄像头和传感器,以监测认知症老年人的活动、睡眠质量、进食等行为和生活状态,并及时发出预警。[4] 这样的监测系统有助于提供安全保障,减少意外事件的发生。其次,在认知功能训练方面,可以借助智能手机、平板电脑等常用设备,根据老年人的能力水平和兴趣爱好安装相应的训练程序,以促进活跃脑力,延缓认知能力的退化。再次,在日常生活照护方面,智慧康养服务具备全方位的生活辅助功能,例如,通过定期电话或视频联系,协助照护者进行护理操作和提供照护建议,以提高照护的质量和效果。此外,智能家居系统可通过语音控制或远程操控,便捷地完成开关灯光、调节室内温度等日常任务。智能提醒和日程管理功能则可以提醒认知症老年人按时吃药、做日常活动等,以提高老年人的自理能力和生活质量,减轻照护者的负担。最后,在社交互动和精神支持方面,智慧康养服务可利用社交平台、虚拟现实技术等手段促进认知症老年人的社交互动和心理疏导,如视频通话和在线社区使老年人有机会与家人、朋友及其他认知症群体进行远程交流,减少心理孤独感。总体来说,智慧康养服务通过整合监测与安全保障、认知功能强化、日常生活

---

[1] LEE-CHEONG S, AMANULLAH S, JARDINE M. New Assistive Technologies in Dementia and Mild Cognitive Impairment Care: A PubMed Review [J]. Asian J Psychiatr, 2022, 73: 103135.

[2] NEAL D, BERG F V D, PLANTING C, et al. Can Use of Digital Technologies by People with Dementia Improve Self-Management and Social Participation? A Systematic Review of Effect Studies [J]. J Clin Med, 2021, 10 (4): 604.

[3] FERREIRA-BRITO F, ALVES S, SANTOS O, et al. Photo-Realistic Interactive Virtual Environments for Neurorehabilitation in Mild Cognitive Impairment (NeuroVRehab.PT): A Participatory Design and Proof-of-Concept Study [J]. J Clin Med, 2020, 9 (12): 3821.

[4] LEE-CHEONG S, AMANULLAH S, JARDINE M. New Assistive Technologies in Dementia and Mild Cognitive Impairment Care: A PubMed Review [J]. Asian J Psychiatr, 2022, 73: 103135.

辅助、社交互动与心理支持等服务项目，对认知症照护的创新与发展起到了积极的推动作用。

（四）认知症老年人的机构照护

智慧养老模式在针对认知症老年人的机构照护中也显示出独特的优势，特别是通过高度个性化的服务和先进技术的整合，极大地提高了照护质量和效率。在个性化照护与行为监控方面，智慧养老技术通过穿戴设备和环境传感器实时监测认知症老年人的生理健康和行为模式。这些设备能够收集关于活动水平、睡眠模式以及日常行为的数据，帮助照护团队及时识别任何异常或潜在的健康问题。例如，通过行为模式分析，系统可以预测并防止潜在的跌倒和徘徊行为，从而预防事故的发生，并针对每位认知症老年人的具体需求调整照护计划。在远程健康管理与医疗支持方面，对于居住在养老机构的认知症老年人，智慧养老模式可以整合远程医疗服务，包括定期的远程医疗咨询和健康状况监测。这使得医生和护理人员能够及时了解老人的健康状况，并根据需要调整治疗方案，同时减少老人前往医疗机构的频繁需求，降低他们的身体和心理负担。在认知支持与活动促进方面，智慧养老技术通过提供定制化的认知游戏和互动活动，如虚拟现实和触摸屏应用，帮助认知症老年人维持和提升他们的认知功能。这些活动不仅为他们提供乐趣和刺激，还有助于延缓病情发展。同时，系统能够记录参与各项活动的情况，帮助照护者了解哪些活动最有效，进一步个性化调整照护计划。

第二节　智慧康养服务在认知症老年人照护中的实践困境与挑战

尽管信息技术给认知症的诊疗、康复、照护注入了活力，但其技术革新背后的实践困境，诸如技术接受度、成本负担、人文关怀性以及隐私保护等问题亟待破解。

一、智慧康养服务供应端的发展瓶颈

（一）认知症服务中智慧康养平台的智慧化程度不突出

智慧康养产业作为一个新兴业态，尚未形成产业集群，地区间产业密切，

但技术关联性仍未建立,这影响着认知症特有的智慧信息平台建设。具体来看,问题主要体现在平台内外部系统的协同合作与发展方面。一是平台内部系统很难实现同步联结。智慧康养信息平台需要解决不同系统之间的同步性、互操作性及兼容性问题,确保数据的无缝流通和协同工作,而系统间的数据标准和技术规范的不一致阻碍了系统的联结。二是平台外部系统的互通受阻。由于认知症智慧平台建设处于初步建设阶段,其高层统一平台和认知症数据库的建设水平受限,导致医疗卫生机构、养老机构、社区、政府部门及认知症老年人的资源信息难以同步和共享,[1] 阻碍了医疗卫生服务资源的有效整合。信息的阻滞使得认知症老年人无法享受预约挂号、健康咨询等重要服务,在出现紧急情况时难以获得专业救助。

(二)认知症智慧养老服务效益滞后,消费市场活力不够

市场活力不够的原因主要有两方面。一方面,智慧康养服务在设备、技术、人力资源等方面通常需要高昂的投入,这些成本需要由消费者自行承担。这一压力使得认知症照护家庭受制于经济负担,更倾向于选择传统的服务方式。因此,消费者的经济压力和对传统服务的依赖限制了智慧康养服务市场规模的扩大,也抑制了市场活力的提升。另一方面,智慧养老的效益往往具有滞后性、潜在性和隐蔽性,需要长期的积累和实践才能发挥出来。然而,地方性认知症照护服务实施方案的出台往往滞后于市场需求的形成,这导致智慧养老产业缺乏明确的政策支持和相应的配套措施,进一步影响了消费市场的积极性。

(三)认知症群体的深层次需求挖掘不足,人文关怀特征欠缺

部分智能产品的设置程序过于聚焦信息技术,只专注于实现基本信息传递功能,而缺乏对认知症群体紧迫且深层次需求信息的挖掘,导致一些潜在的需求难以得到充分而全面的评估。即使症状发展到严重阶段,认知症老年人也具备自我意识和情感需求,但智慧康养服务难以模拟老年人身处的社会文化背景,并提供认知症老年人家人所具备的情感连接和理解,体现不出家属及亲友特有的人文关怀特征。

(四)认知症群体的隐私权受损,数据安全性难以保障

尽管智能服务技术已经高度发展,但对认知症老年人的数据隐私保护、安全性保障可能非常有限。一是存在侵犯隐私的可能。很多智能照护技术需要监

---

[1] 陈皓阳,葛鹏楠,刘易昕,等.我国智慧康养政策执行困境及服务推进策略:基于史密斯模型[J].卫生经济研究,2020,37(12):40-44.

控认知症老年人的日常活动以提供及时的照护，避免跌倒、走失等风险。然而，这种持续的监控可能会侵犯其私人生活空间，损害他们的隐私权。例如，为了安全起见，在认知症老年人的卧室或浴室中安装智能监控设备，很可能会引起认知症老年人的不安和抵触。虽然信息技术的嵌入让独立性丧失的认知症老年人有更多"独立性"，但到底允许失去多少隐私换取功能价值是技术开发时容易被忽视的问题。二是数据滥用的风险难以避免。智慧康养服务使用各种智能设备、传感器与互联网连接时，个人信息存在未经授权访问或滥用的风险。[1] 一些技术服务需要收集、存储和处理个人敏感信息，例如，认知症老年人的健康数据、生活习惯以及银行账户信息，恶意行为者可能利用这些信息实施欺骗手段，欺诈老年人或者非法出售，例如，用于商业广告定位或保险公司的风险评估等。[2] 三是设备安全性难以保障。智能设备可能存在安全漏洞，被黑客攻击或被恶意软件感染，导致智能设备出现故障，甚至会影响到认知症老年人的生命安全。例如，如果智能药盒被黑客攻击并更改了药物提醒时间，可能会导致用药错误。

二、智慧康养服务需求端的接受度有限

（一）疾病特征阻碍服务的接受度

认知症老年人常受记忆力减退、注意力不集中和思维能力下降等问题困扰，可能难以理解和适应新的技术，尤其在使用复杂的智能设备和应用程序时可能会引发困惑和挫败感，进而产生抵触情绪。尤其是有语言障碍、理解困难或表达能力下降的认知症老年人，与数字产品进行交流会面临更多困难，觉得自己无法掌握和适应技术，从而拒绝额外的技术支持和培训。当认知或自我意识逐渐降低时，他们甚至会担心技术的安全性或无法意识到自己需要智慧康养服务。

（二）经济负担限制服务消费积极性

智慧康养服务由于投入了昂贵的技术设备和系统，造成一些认知症老年人及其家属难以承受的经济负担。一是购买智能监测系统、远程医疗、虚拟现实

---

[1] LEE-CHEONG S, AMANULLAH S, JARDINE M. New Assistive Technologies in Dementia and Mild Cognitive Impairment Care: A Pubmed Review [J]. Asian J Psychiatr, 2022, 73: 103135.

[2] CHRISTIANSEN L, LINDBERG C, SANMARTIN B J, et al. Using Mobile Health and the Impact on Health-Related Quality of Life: Perceptions of Older Adults with Cognitive Impairment [J]. Int J Environ Res Public Health, 2020, 17 (8): 2650.

等设备和技术的成本较高,而后续维护和更新也需要费用;二是远程医疗与照护服务的费用以及个性化定制服务的费用也是一笔不小的开支;三是为了正确使用和管理智慧康养服务,家庭成员可能需要接受相关的培训和支持,由此产生的费用也会增加家庭的经济负担。如果相关产品的购买费用未纳入财政补贴计划或未与各项福利制度相衔接,智慧康养服务的消费积极性将难以提升。

(三)技术焦虑制约服务的普及

一方面,认知症老年人或照护者可能对技术操作感到困难。他们会担心自己无法熟练操作相关设备或软件,担心技术的复杂性,或由于不可避免的错误,产生挫败感[1]及焦虑,进而影响他们对技术的接受度和使用意愿。另一方面是技术故障和可靠性问题。照护者可能担心在使用过程中出现技术设备或系统的故障导致服务中断,或者产生技术无法实现人文关怀的顾虑,认为智慧康养技术的引入会减少人与人之间的互动和情感交流,影响认知症老年人的关怀体验。因此,技术焦虑成为制约智慧康养服务普及的一项挑战。

第三节 认知症老年人智慧照护质量提升路径及其策略建议

一、认知症老年人智慧照护质量提升的路径分析

智慧康养服务作为信息技术与健康照护相结合的新兴领域,其发展过程必然呈阶梯式升级,涉及的层次和维度丰富多元。这显然难以一步到位,而是一个需要我们逐步、有序推进的过程。

(一)加强科技与企业创新的广度和深度

为了加深科技与企业创新在智慧康养领域的应用,在衡量认知症老年人的需求和可接受度的基础上,应以技术创新和应用为切入点,以智能监测、预警系统、远程医疗等高端技术为核心环节,以智能互动、培训和支持为力量驱动,最终目标是提供高度个性化和定制化的服务方案。首先,在基础层面,质量发

---

[1] BOYLE L D, HUSEBO B S, VISLAPUU M. Promotors and Barriers to the Implementation and Adoption of Assistive Technology and Telecare for People with Dementia and their Caregivers: A Systematic Review of the Literature [J]. BMC Health Serv Res, 2022, 22 (1): 1573.

展的侧重点在于可靠性和保证性。本层面应以技术创新和应用为切入点，建立运营、维护和应急机制，确保产品、服务或系统能够在各种情况下稳定运行。同时，建立内部教育培训机制，制定详细、标准的操作流程，以便为医护人员和照护人员提供一致、可重复的培训支持。其次，在质量发展层面，在可靠性和保证性有所保障的基础上，应侧重于响应性和移情性的满足。除了注重技术创新和应用，还应以提供个性化的服务和定制化的方案为核心。在促进认知刺激的同时，注重认知症老年人的社交参与和心理健康。最后，在质量提升层面，应统筹可靠性、保证性、响应性、移情性和有情形的综合发展，实现服务质量的全面提升。

（二）深化多方主体间的共享与合作

建立多方、多维度的合作机制是服务质量提升的关键步骤。其一，各企业在各个发展层面要注重在技术和信息上的共享与协作，减少技术壁垒并降低成本。其二，在将辖区内的认知症照护服务机构、医疗机构以及企事业单位纳入智慧康养服务信息平台的基础上，成立智慧康养服务信息管理中心。以信息管理中心为枢纽，发挥统筹、整合及管理各方认知症老年人照护资源的作用。同时，政府部门可依据信息管理中心的数据处理报告，对认知症老年人照护政策的方向和重点做动态的调整。其三，积极吸纳社会公益组织和志愿者，形成正式支持网络与非正式支持网络结合的互助方式，发挥地缘群体对认知症照护的独特作用，弥补智能设备在情感交流方面的缺憾。

（三）建立产业标准与服务规范

避免由于技术标准和产品标准差异造成认知症老年人智慧照护质量参差不齐的局面，应建立系统性制度和统一的产业标准，以对认知症老年人智慧照护产业规范进行指导。标准和规范可以借鉴欧盟的数据处理准则（包括数据的合法性、透明性、限定目的性、数据最小化、准确性、存储限制和完整性以及机密性），结合社会、经济、技术等因素进行详细的分析和评估。此外，还应该广泛征求政府、企业、研究机构、消费者和认知症老年人等意见和建议，以确保标准和规范的公正性、互操作性和实用性。

（四）健全监管与反馈机制

各企业每一阶段的发展都应受到机构的监管和法律的约束。政府、社区、养老机构、社工组织等养老主体依据智慧康养服务相关产业标准，对服务进行质量控制与监督，并建立严格的服务评价体系和问题反馈机制，以提高服务运行效率与效果。

认知症老年人智慧照护质量提升的具体路径流程见图9-1。

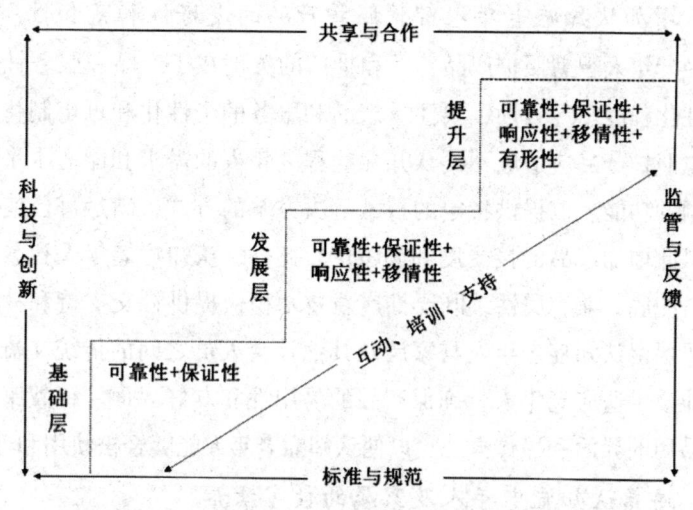

图9-1 认知症老年人智慧照护务质量提升的路径分析

二、提升认知症老年人智慧照护质量的策略建议

将科技手段运用到认知症老年人照护服务当中,应客观考虑其在实际社区和机构环境中的安全性、可接受性、采用率和可持续性等问题,以促进认知症老年人照护服务资源与服务需求匹配的最优化。

（一）增加智慧康养技术的安全性,保障认知症老年人的权益和安全

每个行为主体都应针对数据确立自身使用的道德规范,明确数据对自身的价值,在技术创新与风险之间保持必要的平衡。其一,加强数据安全和隐私保护。为保护认知症老年人的个人数据免受未经授权的访问、使用和泄露,可以将隐私和道德标准整合到人工智能监控工具的设计中,确保认知症老年人智慧照护服务提供商采取必要的安全措施。同时,要加强数据加密、访问控制和风险评估等方面的监管,制定和执行严格的数据安全和隐私保护法规。此外,要保护老年人的参与权和知情权,要求服务提供商提供明确的隐私政策和知情同意程序,并尊重认知症老年人的选择和决策。其二,加强监管和监督,提升技术安全性能。一方面,服务提供商可以借鉴美国的HIPAA（健康保险流通性和责任法案）,将数据保护、安全控制、风险评估等方面的知识作为重要培训内容,为智慧康养服务提供者和相关人员的安全意识提升及安全问题的管理与应

对做充分准备；另一方面，政府部门可通过严格的技术标准和认证机制制定，让服务水平可衡量，行业监管有尺度，以保护使用者的权益和安全。

（二）增加认知症老年人智慧照护产品的友好性和亲和性

认知症老年人智慧照护产品普及和推广的关键在于产品和服务针对老年人需求的人性化程度。一方面，要注重产品和服务的个性化和可定制化。认知症老年人智慧照护产品应适应不同认知症病程老年人的需求和能力水平，并具备个性化定制的功能。以提供特定的技术解决方案的方式，满足每位使用者的特定需求，以此增加产品的接受度和满意度。此外，认知症老年人智慧照护产品应同时具备兜底、兼容属性，既要推广新技术积极提供社交支持和社会互动的功能，又要保留认知症老年人与家属及其他社会人员之间的传统交流方式。另一方面，让技术适应老年人，确保产品的易用性和友好界面。智慧康养产品应具备简单易用的界面和操作方式，以便认知症老年人能够轻松使用和理解。

（三）培养认知症老年人及家属的数字素养

与正常认知的老年人相比，认知症老年人在使用、访问和管理移动医疗方面的能力较弱，面临更高的数字排斥风险。认知症老年人的数字素养基础决定了其智慧照护服务的应用程度，尤其是农村老年人面临着更严重的数字贫困，是智慧康养推进过程中的重要瓶颈，因而需要从社会层面解决认知症老年人的技术素养问题，积极提供包括技术工作原理、益处和安全性等智慧康养技术的相关信息。认知症老年人及其家属在技术设计过程中的参与程度是影响数字素养提升的关键要素。首先，要建立开放的沟通渠道，让使用者能随时提出疑问并保持关注，加深对技术运用的了解程度，消除技术层面的误解和担忧。其次，要为认知症老年人及家属提供必要的技术支持和培训，以帮助他们充分理解和利用智慧康养技术。在此过程中，应认真听取和采纳他们的反馈和建议，通过建立数字素养评估和技术改进的双向反馈机制，改进服务技术和提供更好的用户体验。

（四）发挥医疗和护理人员的专业作用

信息技术只是时下最为新潮的产品发展载体之一，始终代替不了人的思维和行动方式，因此，医护人员的作用不应完全被技术所替代。一要发挥医护人员的沟通作用，积极向认知症老年人及家属解释所用产品的功能和潜在风险，建立反馈机制和投诉处理渠道，确保尊重认知症老年人及家属的权利和意见，赋予他们参与产品使用和决策的权力。二要发挥医护人员的安全培训和教育作用。在医护人员作为培训者角色,帮助认知症老年人及家属学习和胜任技术操作之前,先让医护人员充当被培训者,在能掌握技术使用方法的同时,也知晓数据安全和隐私保护的最佳实践方法。三要发挥医护人员的专业判断和监管作用。认知症老年人智慧照护服务往往依赖智能算法和人工智能技术来分析和解释数据。然而,这些技术可能存在误诊和误判的风险,会对认知症老年人的健康诊断和治疗产生不良影响。因此,医护人员在使用认知症老年人智慧照护服务时,需要注意技术的准确性和可靠性,将其作为辅助工具,而非替代自身的专业判断。在监管方面,医护人员应具备识别和防止数据泄露、处理技术故障和安全漏洞等方面的能力,进行系统漏洞扫描,定期评估所使用技术系统的安全性和可靠性。

(五)释放认知症群体消费潜力,激发智慧康养市场活力

为释放老年群体消费潜力、激发老年消费市场活力,可以建立"政府—企业—个人"模式,以政府为桥梁,联通老年人与养老服务企业。一方面,以长期护理保险"撬动"老年人的支付能力,建立认知症老年人智慧照护服务的支付机制。政府可通过改进长期护理保险的政策和制度,通过明确报销产品清单、相关收费标准和支付规定等建立认知症老年人智慧照护服务的支付机制,以确保老年人能够方便、透明地使用支付服务。另一方面,政府可通过拨款、捐款、企业赞助等方式筹集设立专门的公共基金,用于研究和创新、培训和教育、设施和设备建设,以及推广和宣传等,构建多元投入的产业发展机制,以确保认知症老年人智慧照护产业的可持续发展。

附 录

附录1 全国性认知症照护服务政策

序号	颁布时间	政策名称	效力位价	发布单位	发文字号
1	2004-09-20	国务院办公厅转发卫生部等部门关于进一步加强精神卫生工作指导意见的通知	国务院规范性文件	国务院办公厅	国办发〔2004〕71号
2	2008-04-08	关于印发《全民健康科技行动方案》的通知	党内法规制度	科学技术部、中共中央宣传部	国科发生〔2008〕165号
3	2011-09-17	国务院关于印发中国老龄事业发展"十二五"规划的通知	国务院规范性文件	国务院	国发〔2011〕28号
4	2013-04-22	人力资源社会保障部关于印发《工伤康复服务项目（试行）》和《工伤康复服务规范（试行）》（修订版）的通知	部门规范性文件	人力资源和社会保障部	人社部发〔2013〕30号

续表

序号	颁布时间	政策名称	效力位价	发布单位	发文字号
5	2015-06-04	国务院办公厅关于转发卫生计生委等部门全国精神卫生工作规划（2015—2020年）的通知	国务院规范性文件	国务院办公厅	国办发〔2015〕44号
6	2016-10-05	国务院办公厅关于印发老年教育发展规划（2016—2020年）的通知	国务院规范性文件	国务院办公厅	国办发〔2016〕74号
7	2016-12-27	国务院关于印发"十三五"卫生与健康规划的通知	国务院规范性文件	国务院	国发〔2016〕77号
8	2017-10-30	国家卫生计生委关于印发康复医疗中心、护理中心基本标准和管理规范（试行）的通知	部门规范性文件	国家卫生健康委员会	国卫医发〔2017〕51号
9	2018-06-21	关于印发促进护理服务业改革与发展指导意见的通知	部门规范性文件	国家卫生健康委员会、国家发展和改革委员会、教育部	国卫医发〔2018〕20号
10	2019-02-20	关于印发《城企联动普惠养老专项行动实施方案（试行）》的通知	部门规范性文件	国家发展和改革委员会、民政部、国家卫生健康委员会	发改社会〔2019〕333号
11	2019-04-16	国务院办公厅关于推进养老服务发展的意见	国务院规范性文件	国务院办公厅	国办发〔2019〕5号
12	2019-06-24	国务院关于实施健康中国行动的意见	国务院规范性文件	国务院	国发〔2019〕13号

331

续表

序号	颁布时间	政策名称	效力位价	发布单位	发文字号
13	2019-07-03	民政部办公厅关于印发《2019年民政部标准制定计划》的通知	部门工作文件	民政部	民办发〔2019〕23号
14	2019-08-21	民政部 发展改革委 财政部关于实施特困人员供养服务设施（敬老院）改造提升工程的意见	部门规范性文件	民政部、国家发展和改革委员会、财政部	民发〔2019〕80号
15	2019-09-20	民政部关于进一步扩大养老服务供给促进养老服务消费的实施意见	部门规范性文件	民政部	民发〔2019〕88号
16	2019-10-23	关于深入推进医养结合发展的若干意见	部门规范性文件	国家卫生健康委员会、民政部、国家发展和改革委员会、教育部、财政部、人力资源和社会保障部、自然资源部、住房和城乡建设部、国家市场监督管理总局、国家医疗保障局、国家中医药管理局、全国老龄工作委员会	国卫老龄发〔2019〕60号

续表

序号	颁布时间	政策名称	效力位价	发布单位	发文字号
17	2019-10-28	卫生健康委 发展改革委 教育部 民政部 财政部 人力资源社会保障部 医保局 中医药局关于建立完善老年健康服务体系的指导意见	部门规范性文件	国家卫生健康委员会、国家发展和改革委员会、教育部、民政部、财政部、人力资源和社会保障部、国家医疗保障局、国家中医药管理局	国卫老龄发〔2019〕61号
18	2019-12-31	工业和信息化部 民政部 国家卫生健康委员会 国家市场监督管理总局 全国老龄工作委员会办公室印发《关于促进老年用品产业发展的指导意见》的通知	部门规范性文件	工业和信息化部、民政部、国家卫生健康委员会、国家市场监督管理总局、全国老龄工作委员会办公室	工信部联消费〔2019〕292号
19	2020-07-10	民政部 国家发展改革委 财政部 住房和城乡建设部 国家卫生健康委 银保监会 国务院扶贫办 中国残联 全国老龄办关于加快实施老年人居家适老化改造工程的指导意见	部门规范性文件	民政部、国家发展和改革委员会、财政部、住房和城乡建设部、国家卫生健康委员会、国务院扶贫办、中国残疾人联合会、全国老龄工作委员会办公室	民发〔2020〕86号
20	2020-08-21	国家卫生健康委办公厅关于进一步加强医疗机构护理工作的通知	部门规范性文件	国家卫生健康委员会办公厅	国卫办医发〔2020〕11号

续表

序号	颁布时间	政策名称	效力位价	发布单位	发文字号
21	2020-09-27	关于印发医养结合机构管理指南（试行）的通知	部门规范性文件	国家卫生健康委员会办公厅、民政部办公厅、国家中医药管理局办公室	国卫办老龄发〔2020〕15号
22	2020-10-23	民政部办公厅关于印发《养老院院长培训大纲（试行）》和《老年社会工作者培训大纲（试行）》的通知	部门工作文件	民政部办公厅	民办发〔2020〕32号
23	2020-12-14	国务院办公厅关于促进养老托育服务健康发展的意见	国务院规范性文件	国务院办公厅	国办发〔2020〕52号
24	2021-03-11	中华人民共和国国民经济和社会发展第十四个五年规划和2035年远景目标纲要	工作文件	全国人民代表大会	—
25	2021-04-07	国务院办公厅关于服务"六稳""六保"进一步做好"放管服"改革有关工作的意见	国务院规范性文件	国务院办公厅	国办发〔2021〕10号
26	2021-04-14	住房和城乡建设部 财政部 民政部 国家乡村振兴局关于做好农村低收入群体等重点对象住房安全保障工作的实施意见	部门规范性文件	住房和城乡建设部、财政部、民政部、国家乡村振兴局	建村〔2021〕35号

续表

序号	颁布时间	政策名称	效力位价	发布单位	发文字号
27	2021-05-24	民政部 国家发展和改革委员会关于印发《"十四五"民政事业发展规划》的通知	部门规范性文件	民政部、国家发展和改革委员会	民发〔2021〕51号
28	2021-09-08	国务院关于印发中国妇女发展纲要和中国儿童发展纲要的通知	国务院规范性文件	国务院	国发〔2021〕16号
29	2021-12-30	国务院关于印发"十四五"国家老龄事业发展和养老服务体系规划的通知	国务院规范性文件	国务院	国发〔2021〕35号
30	2022-03-03	关于推进家庭医生签约服务高质量发展的指导意见	部门规范性文件	国家卫生健康委员会、财政部、人力资源和社会保障部、国家医疗保障局、国家中医药管理局、国家疾病预防控制局	国卫基层发〔2022〕10号
31	2022-04-27	国务院办公厅关于印发"十四五"国民健康规划的通知	国务院规范性文件	国务院办公厅	国办发〔2022〕11号
32	2022-07-06	民政部办公厅关于印发《2022年民政部标准制定计划》的通知	部门工作文件	民政部办公厅	民办发〔2022〕10号

续表

序号	颁布时间	政策名称	效力位价	发布单位	发文字号
33	2022-07-18	关于进一步推进医养结合发展的指导意见	部门规范性文件	国家卫生健康委员会、国家发展和改革委员会部、教育部、民政部、财政部、人力资源和社会保障部、自然资源部、住房和城乡建设部、应急管理部、国家市场监督管理总局、国家医疗保障局	国卫老龄发〔2022〕25号
34	2022-08-30	关于实施积极应对人口老龄化国家战略、推动老龄事业高质量发展情况的调研报告	工作文件	全国人大社会建设委员会	—
35	2022-08-30	国务院关于加强和推进老龄工作进展情况的报告	国务院规范性文件	国务院	—
36	2023-03-17	国家标准化管理委员会关于下达适老化改造推荐性国家标准专项计划及相关标准外文版计划的通知	部门工作文件	国家标准化管理委员会	—
37	2023-06-30	民政部 国家消防救援局关于印发《养老机构消防安全管理规定》的通知	部门规范性文件	民政部、国家消防救援局	民发〔2023〕37号

续表

序号	颁布时间	政策名称	效力位价	发布单位	发文字号
38	2023-08-06	国家标准化管理委员会关于下达2023年第二批推荐性国家标准计划及相关标准外文版计划的通知	部门工作文件	国家标准化管理委员会	国标委发〔2023〕37号

附录2　上海市认知症照护服务政策

序号	颁布时间	政策名称	发布单位	发文字号	主要内容
1	2014-11-06	上海市卫生和计划生育委员会关于实施本市高龄失智失能老年人家庭照顾首批社区师资培训项目的通知	上海市卫生和计划生育委员会	沪卫计基层〔2014〕014号	开展实施本市高龄认知症失能老年人家庭照顾首批社区师资培训项目工作
2	2018-03-30	上海市民政局、上海市财政局关于印发《认知症照护床位设置工作方案（试行）》的通知	上海市民政局　上海市财政局	沪民福发〔2018〕11号	在养老服务机构（养老机构或长者照护之家）中设置认知症照护床位，为认知症老年人营造家庭式住养环境，提供针对认知症老年人的日常生活照护、生活自理能力训练、精神支持、社会交往等专业性、全方位服务

续表

序号	颁布时间	政策名称	发布单位	发文字号	主要内容
3	2018-09-30	上海市民政局关于印发《认知障碍照护床位入住测评表说明(试行版)》的通知	上海市民政局	沪民福发〔2018〕33号	特制定《认知障碍照护床位入住测评表说明(试行版)》,作为入住该照护床位的测评标准
4	2019-03-18	上海市民政局关于在养老服务中加强老年认知障碍照护服务工作的通知	上海市民政局	沪民养老发〔2019〕4号	加强老年认知障碍照护服务设施建设;开展老年认知障碍友好社区建设试点;培育专业服务组织;培养专业护理员队伍;加强政策支持;加强资源整合
5	2019-09-23	关于本市开展老年认知障碍友好社区建设试点的通知	上海市民政局	沪民养老发〔2019〕24号	开展老年认知障碍友好社区建设试点重点探索内容:健康教育;风险测评;早期干预;家庭支持;资源链接;平台建设
6	2020-09-30	上海市民政局关于开展本市第二批老年认知障碍友好社区建设试点的通知	上海市民政局	沪民养老发〔2020〕25号	鼓励尚未纳入试点单位的街镇积极开展老年认知障碍社区建设方面的实践探索
7	2021-09-18	上海市民政局关于开展本市第三批老年认知障碍友好社区建设试点的通知	上海市民政局	沪民养老发〔2021〕23号	请各区民政局指导督促试点街镇及其合作机构认真落实。市民政局将组织专题培训,规范试点内容,分享试点经验做法,推进试点工作,逐步形成可持续、可复制的模式

续表

序号	颁布时间	政策名称	发布单位	发文字号	主要内容
8	2022-07-01	上海市民政局关于下拨2022年老年认知障碍友好社区建设试点经费的通知	上海市民政局	沪民养老发〔2022〕7号	2022年试点经费有关事项，各区民政局要加强对试点经费的监督管理，确保资金使用规范
9	2022-09-16	上海市民政局关于开展本市第四批老年认知障碍友好社区建设试点的通知	上海市民政局	沪民养老发〔2022〕16号	鼓励完成三年试点任务的首批试点街镇继续开展老年认知障碍照护服务以及老年认知障碍友好社区建设的相关工作；鼓励尚未纳入试点单位的街镇先行开展老年认知障碍社区建设方面的实践探索
10	2023-09-14	上海市民政局关于开展本市第五批老年认知障碍友好社区建设试点的通知	上海市民政局	沪民养老发〔2023〕14号	民政局决定继续开展第五批老年认知障碍友好社区建设试点工作；鼓励各区、各街镇通过自有资金和争取社会力量支持等方式，给予老年认知障碍友好社区建设资金、资源等方面的支持
11	2023-09-16	上海市市场监督管理局关于发布《老年认知障碍友好社区建设指南》等4项地方标准的公告	上海市市场监督管理局	沪市监标技〔2023〕0442号	《老年认知障碍友好社区建设指南》等4项地方标准
12	2023-09-25	关于开展上海市老年认知障碍防治促进行动的通知	上海市卫生健康委员会	沪卫老龄〔2023〕3号	在实施老年心理关爱行动基础上组织开展老年认知障碍防治促进行动；健康教育；培训辅导；筛查服务；干预服务；人文关怀

附录3 北京市认知症照护服务政策

序号	颁布时间	政策名称	发布单位	发文字号	主要内容
1	2016-02-01	北京市民政局、北京市老龄工作委员会办公室关于启动为失智老年人配备防走失手环项目的通知	北京市民政局 北京市老龄工作委员会	京民老龄发〔2016〕71号	针对认知症老年人易走失的问题，现启动为我市有需求的认知症老年人配备防走失手环项目，通过购买服务的方式为认知症老年人及其家庭提供实时定位、紧急呼叫、运动轨迹、安全区域等辅助服务
2	2019-03-14	北京市卫生健康委员会关于印发《北京市老年人脑健康体检（痴呆风险筛查）Ⅰ期项目实施方案》的通知	北京市卫生健康委员会	—	拟在试点地区开展北京市老年人群脑健康体检（认知症风险筛查）Ⅰ期项目，初步了解北京市社区老年人脑健康状态，宣传普及认知症早期发现、及时防治的主动健康理念；培养一批为社区老年人提供脑健康体检（认知症风险筛查）服务的专业人员和队伍；脑健康体检；脑健康管理；工作机制建设

续表

序号	颁布时间	政策名称	发布单位	发文字号	主要内容
3	2020-06-04	北京市卫生健康委员会关于印发《北京市老年人脑健康体检（痴呆风险筛查）Ⅱ期项目实施方案》的通知	北京市卫生健康委员会	—	了解北京地区老年人脑健康状态，宣传普及认知症早期发现、及时防治的主动健康理念；培养一批为社区老年人提供脑健康体检（认知症风险筛查）和健康教育的基层专业队伍；分区域开展不同侧重的脑健康体检服务
4	2021-07-26	北京市卫生健康委员会关于印发《2021年脑健康体检（痴呆风险筛查）及老年痴呆防治行动实施方案》的通知	北京市卫生健康委员会	—	了解北京地区老年人脑健康状态，宣传普及认知症早期发现、及时防治的主动健康理念。培养一批为社区老年人提供脑健康体检（认知症风险筛查）及健康教育的基层专业队伍。以基层卫生服务机构为依托，整合资源，针对性地开展认知症高风险人群健康管理与干预服务，探索构建北京市老年人脑健康体检（认知症风险筛查）服务模式或服务路径

续表

序号	颁布时间	政策名称	发布单位	发文字号	主要内容
5	2022-04-29	北京市卫生健康委员会关于印发2022年脑健康体检（痴呆风险筛查）及老年痴呆防治行动实施方案的通知	北京市卫生健康委员会	—	1. 了解北京地区老年人脑健康状态，宣传普及认知症早期发现、及时防治的主动健康理念。 2. 培养一批为社区老年人提供脑健康体检（认知症风险筛查）及健康教育的基层专业队伍。 3. 以基层卫生服务机构为依托，整合资源，针对性地开展认知症高风险人群健康管理与干预服务，不断完善优化北京市老年人脑健康体检（认知症风险筛查）服务模式或服务路径，构建老年期认知症防控体系。 4. 不断加强脑健康体检（认知症风险筛查）工具平台功能完善和技术研发，保障北京服务模式与国家工作要求的高质量对接
6	2022-05-10	北京市卫生健康委员会关于开展2022年失能失智老年人管理项目的通知	北京市卫生健康委员会	—	摸清认知症老年人底数；提升老年人医养结合和健康服务水平；探索建立老年人认知症危险因素干预模式

续表

序号	颁布时间	政策名称	发布单位	发文字号	主要内容
7	2023-12-06	北京市民政局等七部门关于印发《关于加强失能失智老年人照护服务支持的意见》的通知	北京市民政局、北京市司法局、北京市财政局、北京市卫生健康委员会、北京市医疗保障局、北京市高级人民法院、北京市残疾人联合会	京民养老发〔2023〕293号	加强认知症老年人评估与信息归集；提升居家社区认知症老年人照护服务能力；提升养老机构认知症老年人照护服务能力；加强认知症老年人照护服务保障

附录4　青岛市认知症照护服务政策

序号	颁布时间	政策名称	发布单位	发文字号	主要内容
1	2016	青岛市人力资源和社会保障局关于公布青岛市长期护理保险"失智专区"第三批试点单位的通知	青岛市人力资源和社会保障局	—	按照试点要求认真开展试点工作，不断强化管理，加强培训，完善"失智专区"管理制度和监督考核措施
2	2016-11-30	青岛市人力资源和社会保障局、青岛市财政局关于将重度失智老人纳入长期护理保险保障范围并实行"失智专区"管理的试点意见	青岛市人力资源和社会保障局、青岛市财政局	青人社发〔2016〕27号	将重度失智老人试点纳入长期护理保险保障范围，并实行"认知症专区"管理，明确"认知症专区"条件、照护服务形式、照护服务内容

续表

序号	颁布时间	政策名称	发布单位	发文字号	主要内容
3	2016-12-29	青岛市社会保险事业局关于公布青岛市长期护理保险失智诊断评估机构的通知	青岛市社会保险事业局	—	明确长期护理保险认知症诊断评估机构,鼓励设立记忆门诊,明确评估专家指正
4	2016-12-29	青岛市社会保险事业局关于公布青岛市长期护理保险"失智专区"试点单位的通知	青岛市社会保险事业局	—	各试点单位应按照试点要求认真开展试点工作,不断强化管理,加强培训,完善"认知症专区"管理制度和监督考核措施
5	2017-12-29	青岛市社会保险事业局关于公布青岛市长期护理保险"失智专区"第二批试点单位的通知	青岛市社会保险事业局	—	确定青岛市长期护理保险"认知症专区"第二批试点单位
6	2019-03-29	青岛市医疗保障局关于长期护理保险"失智专区"协议管理有关问题的通知	青岛市医疗保障局	青医保规〔2019〕1号	长期护理保险"认知症专区"的申请条件、申请办理流程
7	2019-08-15	青岛市医疗保障局、青岛市财政局、青岛市民政局、青岛市卫生和健康委员会关于开展长期护理保险延缓失能失智工作的意见(试行)	青岛市医疗保障局、青岛市财政局、青岛市民政局	青医保发〔2019〕7号	探索建立延缓认知症工作机制;培育本土化专业服务机构和专业人才队伍;探索建立延缓认知症项目遴选、实施、监管、效果评价等工作规范

续表

序号	颁布时间	政策名称	发布单位	发文字号	主要内容
8	2019-12-26	青岛市医疗保障局关于明确青岛市长期护理保险失智人员评估工作有关问题的通知	青岛市医疗保障局	青医保发〔2019〕24号	申请长期照护需求等级评估的条件、评估机构、申请流程
9	2020-02-27	青岛市医疗保障局、青岛市民政局、青岛市卫生健康委员会关于印发《青岛市失能失智人员照护需求等级评估实施办法》的通知	青岛市医疗保障局、青岛市民政局、青岛市卫生健康委员会	青医保规〔2020〕1号	明确青岛市认知症人员照护需求等级评估实施办法：评估对象、评估机构、评估内容、标准等级

参考文献

一、中文文献

（一）著作类文献

[1] 奥德姆, 巴雷特. 生态学基础 [M]. 陆健健, 王伟, 王天慧, 等译. 北京：高等教育出版社, 2009.

[2] 桑特勒, 纽恩. 卫生经济学：理论、案例和产业研究（第三版）[M]. 程晓明, 叶露, 刘宝, 等译. 北京：北京大学医学出版社, 2005.

[3] 民政部, 全国老龄委养老服务体系建设领导小组办公室. 国外及港澳台地区养老服务情况汇编 [M]. 北京：中国社会出版社, 2010.

（二）期刊

[1] 陈皓阳, 葛鹏楠, 刘易昕, 等. 我国智慧康养政策执行困境及服务推进策略：基于史密斯模型 [J]. 卫生经济研究, 2020, 37 (12).

[2] 陈莉, 崔淑雯. 民生视角下农村失智、失能老人公共照护服务研究：以沂蒙地区为例 [J]. 长春大学学报, 2023, 33 (9).

[3] 程海霞, 李洁, 方莉, 等. 以人为本的一体化卫生服务模式的国际经验及启示 [J]. 卫生经济研究, 2019, 36 (5).

[4] 崔微微. 农村老年人长期照护需求的影响因素分析：基于内蒙古及河北地区的调研数据 [J]. 科技资讯, 2021, 19 (26).

[5] 戴卫东, 余洋. 中国长期护理保险试点政策"碎片化"与整合路径 [J]. 江西财经大学学报, 2021 (2).

[6] 邓大松, 李玉娇. 失能老人长照服务体系构建与政策精准整合 [J]. 西北大学学报（哲学社会科学版）, 2017, 47 (6).

[7] 董晓欣, 孙统达, 屠友杰, 等. 失智老人照护需求模式及影响因素分析 [J]. 卫生经济研究, 2018 (6).

[8] 董晓欣，屠友杰，杨红英，等．失智老人居家照护服务现况及其需求研究［J］．中国社会医学杂志，2018，35（3）．

[9] 范敏华，徐华萍，张姚玲．社区卫生服务中心日托型和居家型医养结合服务模式的实践探索［J］．中华老年病研究电子杂志，2017，4（4）．

[10] 冯钰惠，陶剑文，黄延焱．上海郊区中老年居民认知障碍知晓率及记忆门诊需求［J］．上海预防医学，2020，32（10）．

[11] 顾大男，仇莉．中国高龄老人认知功能特征和影响因素分析［J］．南京人口管理干部学院学报，2003（2）．

[12] 胡鸿，宫丽爽，韩豪．养老机构失智老人情感记忆延续照护服务系统研究［J］．设计，2022，35（5）．

[13] 贾建平，王荫华，李焰生，等．中国痴呆与认知障碍诊治指南（二）：痴呆分型及诊断标准［J］．中华医学杂志，2011，91（10）．

[14] 贾建平，王荫华，张朝东，等．中国痴呆与认知障碍诊治指南（一）：痴呆诊断流程［J］．中华医学杂志，2011，91（9）．

[15] 贾云竹．认知障碍照护服务发展现状与思考［J］．社会福利，2021（5）．

[16] 李芬，王常颖，陈多，等．基于国际经验的整合卫生服务体系关键路径探索［J］．中国卫生资源，2018，21（6）．

[17] 李红兵，周洪敬，贾云竹，等．北京养老机构的失智照护服务现状研究［J］．阿尔茨海默病及相关病杂志，2020，3（2）．

[18] 李晶，张秋霞，罗晓晖．老年痴呆症患者的家庭照护者研究［J］．老龄科学研究，2013，1（7）．

[19] 刘海桃，顾东辉．整合式照护：基于认知症照护者的经验研究［J］．社会工作，2022（2）．

[20] 王蒋达，王卫红．基于社区养老视域下农村老年人长期照护问题研究［J］．劳动保障世界，2019（11）．

[21] 王莉，王冬．老人非正式照护与支持政策：中国情境下的反思与重构［J］．人口与经济，2019（5）．

[22] 王睿．徐州社区建立日托养老服务中心的必要性研究［J］．美与时代（城市版），2021（10）．

[23] 杨爱萍，薛奔，庹焱，等．上海市松江区养老护理员认知症照护知识掌握情况调查［J］．上海护理，2020，20（5）．

［24］杨菊华．智慧康养：概念、挑战与对策［J］．社会科学辑刊，2019(5)．

［25］杨芮．关于城市社区居家养老模式中老年人日间照料中心的研究[J]．法制与社会，2020(22)．

［26］于泽漾，秦雨，陈倩娇，等．德国RenaFan养老机构失智老人照护经验及对我国的启示［J］．护理管理杂志，2022，22(10)．

［27］袁笛，陈滔．正式和非正式照护的平衡：内涵、困境与对策［J］．内蒙古社会科学，2020，41(6)．

［28］赵坤鹏．发达国家和地区社区居家整合照护模式之探索与启示[J]．老龄科学研究，2018，6(7)．

［29］赵凌波，米岚．养老机构失智老人照护服务困境与标准化策略分析[J]．中国标准化，2020(12)．

［30］钟碧橙，邹淑珍，杨凤姣．老年痴呆病人社区护理现状调查分析[J]．护理研究，2010，24(17)．

［31］周春山，李一璇．发达国家（地区）长期照护服务体系模式及对中国的启示［J］．社会保障研究，2015(2)．

(三) 论文

［1］蔺金凤．以需求为导向失能失智老人社区养老服务供给研究［D］．天津：天津财经大学，2016．

［2］刘灿泳．上海失智老人的社会支持研究［D］．上海：上海工程技术大学，2020．

［3］罗月．整合照料理念体现度指标体系的构建及其实证研究［D］．重庆：中国人民解放军陆军军医大学，2019．

(四) 报告

［1］世界卫生组织．公共卫生领域应对痴呆症全球现状报告［R］．世界卫生组织网站，2021-09-02．

［2］世界卫生组织．中国老龄化与健康国家评估报告［R］．世界卫生组织网站，2016-06-15．

［3］认知症老年人照护服务现状与发展报告［R］．中国老龄协会，2021-05-12．

二、英文文献

（一）著作类文献

[1] National Institute for Health and Care Excellence. Dementia: assessment, management and support for people living with dementia and their carers [M]. London: National Institute for Health and Care Excellence, 2018.

[2] World Health Organization. Recommendations on Digital Interventions for Health System Strengthening [M]. Geneva: World Health Organization, 2019.

（二）期刊

[1] American Academy of Clinical Neuropsychology. American Academy of Clinical Neuropsychology (AACN) practice guidelines for neuropsychological assessment and consultation [J]. Clin Neuropsychol, 2007, 21 (2).

[2] ARSENAULT-LAPIERRE G, BUI T X, LE BERRE M, et al. Rural and Urban Differences in Quality of Dementia Care of Persons with Dementia and Caregivers Across All Domains: A Systematic Review [J]. BMC Health Serv Res, 2023, 23 (1).

[3] ASAMANE E A, GREIG C A, THOMPSON J L. Social Networks and their Influences on Nutrient Intake, Nutritional Status and Physical Function in Community-Dwelling Ethnically Diverse Older Adults: A Mixed-methods Longitudinal Study [J]. BMC Public Health, 2020, 20 (1).

[4] AZUR M J, STUART E A, FRANGAKIS C, et al. Multiple Imputation by Chained Equations: What is it and How Does it Work? [J]. Int J Methods Psychiatr Res, 2011, 20 (1).

[5] BAMFORD C, WHEATLEY A, BRUNSKILL G, et al. Key Components of Post-diagnostic Support for People with Dementia and their Carers: A Qualitative Study [J]. PLoS One, 2021, 16 (12).

[6] BERKMAN L F, GLASS T, BRISSETTE I, et al. From Social Integration to Health: Durkheim in the New Millennium [J]. Soc Sci Med, 2000, 51 (6).

[7] BOYLE L D, HUSEBO B S, VISLAPUU M. Promotors and Barriers to the Implementation and Adoption of Assistive Technology and Telecare for People with Dementia and their Caregivers: A Systematic Review of the Literature [J]. BMC Health Serv Res, 2022, 22 (1).

[8] BUIGUES C, PADILLA - SANCHEZ C, GARRIDO J F, et al. The Relationship between Depression and Frailty Syndrome: A Systematic Review [J]. Aging Ment Health, 2015, 19 (9).

[9] CHEN L Y, FANG T J, LIN Y C, et al. Exploring the Mediating Effects of Cognitive Function, Social Support, Activities of Daily Living and Depression in the Relationship between Age and Frailty among Community-Dwelling Elderly [J]. Int J Environ Res Public Health, 2021, 18 (23).

[10] CHEN S, HONDA T, NARAZAKI K, et al. Physical Frailty Is Associated with Longitudinal Decline in Global Cognitive Function in Non - Demented Older Adults: A Prospective Study [J]. J Nutr Health Aging, 2018, 22 (1).

[11] CHRISTIANSEN L, LINDBERG C, SANMARTIN B J, et al. Using Mobile Health and the Impact on Health-Related Quality of Life: Perceptions of Older Adults with Cognitive Impairment [J]. Int J Environ Res Public Health, 2020, 17 (8).

[12] CHU W, CHANG S F, HO H Y, et al. The Relationship Between Depression and Frailty in Community-Dwelling Older People: A Systematic Review and Meta-Analysis of 84, 351 Older Adults [J]. J Nurs Scholarsh, 2019, 51 (5).

[13] CLAY O J, ROTH D L, WADLEY V G, et al. Changes in Social Support and their Impact on Psychosocial Outcome over a 5-year Period for African American and White Dementia Caregivers [J]. Int J Geriatr Psychiatry, 2008, 23 (8).

[14] CLEGG A, YOUNG J, ILIFFE S, et al. Frailty in Elderly People [J]. Lancet, 2013, 381 (9868).

[15] COHEN S, WILLS T A. Stress, Social Support, and the Buffering Hypothesis [J]. Psychol Bull, 1985, 98 (2).

[16] DISNER S G, BEEVERS C G, HAIGH E A P, et al. Neural Mechanisms of the Cognitive Model of Depression [J]. Nat Rev Neurosci, 2011, 12 (8).

[17] ELLWOOD A, QUINN C, MOUNTAIN G. Psychological and Social Factors Associated with Coexisting Frailty and Cognitive Impairment: A Systematic Review [J]. Res Aging, 2022, 44 (4).

[18] FENG L, NYUNT M S Z, FENG L, et al. Frailty Predicts New and Persistent Depressive Symptoms among Community-dwelling Older Adults: Findings from Singapore Longitudinal Aging Study [J]. J Am Med Dir Assoc, 2014, 15

(1).

[19] FISHER G G, CHAFFEE D S, TETRICK L E, et al. Cognitive Functioning, Aging, and Work: A Review and Recommendations for Research and Practice [J]. J Occup Health Psychol, 2017, 22 (3).

[20] FOONG H F, IBRAHIM R, HAMID T A, et al. Social Networks Moderate the Association between Physical Fitness and Cognitive Function among Community-dwelling Older Adults: A Population-based Study [J]. BMC Geriatr, 2021, 21 (1).

[21] FORMANEK T, CSAJBOK Z, WOLFOVA K, et al. Trajectories of Depressive Symptoms and Associated Patterns of Cognitive Decline [J]. Sci Rep, 2020, 10 (1).

[22] FRATIGLIONI L, PAILLARD-BORG S, WINBLAD B. An Active and Socially Integrated Lifestyle in Late Life Might Protect against Dementia [J]. Lancet Neurol, 2004, 3 (6).

[23] FRIED L P, TANGEN C M, WALSTON J, et al. Frailty in Older Adults: Evidence for a Phenotype [J]. J Gerontol A Biol Sci Med Sci, 2001, 56 (3).

[24] GAO M, KUANG W, QIU P, et al. The Time Trends of Cognitive Impairment Incidence among Older Chinese People in the Community: Based on the CLHLS Cohorts from 1998 to 2014 [J]. Age Ageing, 2017, 46 (5).

[25] GLIMMERVEEN L, NIES H. Integrated Community-based Dementia Care: The Geriant model [J]. International Journal of Integrated Care, 2015, 15 (6).

[26] GODIN J, KEEFE J, ANDREW M K. Handling Missing Mini-Mental State Examination (MMSE) Values: Results from a Cross-sectional Long-term-care Study [J]. J Epidemiol, 2017, 27 (4).

[27] HANSEN D, LING H, LASHLEY T, et al. Review: Clinical, Neuropathological and Genetic Features of Lewy Body Dementias [J]. Neuropathol Appl Neurobiol, 2019, 45 (7).

[28] HOLT-LUNSTAD J, SMITH T B, LAYTON J B. Social Relationships and Mortality Risk: A Meta-analytic Review [J]. PLoS Med, 2010, 7 (7).

[29] HOOGENDIJK E O, SMIT A P, VAN DAM C, et al. Frailty Combined with Loneliness or Social Isolation: An Elevated Risk for Mortality in Later Life

[J]. J Am Geriatr Soc, 2020, 68 (11).

[30] HUANG Y X, LI X D, LIU Z F, et al. Projections of the Economic Burden of Care for Individuals with Dementia in Mainland China from 2010 to 2050 [J]. PLoS One, 2022, 17 (2).

[31] HUGHES T F, FLATT J D, FU B, et al. Engagement in Social Activities and Progression from Mild to Severe Cognitive Impairment: The MYHAT Study [J]. Int Psychogeriatr, 2013, 25 (4).

[32] JACKSON S E, STEPTOE A, WARDLE J. The Influence of Partner's Behavior on Health Behavior Change: The English Longitudinal Study of Ageing [J]. JAMA Intern Med, 2015, 175 (3).

[33] JANG S, CHEN J. National Estimates of Incremental Work Absenteeism CostsAssociated With Adult Children of Parents With Alzheimer's Disease and Related Dementias [J]. Am J Geriatr Psychiatry, 2024, 32 (8).

[34] JIA J P, WEI C B, CHEN S Q, et al. The Cost of Alzheimer's Disease in China and Re-estimation of Costs Worldwide [J]. Alzheimers Dement, 2018, 14 (4).

[35] JIA L F, Du Y F, CHU L, et al. Prevalence, Risk Factors, and Management of Dementia and Mild Cognitive Impairment in Adults Aged 60 Years or Older in China: A Cross-sectional Study [J]. Lancet Public Health, 2020, 5 (12).

[36] JIN X R, HE W Y, ZHANG Y, et al. Association of APOE Epsilon4 Genotype and Lifestyle with Cognitive Function among Chinese Adults Aged 80 Years and Older: A Cross-sectional Study [J]. PLoS Med, 2021, 18 (6).

[37] JIN Y, SI H, QIAO X, et al. Relationship Between Frailty and Depression Among Community-Dwelling Older Adults: The Mediating and Moderating Role of Social Support [J]. Gerontologist, 2020, 60 (8).

[38] KELLY M E, DUFF H, KELLY S, et al. The Impact of Social Activities, Social Networks, Social Support and Social Relationships on the Cognitive Functioning of Healthy Older Adults: A Systematic Review [J]. Syst Rev, 2017, 6 (1).

[39] KOBAYASHI L C, STEPTOE A. Social Isolation, Loneliness, and Health Behaviors at Older Ages: Longitudinal Cohort Study [J]. Ann Behav Med, 2018, 52 (7).

［40］KU L J, PAI M C, SHIH P Y. Economic Impact of Dementia by Disease Severity: Exploring the Relationship between Stage of Dementia and Cost of Care in Taiwan［J］. PLoS One, 2016, 11（2）.

［41］KUIPER J S, ZUIDERSMA M, ZUIDEMA S U, et al. Social Relationships and Cognitive Decline: A Systematic Review and Meta-analysis of Longitudinal Cohort Studies［J］. Int J Epidemiol, 2016, 45（4）.

［42］LEVASSEUR M, LUSSIER-THERRIEN M, BIRON M L, et al. Scoping Study of Definitions of Social Participation: Update and Co-construction of an Interdisciplinary Consensual Definition［J］. Age Ageing, 2022, 51（2）.

［43］LI Y, JIANG H, JIN X, et al. Cognitive Impairment and All-cause Mortality among Chinese Adults Aged 80 Years or Older［J］. Brain Behav, 2021, 11（10）.

［44］LIN Z, BA F, ALLORE H, et al. Geographic Variation in Inpatient Care Utilization, Outcomes and Costs for Dementia Patients Aged 65 Years or Older-China, 2017—2019［J］. China CDC Wkly, 2022, 4（45）.

［45］MALTBY J, HUNT S A, OHINATA A, et al. Frailty and Social Isolation: Comparing the Relationship between Frailty and Unidimensional and Multifactorial Models of Social Isolation［J］. J Aging Health, 2020, 32（10）.

［46］REN R J, QI J L, LIN S H, et al. The China Alzheimer Report 2022［J］. Gen Psychiatr, 2022, 35（1）.

［47］ROTENBERG S, STERNBERG S, MAEIR A. Where did I put my glasses? The lived experience of older adults seeking medical help for perceived memory problems［J］. Disabil Rehabil, 2020, 42（25）.

［48］WU Y T, ALI G C, GUERCHET M, et al. Prevalence of dementia in mainlandChina, Hong Kong and Taiwan: an updated systematic review and meta-analysis［J］. Int J Epidemiol, 2018, 47（3）.

［49］ZIEGELMANN J P, KNOLL N. Future Directions in the Study of Health Behavior among Older Adults［J］. Gerontology, 2015, 61（5）.

（三）报告

［1］Alzheimer's Disease International. Dementia Friendly Communities: key principles［R］. London: Alzheimer's Disease International, 2020-11-12.

[2] GREEN G, LAKEY L. Building Dementia-friendly Communities: A Priority for Everyone [R]. London: Alzheimer's Society, 2013-08-05.

[3] PRINCE M, WIMO A, GUERCHET M, et al. World Alzheimer Report 2015-The Global Impact of Dementia: An Analysis of Prevalence, Incidence, Cost and Trends [R]. London: Alzheimer's Disease International, 2015-09-21.

[4] World Health Organization. International Classification of Functioning, Disability and Health [R]. Geneva: World Health Organization, 2021-06-14.

[5] Would Health Organization. Global Status Report on the Public Health Response to Dementia: Executive Summary [R]. Geneva: Would Health Organization, 2022-01-11.